普通高等教育"十三五"规划教材
全国高等医药院校规划教材

供中医学、针灸学专业研究生用

中医基础理论精读与临证备要

主　编　吴丽丽　严　灿
副主编　刘凌云　王　剑

科学出版社
北京

内 容 简 介

中医基础理论是一门研究和阐释中医学的基本理念、基本思维方法及基本理论的知识体系，是中医学课程体系中的主干课程，更是进一步学习和研究中医学其他课程必备的专业基础课。本书内容共分八章。在【精要研读】部分，本书梳理和提炼出中医基础理论中的一些精要知识进行系统归纳、总结和深入研读，做到执简驭繁。在【临证备要】部分，全书共设立25个专题，以临床实际运用为导向，对特色鲜明、实践指导意义强的理论辨章学术，考镜源流；从理、法、方、药四个方面对某一理论在深度和广度上进行阐述和发挥，从而密切理论知识与临床实践之间的联系，充分展示理论对临床实践的指导价值，为临床实践提供充足的理论知识储备。本书既有一般中医基础理论教程的脉络和知识点，又以专题的形式对有关理论知识点进行深入阐发。以期读者在巩固和加深对理论知识理解和掌握的同时，临床运用理论指导实践的能力得到进一步提升。

本书可供中医学、针灸学专业研究生教学使用，还可供中医研究者、医务工作者、全国高等中医药院校教师及各专业学生使用，也可为中医爱好者阅读参考。

图书在版编目（CIP）数据

中医基础理论精读与临证备要/吴丽丽，严灿主编．—北京：科学出版社，2019.8

普通高等教育"十三五"规划教材　全国高等医药院校规划教材
ISBN 978-7-03-062072-9

Ⅰ. ①中… Ⅱ. ①吴… ②严… Ⅲ. ①中医医学基础-医学院校-教材 Ⅳ. ①R22

中国版本图书馆 CIP 数据核字（2019）第 173222 号

责任编辑：郭海燕　凌　玮／责任校对：杨　赛
责任印制：赵　博／封面设计：陈　敬

版权所有，违者必究。未经本社许可，数字图书馆不得使用

科学出版社 出版
北京东黄城根北街16号
邮政编码：100717
http://www.sciencep.com

北京中石油彩色印刷有限责任公司印刷
科学出版社发行　各地新华书店经销

*

2019年8月第　一　版　　开本：787×1092　1/16
2025年8月第二次印刷　　印张：10 3/4
字数：248 000

定价：58.00 元
（如有印刷质量问题，我社负责调换）

前　言

中医基础理论是一门研究和阐释中医学的基本理念、基本思维方法及基本理论的知识体系，是中医学课程体系中的主干课程，更是进一步学习和研究中医学其他课程必备的专业基础课。与现代医学不同，中医理论的构建除了有古代文史哲知识的渗透外，更重要的是立足于临床实践，在临床实践中不断总结、提高和升华并逐渐形成科学的理论体系，有效地指导临床实践是中医基础理论价值的终极体现。

本书设立八章，每章分【精要研读】和【临证备要】两部分。在【精要研读】部分，本书梳理和提炼出中医基础理论中的一些精要知识进行系统归纳、总结和深入研读，做到执简驭繁。在【临证备要】部分，全书共设立 25 个专题，以临床实际运用为导向，对特色鲜明、实践指导意义强的理论辨章学术，考镜源流；从理、法、方、药四个方面对某一理论从深度和广度上进行阐述和发挥，从而密切理论知识与临床实践之间的联系，充分展示理论对临床实践的指导价值，为临床实践提供充足的理论知识储备。

本书既有一般中医基础理论教程的脉络和知识点，又以专题的形式对有关理论知识点进行深入阐发。以期读者在巩固和加深对理论知识理解和掌握的同时，临床运用理论指导实践的能力得到进一步提升。

囿于才疏学浅，尽管我们对编写内容进行了精心设计、撰写和反复修改，但本书选题尚欠广泛，研讨仍需深入。不足之处恳请同道不吝指正。

吴丽丽　严　灿
2018 年 12 月

目 录

第一章 中医学哲学基础 ··· 1
  精要研读 ··· 1
  临证备要 ··· 17
    专题一 论阳气 ··· 17
    专题二 论三阴三阳 ··· 21
    专题三 论五味、五行与五脏 ··· 27

第二章 证与辨证 ··· 35
    专题一 证的概念与内涵 ··· 35
    专题二 "辨证"解析 ··· 37
    专题三 中医临床辨证模式与方法 ··· 39
    专题四 方证相应与方证辨证 ··· 43

第三章 临床思维与认知方法举要 ··· 46
    专题一 取象比类 ··· 46
    专题二 中医药学中的体用观 ··· 53

第四章 气血津液理论 ··· 59
  精要研读 ··· 59
  临证备要 ··· 68
    专题一 宗气理论与临床 ··· 68
    专题二 气机升降理论及其临床运用 ··· 70
    专题三 气血治法与气分血分用药 ··· 74

第五章 藏象学说 ··· 79
  精要研读 ··· 79
  临证备要 ··· 86
    专题一 脾胃枢纽论及其临床运用 ··· 86
    专题二 论肝病治法用药 ··· 90
    专题三 心肾相交与心肾不交 ··· 94

第六章 病因与发病学说 ··· 100
  精要研读 ··· 100

临证备要 105
　　　　专题一　痰饮理论的临床应用 105
　　　　专题二　痰瘀相关理论的临床应用 109
　　　　专题三　论毒、浊之邪及其因机证治 111
　　　　专题四　论伏气为病 115

第七章　病机 120
　　精要研读 120
　　临证备要 124
　　　　专题一　论病势 124
　　　　专题二　论君火与相火 128
　　　　专题三　论阴火 132

第八章　治则治法 138
　　精要研读 138
　　临证备要 146
　　　　专题一　论中医治疗八法的具体运用 146
　　　　专题二　论脏腑病证治法用药 155
　　　　专题三　论引火归元 160

第一章

中医学哲学基础

精要研读

一、气一元论

《说文解字》曰:"气,云气也。"气的本义即"云气",这是古人运用观物取象思维所得到的结果。通过对现实的观察和切身的体验,古人产生了诸多联想和推理,认为天地间的一切变化都是在有形及无形的气的升、降、聚、散运动中衍生变动,生生不息。由此,在气的本义的基础上,古人引申提炼出富有哲学意义,并具有抽象性的"气"的概念:气是客观存在的精微物质,是宇宙万物的本原,是宇宙万物发生、发展、变化的动力。气不仅是一个诸多不同层次概念的集合体,更是一个涵盖了从天地到人生,从自然到社会,从实体到精神的哲学范畴。

(一)气一元论的核心思想

(1)气是宇宙的本原或本体,是宇宙万物的共同构成质料或元素。气是构成人体和维持人体生命活动的最基本物质,是人体生命的体现。《淮南子·精神训》曰:"精气为人。"《管子·枢言》曰:"有气则生,无气则死,生者以其气。"

(2)无论是存在于宇宙中的有形物体还是运动于有形物体之间的无形的极其细微的物质,都是气的存在形式。

(3)气是推动和调控宇宙万物发生、发展、变化的动力。气分阴阳二气或五行之气,阴阳二气升降交感,氤氲和合,五行之气运动混合,产生万物并推动其发展变化。《易传》曰:"天地感而万物化生。"古人构筑的宇宙生成模式为气→阴阳→五行→万物(图1-1)。

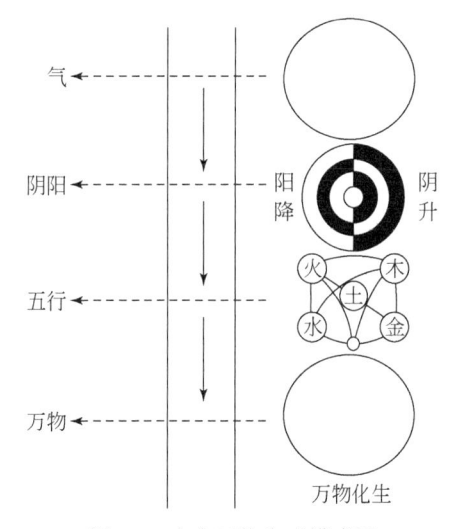

图1-1 宇宙万物生成模式图

(4)气是宇宙万物之间相互感应的中介物质,是信息的载体。

（二）气的运动

气是不断运动着的，是不以人的意志为转移的。气的不断运动是万物发展变化的动力源泉。气本身分阴阳，成就天地。天气为阳，地气为阴。天地阴阳二气升降交感，氤氲交错而化生万物，必须在"和"的状态下进行。《老子》曰："万物负阴而抱阳，冲气以为和。"冲气即阴阳和谐之气。阴阳中和是天地之气和人体之气运行的最佳状态和法则。《管子》认为"天地精气有五"，即将精气化分为五行之气。木、火、土、金、水是一气运动变化而成的，也是阴阳之气的表现。《素问·天元纪大论》曰："神在天为风，在地为木；在天为热，在地为火；在天为湿，在地为土；在天为燥，在地为金；在天为寒，在地为水。故在天为气，在地成形，形气相感而化生万物矣。"这里所谓的"神"指的是阴阳，因为阴阳的变化神奇而莫测，所以谓其"神"（图1-2）。

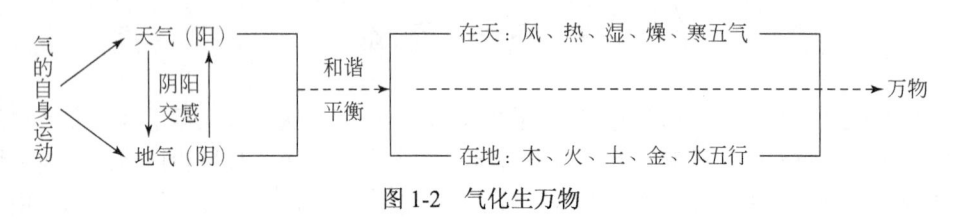

图 1-2　气化生万物

气的运动称为气机，运动形式多种多样，但主要表现为升、降、出、入、聚、散。这是三对既矛盾又统一的形式，气的运动是否正常，取决于升与降、出与入、聚与散之间的协调平衡。《素问·六微旨大论》曰："是以升降出入，无器不有""出入废则神机化灭，升降息则气立孤危。故非出入，则无以生长壮老已；非升降，则无以生长化收藏"。人的生命活动就是气的升降出入运动，气是生命活动的原动力。

气化是在气的运动基础上产生的一个非常重要的概念，气化就是气的运动所产生的各种变化。宇宙万物在形态、性能及表现形式上所出现的各种变化，都是气化的结果。人体内物质与能量的产生、转化和代谢过程，就是气化。气化是生命的基本特征。《素问·阴阳应象大论》曰："味归形，形归气；气归精，精归化；精食气，形食味；化生精，气生形。味伤形，气伤精；精化为气，气伤于味。"

气一元论是中医理论的最高心法。中医学以气为中介，将人与天地联系起来，从人体本身及人与自然和社会的关系去考察生命的运动规律，从而形成自身独特的健康观、疾病观和防治观。这一思想观念就是中医学所特有的"天、地、人"三才一体的整体医学观。

二、阴阳学说

阴阳是对自然界相互关联的事物或现象，相互对立的属性或同一事物或现象内部矛盾双方相对属性的概括。凡用一分为二规定的概念，无论是实体还是属性，均归属阴阳概念。《素问·阴阳离合论》曰："阴阳者，数之可十，推之可百，数之可千，推之可万，万之大，不可胜数，然其要一也。"

事物和现象的阴阳属性既是绝对的又是相对的。一般而言，凡是运动的、外向的、上升的、温热的、明亮的、刚强的、兴奋的一方都属阳；而相对静止的、内守的、下降的、寒凉的、晦暗的、柔弱的、抑制的一方都属阴。

（一）阴阳学说的主要内容

1. 阴阳交感　所谓阴阳交感是指阴阳二气在运动中相互感应而交合的过程。阴阳交感是万物化生的根本条件，自然界万事万物的产生都是阴阳二气交感的结果。《淮南子》曰："阴阳合而万物生。"

阴阳交感是由"阴升阳降"实现的。阴阳二气升降的动力存在于阴阳二气的自身之中。阴中有阳，阴能在其所涵的阳气的推动下而上升；阳中有阴，阳能在其所涵的阴气的牵掣下而下降。即阴随阳升，阳随阴降。《素问·阴阳应象大论》曰："地气上为云，天气下为雨；雨出地气，云出天气。"阴阳能否交感一个重要条件，就是阴阳二气在运动中必须达到"和"的状态，只有在"和"的状态下，才能相互感应进而交合。

2. 阴阳互根互用　阴阳的互根是指阴阳双方相互依存，互为根基。阴阳互根可表现为阴阳的互藏，即阴中有阳，阳中有阴（图1-3）。阴阳互用是指阴阳在相互依存的基础上，相互资生、相互促进。阴阳互根互用也就是"阳生于阴，阴生于阳"。

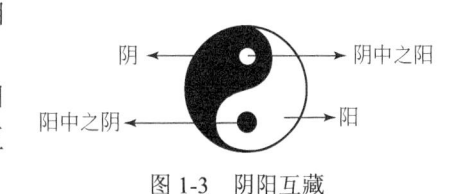

图1-3　阴阳互藏

3. 阴阳对立制约　阴阳对立统一法则是宇宙的总规律。对立制约是阴阳之间最根本、最显著的一种作用。正因为有了阴阳的对立制约，事物才会发展变化。

阴阳之间的对立制约始终处在一种动态之中，也就是说，阴阳之间的互动是绝对的。只有阴阳之间的对立制约取得了统一，达到了一种动态的、相对的平衡，阴阳才能和谐。

阴阳的相对平衡是指阴阳在一定限度内的彼此消长的相对平衡。导致阴阳出现消长变化的根本原因在于阴阳之间存在着的对立制约和互根互用的关系。

一般而言，阴阳之间的消长有四种表现形式：阳长阴消、阴长阳消、阴阳皆消和阴阳皆长。阴阳对立制约→阳长阴消、阴长阳消；阴阳互根互用→阴阳皆消、阴阳皆长。如果阴阳的消长是在一定限度内或正常范围内，那么，阴阳之间仍然可以保持着一种动态的平衡（图1-4）。

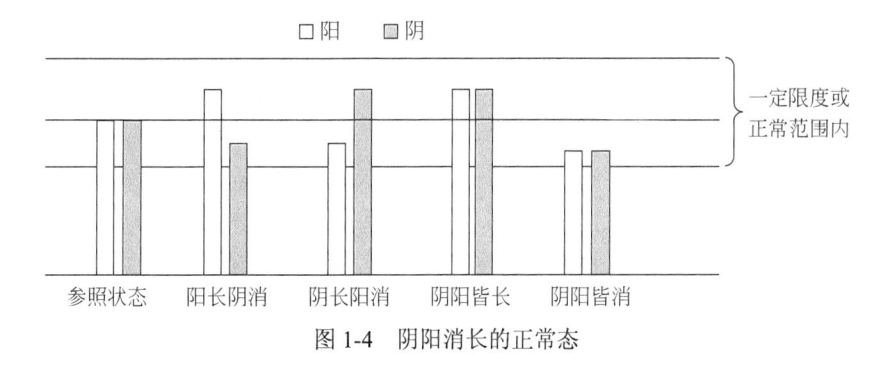

图1-4　阴阳消长的正常态

如果"消长"超出了一定的限度或正常范围，那么，阴阳之间就不能保持相对的平衡（图1-5）。

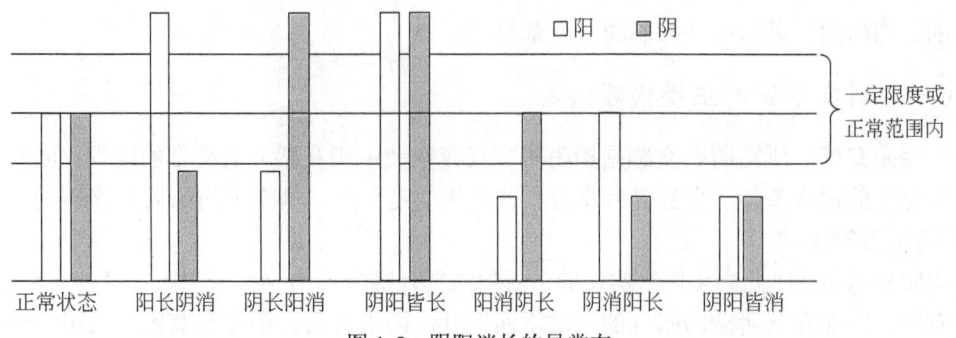

图1-5 阴阳消长的异常态

图1-5中，阳长阴消和阴长阳消中的"长"，是一种绝对的增长；而阳消阴长和阴消阳长中的"长"，是一种相对的增长。

4. 阴阳转化 是通过阴阳的消长运动来完成的。阴阳消长是量变的过程，而阴阳转化则是一种质变。阴阳的转化既可以表现为渐变的形式，又可以表现为突变的形式。

5. 阴阳自和 是指阴阳双方自动维持或恢复相对平衡状态的能力和趋势。阴阳自和源于中国古代哲学中"阴阳贵和"的思想。阴阳自和强调的是"自"和"和"。所谓"自"是指自我的，自发的，内在的，或者说是一种本能，没有外力的干预。所谓"和"是指合和，和谐，整体的协调。

由于阴阳交感和互藏，所以阴阳之间具有自和的条件；由于阴阳的对立制约和不断的消长，所以阴阳之间能达到自和。阴阳自和的结果就是阴阳之间达到了一种相对的、动态的平衡。

（二）阴阳失调

阴阳失调是脏腑、经络、气血、营卫等相互关系失去协调，以及表里出入、上下升降等气机失常的概括。阴阳失调是人体各种病变最基本的病机，是对人体各种功能性和器质性病变的高度概括。

1. 阴阳偏盛

（1）阳偏盛：是指机体在病证过程中所出现的一种阳偏胜或机能亢奋，代谢活动亢进，机体反应性增强，阳热过剩的病理状态（实热证）。形成原因：感受阳邪、五志化火、邪郁化火、阴邪从阳化热、长期恣食辛辣、肥甘或过用误用温补壮阳之品等。特点：阳盛而阴未衰（或虚亏不甚，图1-6）。临床多见壮热、恶热、躁扰不宁、面红目赤、烦渴、溲黄便干、舌红苔黄、脉数有力等以"热、动、赤、燥"为特征的一派实热征象。病机发展趋向"阳胜则阴病"。

（2）阴偏盛：是指机体在疾病过程中所出现的一种阴气偏胜，机能障碍或减退，产热不足，以及病理性代谢产物（水湿痰饮、瘀血等）积聚的病理状态（实寒证）。形成原因：感受寒湿、过食生冷。特点：

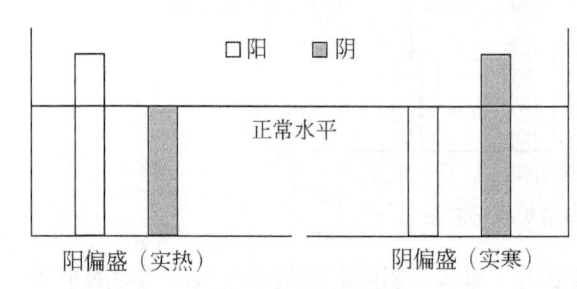

图1-6 阴阳偏盛

阴盛而阳气未衰（或虚损不甚），见图1-6。临床多见恶寒喜暖、四肢厥冷、蜷卧少动、脘腹冷痛、泄泻、舌淡苔白、脉迟等以"寒、静、痛、白、湿"为特征的征象。病机发展趋向"阴胜则阳病"。

2. 阴阳偏衰

（1）阳偏衰，即阳虚，是指机体阳气虚损，机能减退或衰弱，代谢活动减退，机体反应性低下，阳热不足的病理状态。特点：阳不制阴，阴相对偏盛的虚寒证（图1-7）。形成原因：先天禀赋不足、后天饮食失养、劳倦内伤、久病耗伤等。临床多见精神萎靡、倦卧神疲、畏寒喜暖、形寒肢冷、面色㿠白、小便清长、下利清谷、舌淡胖嫩苔白滑、脉沉迟无力等征象。病机发展趋向：阳损及阴→阴阳两虚。"阳虚则寒"是虚而有寒，以虚为主；"阴胜则寒"是以寒为主，虚象不明显。

（2）阴偏衰，即阴虚，是指人体阴气不足，因而出现燥、热升、动和化气太过等阳气偏亢的病理状态。特点：阴不制阳，阳相对亢盛的虚热证（图1-7）。形成原因：先天禀赋不足、后天饮食失养、阳邪伤阴、五志过极化火、久病伤阴等。临床多见形体消瘦、五心烦热、骨蒸潮热、盗汗、颧红升火、口燥咽干、皮肤干燥、小便短少、大便干结、舌红少苔或无苔、脉细数等征象。病机发展趋向：阴损及阳→阴阳两虚。"阴虚则热"是虚而有热，以虚为主；"阳胜则热"是以热为主，虚象不明显。

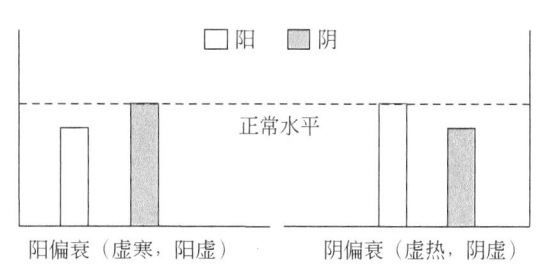

图1-7 阴阳偏衰

阳虚证诊断要点：①精神萎靡不振。②畏寒怕冷，尤其是背部和腹部特别怕冷，一到冬天就手冷过肘，足冷过膝。③常见夜尿多，或尿频、尿清长。经常腹泻。④中年后，较早出现性欲减退、性冷淡或脚跟、腰腿疼痛，容易下肢肿胀等。⑤常见头发稀疏不茂密、黑眼圈、口唇发暗。⑥常见舌体胖大娇嫩，脉象沉细。⑦特殊形式：上热下寒。头面五官则常见牙痛、口臭、面红油腻、痤疮、烦躁失眠等热象；肚脐以下阳虚阴盛，如尿多、夜尿、便烂、腰腿冷痛、白带清稀（下焦阳虚，虚阳上浮，下寒是真，上热是假）。⑧易患肥胖、痹证、骨质疏松、水肿、痛经、月经延后、闭经、不孕、阳痿、早泄、滑精、痤疮等。

阴虚证诊断要点：形体瘦小，皮肤干红，怕热，易怒，面颊升火，口干咽痛，眼干、鼻干、口干、皮肤粗糙，头发干枯等，大便干燥，小便短赤或黄，五心烦热，潮热，失眠多梦、焦虑烦躁、燥渴、盗汗，背痛腰膝酸软，梦遗滑精，月经量极少，舌干红瘦小，舌质红，苔薄或光剥，脉管细小，脉细数等。

3. 阴阳格拒

（1）阴盛格阳：又称格阳，是指阳气极端虚弱，阳不制阴，偏盛之阴盘踞于内，逼迫阴阳之间不相维系，相互格拒的一种病理状态（真寒假热证）。病机本质：阴寒内盛，格阳于外。临床上出现面红、烦热、口渴、脉大等假热之象。

（2）阳盛格阴：又称格阴，是指邪热极盛，阳气被郁，深伏于里，不得外达四肢，而格阴于外的一种病理状态（真热假寒证）。病机本质：阳盛于内，格阴于外。临床上出现四肢厥冷，脉沉伏等假寒之象。

真寒假热证与真热假寒证的临床诊断要点，见表1-1。

表 1-1　真寒假热证与真热假寒证的临床诊断要点

	面色	口鼻气	舌象	脉象	胸腹部情况
真寒假热证	颧红，界线分明，红部虽鲜艳，但不红部则往往白中带青	呼出之气不温、不急促，亦不臭	舌虽干但质淡，或红而质润	虽浮数但按之无力	按之不蒸手，或初按似热，久按不觉
真热假寒证	面色虽滞，但两目炯炯有神	呼出之气必温且急促，或有臭味	舌质燥，苔虽薄但根必厚或黄而疏松或润而齿枯	虽沉细但必兼数急	四肢虽寒，胸腹必热，久按之蒸蒸有热感

《景岳全书·传忠录》提出试寒热法："假寒误服热药，假热误服寒药等证，但以冷水少试之。假热者必不喜水，即有喜者，或服后见呕，便当以温热药解之；假寒者必多喜水，或服后反快而无所逆者，便当以寒凉药解之。"

4. 阴阳互损　主要有阴损及阳和阳损及阴两种情况，最终都会发展为"阴阳两虚"。

5. 阴阳亡失

（1）亡阳：是指机体阳气大量亡失，使属阳的功能突然严重衰竭，因而导致生命垂危的一种病理状态。形成原因：邪盛正虚，素体阳虚疲劳过度，汗、吐、下太过等。临床多见大汗淋漓、肌肤手足逆冷、倦卧、神疲、脉微欲绝等危象。

（2）亡阴：是指机体阴气大量亡失，使属阴的功能突然严重衰竭，因而导致生命垂危的一种病理状态。形成原因：热邪炽盛，邪热久留煎熬阴液，中暑，阴损复兼发汗或吐下等。临床多见汗出如油、喘渴烦躁、手足虽温而汗多欲脱、脉数疾躁动等危象。

亡阴和亡阳都是功能的衰竭，亡阳急用补阳药，亡阴急用补阴药；亡阳与亡阴与气的耗损关系密切，在治疗亡阴和亡阳时，应使用大剂量的补气药；亡阴与亡阳都常见大汗淋漓。因此，治疗亡阴和亡阳时，必须重用固摄药。

三、五行学说

（一）五行的概念

《尚书·周书·洪范》曰："五行：一曰水，二曰火，三曰木，四曰金，五曰土。水曰润下，火曰炎上，木曰曲直，金曰从革，土爰稼穑。"汉代《尚书大传》做进一步解释："水火者，百姓之所饮食也；金木者，百姓之所兴作也；土者，万物之所资生也，是为人用。"《说文解字》曰："行，人之步趋也。"汉代《白虎通·五行篇》曰："言行者，欲言为天行气之义也。"汉代董仲舒《春秋繁露》曰："天地之气，合二为一，分为阴阳，判为四时，列为五行。行者，其行不同，故为五行。"《素问·天元纪大论》曰："夫五运阴阳者，天地之道也。"

"五"代表着宇宙中万事万物所具备的五大类特性。"行"代表的是一种自然的运行，一种固有的、有规则的持续运动。

"五行"是对宇宙间万事万物的一种分类方法，所有事物都体现了五大类特性，任何事物都与五行存在配属关系。

"五行"是一种说理工具，通过事物的不断运动、事物内部的相互联系及不同特性事物间的相互作用，揭示宇宙中万事万物的生成、相互关系和发展变化及其所必须遵循的内在规律或自然法则。

五行实际上是由气的运动变化产生的，五行统一于一气。五行是指天地之间五类运行方式不同的气的运动（五气）。《黄帝内经》中将四季和五行联系起来，五行又称为五运。《素问·阴阳应象大论》曰："天有四时五行，以生长收藏，以生寒暑湿燥风。"五行所揭示的是天地之间四季气的运动变化规律及人与自然的内在联系。

（二）五行的特性

《尚书·周书·洪范》曰："水曰润下、火曰炎上、木曰曲直、金曰从革、土爰稼穑。"其中，"木曰曲直"除了说明木有升发、生长、条达、舒畅的特性外，还有木能屈能伸之意。"金曰从革"，"从革"指顺从、服从、变革，金的特性除有肃杀、潜降、收敛、清洁外，还表现出刚柔相济。

五行之中有阴阳，阴阳之中寓五行。五行中的任何一行都有阴阳两方面的属性。如金的顺从为阴，变革属阳；水之寒凉属阴，但由天阳所生（"天一生水"）；火之温热属阳，但由地阴所生（"地二生火"）；木之升发为阳，屈和为阴。所以，"五行，即阴阳之质；阴阳，即五行之气"（《类经图翼·运气》）。

（三）中医五行体系

中医五行体系的建构模式是五脏-时空-五行三者相配。

《素问·阴阳应象大论》曰："东方生风，风生木，木生酸，酸生肝……在藏为肝……在音为角……在味为酸……在色为苍……南方生热，热生火，火生苦，苦生心……在藏为心……在音为徵……在味为苦……在色为赤……中央生湿，湿生土，土生甘，甘生脾……在藏为脾……在音为宫……在味为甘……在色为黄……西方生燥，燥生金，金生辛，辛生肺……在藏为肺……在音为商……在味为辛……在色为白……北方生寒，寒生水，水生咸，咸生肾……在藏为肾……在音为羽……在味为咸……在色为黑"

《素问·六节藏象论》曰："心者……为阳中之太阳，通于夏气。肺者……为阳中之太阴，通于秋气。肾者……为阴中之少阴，通于冬气。肝者……为阳中之少阳，通于春气。脾、胃……此至阴之类，通于土气。"

《素问·四气调神大论》曰："春三月……逆之则伤肝……奉长者少。夏三月……逆之则伤心……奉收者少。秋三月……逆之则伤肺……奉藏者少。冬三月……逆之则伤肾……奉生者少"；"逆春气，则少阳不生，肝气内变。逆夏气，则太阳不长，心气内洞。逆秋气，则太阴不收，肺气焦满。逆冬气，则少阴不藏，肾气独。夫四时阴阳者，万物之根本也"。

《素问·阴阳应象大论》曰："冬伤于寒，春必温病；春伤于风，夏生飧泄；夏伤于暑，秋必痎疟；秋伤于燥，冬生咳嗽。"

中医的五行体系以五脏为中心，外应五方、五季等（图1-8），并借此说明以下内容。

（1）生命的产生及其活动规律蕴含着五行的生克制化；人体的气血运行，脏腑盛衰，疾病的发生、发展与预后都与五气的运动密切相关。

（2）自然界五气运动的稳定与失衡都会对人体的生理、病理活动产生根本性的影响。

中医五行体系最本质、最显著的特征是以五脏为中心的"天人合一"的整体观，即"人身即一小天地"。

五行	自然						
	五方	五季	五气	生化	五味	五嗅	五色	五音
木	东	春	风	生	酸	臊	青	角
火	南	夏	暑	长	苦	焦	赤	徵
土	中	长夏	湿	化	甘	香	黄	宫
金	西	秋	燥	收	辛	腥	白	商
水	北	冬	寒	藏	咸	腐	黑	羽

外五行

五脏	人体						
	五腑	形体	五窍	五华	五液	五志	五神	五声
肝	胆	筋	目	爪	泪	怒	魂	呼
心	小肠	脉	舌	面	汗	喜	神	笑
脾	胃	肉	口	唇	涎	思	意	歌
肺	大肠	皮	鼻	毛	涕	悲忧	魄	哭
肾	膀胱	骨	耳	发	唾	惊恐	志	呻

内五行

图1-8 中医五行体系略图

（四）五行学说的主要内容

1. 五行生克与制化

五行相生，即相互资生、助长和促进。相生的次序和规律：木生火，火生土，土生金，金生水，水生木。《难经》曰："生我者为母，我生者为子。"

五行相克，即相互克制、制约。相克的次序和规律：木克土，土克水，水克火，火克金，金克木。《黄帝内经》曰："克我者为所不胜，我克者为所胜。"

五行制化：指五行之间相互生化，相互制约，以维持平衡协调的关系（图1-9）。五行制化的规律为"亢则害，承乃制，制则生化"（《素问·六微旨大论》）。清代黄元御在《四圣心源》中曰："其相生相克，皆以气而不以质也，成质则不能生克矣"；"相克者，制其太过也。木性发展，敛之以金气，则木不过散；火性升炎，伏之以水气，则火不过散；火性升炎，伏之以水气，则火不过炎；土性濡湿，疏之以木气，则土不过湿；金气收敛，湿之以火气，则金不过收；水性降润，掺之以土气，则水不过润。皆气化自然之妙

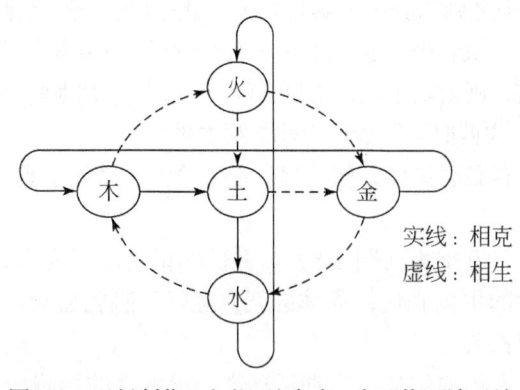

图1-9 五行制化（土者，治中央，生万物而法天地，万物之母）

实线：相克
虚线：相生

也。"其说明五行之间的生克实质上是气运动形式之间的资生、促进与克制、制约。

2. 五行生克异常

相生关系的异常：包括母病及子和子病犯母（子盗母气）。相克关系的异常：包括相乘和相侮。相乘：五行中的某一行对其"所胜行"过度克制和制约。相乘的次序：木乘土，土乘水，水乘火，火乘金，金乘木。相侮：五行中的某一行对其"所不胜行"的反向制约，即反克。相侮的次序：木侮金，金侮火，火侮水，水侮土，土侮木。相乘和相侮发生的条件：①某一行太强；②某一行太弱。"气有余，则制己所胜而侮所不胜；其不及，则己所不胜侮而乘之，己所胜轻而侮之"（《素问·五运行大论》）。

3. 五行互藏

五行互藏指五行中的任何一行又都可以分为五行。五行互藏的概念由明代张景岳提出："五行者，水火木金土也……第人皆知五之为五，而不知五者之中，五五二十五，而复有互藏之妙焉"，又曰："土之互藏，木非土不长，火非土不荣，金非土不生，水非土不畜，万物生成，无不赖土，而五行之中，一无土之不可也……由此而观，则五行之理，交互无穷"（《类经图翼·五行统论》）。张景岳又进行例证："木之有津，木中水也；土之有泉，土中水也；金之有液，金中水也；火之熔物，火中水也。夫水为造化之源，万物之生，其初皆水，而五行之中，一无水之不可也。"（《类经图翼·五行统论》）。明代医家赵献可在《医贯》中进一步指出："五行各有五，五五二十五，五行各具一太极，此所以成变化而行鬼神也"、"论五行各有五，以火言之……有水中之火，有土中之火，有金中之火，有木中之火……以水言之……有火中之水，有土中之水，有金中之水，有木中之水……此水中之五行也。明此水火之五行，而土木金可例推矣"。五行互藏理论拓宽了五行学说的理论内涵，使五行框架不仅仅局限于五行之间的单一联系，而是形成了一种五行之间彼此重叠交叉的立体网络。五行互藏理论使得五行学说可以从更加微观的层次和更加全面的角度，对事物的属性和事物间的联系进行归类和阐释。

四、气一元论、阴阳五行学说之间的关系

气一元论着重于"本体论"，旨在说明天地万物的物质同一性，而阴阳五行学说更具方法论特征。气与阴阳不可分割，阴阳来源于气的变化。中国古代哲学界将阴阳二气视作一元之气自身的变化结果。宋代张载在《易传》太极阴阳学说的基础上，提出了"气有阴阳""一物两体"学说，其认为"一物两体，气也。"（《正蒙》）。《医学六要》指出"气为动静之主"，动静统一是气的存在状态。气的运动源泉在于气本身具有克制与反克制的能力。这种克制与反克制的作用就是阴阳二气的对立统一。气是阴阳的矛盾统一体。阴阳的对立统一是天地万物运动变化的总规律。故曰："阴阳者，天地之道也，万物之纲纪，变化之父母，生杀之本始"（《素问·阴阳应象大论》）。阴阳的对立统一也是人体生命活动的总规律。

五行为气的五种不同的表现形式。《云笈七笺》吸收了阴阳五行思想，根据"元气本一，化生有万"的理论，阐述了气与五行的关系，谓："一含五气，为水、为火、为木、为金、为土""元气分而为五行，五行归于一气。"《白虎通》曰："五行者……金木水火土也，言行者，欲言为天行气之义也。"由于气是构成万物的本原，是构成人体和维持人体生命活动的最基本物质，所以五行实际上是由气的运动变化而生。五行统一于一气，由此，五行多

元物质结构的概念也被统一于气一元论的单一物质概念之中。

中国古代哲学认为"天降阳,地出阴,阴阳合而生五行"(李觏《删定易图序论一》),即五行本原于阴阳之气,阴阳二气相互作用而产生五行。"阴变阳合而生水、火、木、金、土。五气顺布,四时行焉""阴阳之为五行,有分而言之者,如木火阳而金水阴也;有合而言之者,如木之甲,火之丙,土之戊,金之庚,水之壬皆阳,而乙丁己辛癸皆阴也。以此推之健顺,五常之理可见"(《御纂情理精义·卷十》)。总之,"本是一气,分而言之曰阴阳,又就阴阳中细分之则为五行。五气即二气,二气即一气"(吴澄《吴文正公集·答人问性理》),一气分阴阳,阴阳生五行,阴阳五行均为气之消息变化。

阴阳学说旨在说明一切生命现象都包含着阴阳两个矛盾方面,就人体而言,"人生有形,不离阴阳"(《素问·宝命全形论》),"生之本,本于阴阳"(《素问·生气通天论》),揭示了生命运动的动因、源泉和最一般最普遍的联系和形式。五行学说具体地说明了人体脏腑经络的结构关系及其调节方式,即人体整体动态平衡的特殊规律。阴阳与五行相互渗透,相互包含,"举阴阳则赅五行,阴阳各具五行也;举五行即赅阴阳,五行各具阴阳也"(戴震《孟子字义疏证·天道》)。"五行,即阴阳之质;阴阳,即五行之气。气非质不立,质非气不行。行也者,所以引阴阳之气也"(《类经图翼·运气》)。所以,中医学言脏腑必及阴阳而寓五行,论脏腑的生克制化又必赅阴阳。

总之,气一元论、阴阳学说和五行学说是中国古代最具代表性也是占据统治地位的哲学理论。气一元论回答的是世界万物"本原性"的问题,也在一定程度上揭示了物质的运动性;阴阳学说是在气一元论的基础上,着重阐释宇宙万物间的对立统一;五行学说则在继承上述两种哲学思想的基础上,运用生克制化的理论,更为细致地阐发了物质世界事物间的普遍联系和平衡发展。

五、气一元论、阴阳五行学说在中医学中的运用

(一)构建整体观念

气一元论认为,气是宇宙万物的共同构成本原,是宇宙万物之间的物质媒介,是万物之间相互感应的中介物质,是信息的载体。中医学继承这一思想,同样认为气是构成人体和维持人体生命活动的最基本物质,又以气为中介,将人与天地联系起来,从人体本身及人与自然和社会的关系去考察生命的运动规律,从而形成自身的健康观、疾病观和防治观。这一思想观念就是中医学所特有的"天、地、人"三才一体的整体医学观。中医学的整体观念如图1-10所示。

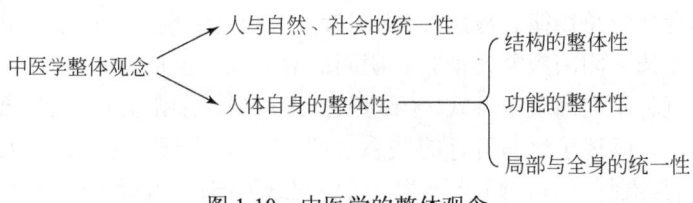

图1-10 中医学的整体观念

1. 人与自然、社会的统一性 《灵枢·岁露》曰:"人与天地相参也,与日月相应也。"

《灵枢·营卫生会》曰："与天地通纪。"《素问·宝命全形论》曰："人以天地之气生，四时之法成。"

（1）四时五脏阴阳相互收受通应：一年之中，春夏秋冬四时更替，产生风寒暑湿燥火不同气候，形成万物生长化收藏的不同阶段。人与自然相应，脏腑经脉气血津液的功能活动可以产生与四时更替同步的相应变动（图1-11）；人体疾病的发生发展与转归预后也同样受到自然环境变化的影响；在临床治疗上，中医也非常强调"因时制宜"。

（2）与地同纪：中医学非常重视人体与地理环境之间的关系，地理环境的差异，存在地域性气候、人文地理、饮食习惯、民风民俗等的不同，都会在一定程度上使所处人群出现不同的生理病理变化、不同的精神心理状况，也同样会引起不同疾病的发生。其原因正如《素问·五运行大论》所云："地者，所以载生成之形类也。"不同的地理环境因其阴阳二气变动的不同，可对人的体质、疾病、寿夭产生直接的影响。中医治疗强调"因地制宜。"

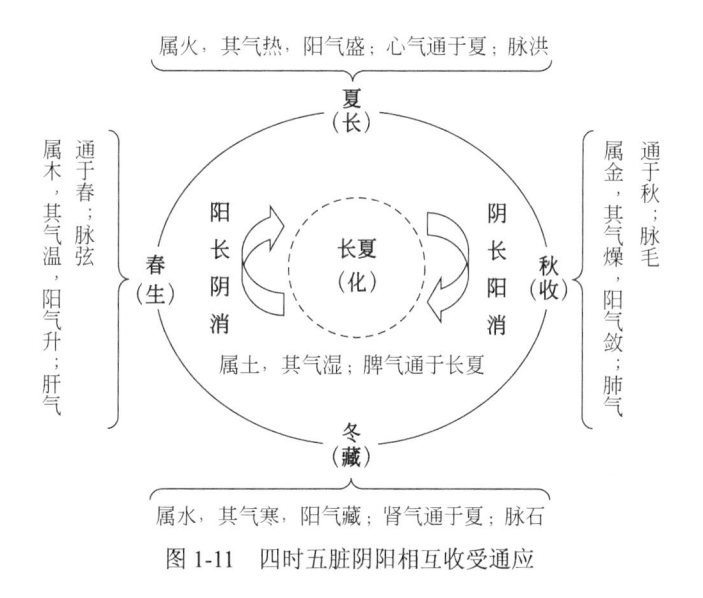

图1-11 四时五脏阴阳相互收受通应

（3）人与社会的统一：社会环境（包括经济和政治地位、文化、宗教、习俗、人际等）的不同，可以造成人身心机能上的差异。社会环境的剧烈变动可引起人身心机能的受损，导致疾病的发生。

2. 人体自身的整体性

（1）结构的整体性：机体结构的整体性是以五脏为中心，通过经络系统的"内属于脏腑，外络于肢节"的联结作用，将人体的内脏、形体、五官九窍、四肢百骸等全身各种组织器官网络成一个有机的整体。

（2）功能的整体性：中医学认为，人体功能的整体性是以五脏为中心，配以六腑，在结构整体性的基础上，又通过精、气、血、津液的作用，完成机体统一的功能活动。经络是机体主要的沟通网络，但又各自分属于具体的脏腑；精、气、血、津液作为构成和维持生命活动的基本物质，亦是由五脏化生和贮藏，或通过五脏的协调作用而进行输布代谢。所以，人体功能的整体性是以五脏为中心的整体观。五脏代表的是整个人体的五个功能系统，各个脏腑虽然发挥着各自不同的功能，但在机体整个生命活动中，却既有分工又有合作，相互之间既协同又制约，从而实现机体生命功能的整体协调稳定。心理和生理是人体的两大基本机能活动，中医学强调"形与神俱"和"形神合一"，人的精神情志活动分属五脏掌管，由心统领。《素问·宣明五气》曰："心藏神、肺藏魄、肝藏魂、脾藏意、肾藏志。是谓五脏所藏。"

（3）局部与全身的统一性：人的局部和整体是辩证的统一，局部常具有全身缩影的特征。局部的病理变化往往与全身的脏腑、气血、阴阳的虚实盛衰有关，由于结构和功能的整体性，通过诊察外在局部（如舌、脉、目、鼻等）的病理表现，可以推测内在脏腑的病变。

（二）阐释人体的生理功能

在气一元论的基础上，中医学广泛地运用气学理论来阐释人体的生理现象和功能。总体而言，气是生命的本始物质，机体的物质代谢（气化为形，形化为气）及所有功能的产生都是气运动变化的结果，即气化。

"人生有形，不离阴阳"（《素问·宝命全形论》），"生之本，本于阴阳"（《素问·生气通天论》），生命的产生源于阴阳二气的运动和变化。中医学以阴阳学说阐释人体的生理活动，认为人的正常的生命活动是机体内部及机体与环境之间阴阳协调平衡的结果，即所谓的"阴平阳秘，精神乃治"（《素问·生气通天论》）；"阴阳离决，精气乃绝"（《素问·生气通天论》），则是用阴阳二气的分离来说明生命的结束。人体生理活动的基本规律可以概括为阴精（物质）与阳气（功能）之间的矛盾运动，物质与功能之间的关系，就是阴阳相互制约、资生、不断消长转化的过程，阴阳是人体整个生命的根本和基础。

中医学以五行学说为指导，将人体的脏腑分别归属于五行，以五行的特性说明五脏的部分生理功能；将五行生克制化的理论作为阐释脏腑生理功能内在联系的一种说理工具或解释模型；中医学将自然界的五方、五时、五气、五味、五色等与人的五脏生理系统联系起来，认为同一行的事物之间存在着"同气相求"的关系，因而人体生理活动也具有了内外五行的统一。由此，人体的生命活动与自然现象融贯成为一体，体现了人与自然的联系性和统一性（表1-2）。此外，依据五行互藏理论，五脏之间存在着相互渗透、相互制约和相互资生的关系。张景岳在《脉神章》中曰："凡五藏之气，必互相灌濡，故五藏之中，必各兼五气。"五脏中的每一脏均含有其他四脏之气，与其中任何一脏都密切相关，也就是说五脏中每一脏的功能均受其他四脏的影响，同时又调控着其他四脏的功能，从而共同构成了"五脏互藏"的功能调节的网络结构。《景岳全书》指出："五脏五气，无不相涉，故五脏中皆有神气，皆有肺气，皆有脾气，皆有肝气，皆有肾气。"譬如，神志活动总统于心，而又分属五脏，在心为神，在肝为魂，在脾为意，在肺为魄，在肾为志；音声出于喉咙，属肺金，然肺金鸣而有五音，分属于五脏，在肝为呼，在心为笑，在脾为歌，在肺为哭，在肾为呻；肾主水，《难经·四十九难》言肾水"入肝为泣，入心为汗，入脾为涎，入肺为涕，自入为唾"；脾为后天之本、气血生化之源，《素问·太阴阳明论》云："脾者土也，治中央，常以四时长四脏。"肝主疏泄，对全身脏腑组织的气机升降出入之间的平衡协调起着重要的调节作用，《知医必辨》云："凡脏腑十二经之气化，皆必借肝胆之气化以鼓舞之，始能调畅而不病。"肺主气，通调水道，《素问·五脏生成》云："肺者，气之本也。"《类经·藏象类》云："肺者，五藏六腑之盖也。"肾藏精，为先天之本，肾中阴阳为一身阴阳的根本。

表 1-2　人体生理活动内外五行的统一

五行	特性	自然							人体	
		五方	五季	五时	五气	生化	五色	五味	五脏	功能
木	顺畅条达、升发、屈曲柔和	东	春	平旦	风	生	青	酸	肝	主疏泄、主藏血
火	温热、炎上、光明	南	夏	日中	暑	长	赤	苦	心	主血脉、心阳温煦、主神明
土	敦厚、生养、承载	中	长夏	日西	湿	化	黄	甘	脾	主运化
金	清肃、收敛、顺从、变革	西	秋	日入	燥	收	白	辛	肺	主宣发肃降
水	寒润、下行、闭藏	北	冬	夜半	寒	藏	黑	咸	肾	藏精、主水

（三）阐释机体的病理变化

气是维持生命活动的物质基础，气之于人，生死攸关。中医学常以气的充沛与否、运动是否正常协调来阐释诸多病证的形成原因和病理过程，如气虚、气机失调（气滞、气逆、气陷、气闭、气脱等）。"气之在人，和则为正气，不和则为邪气。凡表里、虚实、逆顺、缓急，无不因气而致"（《类经·疾病类》）。

清代刘鸿恩在《医门八法》中曰："阴阳为医道之纲领。"中医学将阴阳失调作为疾病发生、发展和变化的基本机理，是病机的总纲。具体而言，主要包括以下几方面。

（1）阴阳偏盛：《素问·阴阳应象大论》曰："阴胜则阳病，阳胜则阴病。阳胜则热，阴胜则寒。"《素问·调经论》曰："阳盛则外热，阴盛则内寒。"

（2）阴阳偏衰：《素问·调经论》曰："阳虚则外寒，阴虚则内热"。

（3）阴阳互损：《景岳全书·本神论》曰："阴阳之理，原自互根，彼此相须，缺一不可，无阳则阴无以生，无阴则阳无以化。"

（4）阴阳格拒："真寒假热证""真热假寒证"。

（5）阴阳转化：《素问·阴阳应象大论》曰："重寒则热""重热则寒""重阳必阴""重阴必阳"。

（6）阴阳亡失：亡阴、亡阳，"阳随阴脱""阴随阳脱"。

根据五行学说，中医学认为五脏外应五时，所以六气发病的规律一般是主时之脏受邪发病。《素问·咳论》曰："五藏各以其时受病，非其时，各传以与之。人与天地相参，故五藏各以治时，感于寒则受病，微则为咳，甚者为泄为痛。乘秋则肺先受邪，乘春则肝先受之，乘夏则心先受之，乘至阴则脾先受之，乘冬则肾先受之。"以五行阐释病理变化还应包括以下几方面。

（1）五行的偏盛偏衰：如木偏盛之肝胆气逆和肝火上炎，出现急躁易怒、目赤肿痛等症状；木偏衰之肝阴肝血不足，出现目昏不明、筋脉、头目、爪甲失养等症状。五行偏盛偏衰主要表现于五行特性的太过或不及，尚未发生传变，《素问·玉机真脏论》说："然其卒发者，不必治于传，或其传化有不以次。"

(2) 五脏病变的相互影响（即"传变"），又包括：①相生关系的传变，即"母病及子"（如肝阳上亢导致心火亢盛；脾胃虚弱导致肺气不足）和"子病及母"（如心血亏虚引起肝血亦不足；肝火亢盛，下劫肾阴，导致肝肾阴亏）。②相克关系的传变，即相乘（如肝气犯脾）和相侮（如肝火犯肺）。运用"母子相及"和乘侮来阐释五脏病变传变，应结合气一元论和阴阳学说，才能做出更为合理准确的解释；临床上不能仅凭五行的生克关系来判定病情的轻重逆顺，应"四诊合参"，全面诊察，综合分析；五脏病变传变是复杂多样的，如伤寒病的六经传变和温热病的卫气营血传变等，"母子相及"和乘侮只是五脏病变传变的部分模式。

五脏互藏的病理：张景岳认为"五脏相移，精气相错"，一脏有病可依五行传化而兼涉其他四脏，《素问·玉机真脏论》云："脏病有五，五五二十五变。"如《素问·痹论》载有"五体痹""五脏痹"，认为五脏均有痹证。《素问·水热穴论》提出：水病"其本在肾"，张仲景则认为，水肿病不仅见于肾病，五脏病皆可见，故在《金匮要略·水气病脉证并治》中提出了心水、肝水、肺水、脾水、肾水的不同分类和施治。钱乙《小儿药证直诀·初生三日以上至十日吐泻身温凉》云："不可乳食，大便青白色，乳食不消，此上实下虚也。更有兼见证，肺睡露睛，喘气，心惊悸，饮水，脾困倦，饶睡，肝呵欠，顿闷，肾不语，畏明。当泻，见儿兼脏，补脾益黄散主之，此二证多病于秋夏也。"吐泻本脾胃病，但此时兼见他脏症状而仍从脾论治，体现了五行互藏的思想。

（四）指导病证的诊断鉴别

中医学的临床诊断特别强调通过望闻问切四诊方法，判定气的功能、运行状态及其病变所在部位。《景岳全书·杂证谟·诸气》曰："盖气有不调之处，即病本所在之处也。"

阴阳学说用于中医诊断学中，旨在分析通过四诊而获得的临床资料（主要包括症状和体征，具体而言有色泽、声息、动静、脉象等），对病变情况做出总体属性的辨别。《素问·阴阳应象大论》曰："善诊者，察色按脉，先别阴阳。"八纲辨证（阴阳、表里、虚实、寒热）是辨证最基本的方法，其中阴阳是总纲。

人体生理活动内外五行的统一为中医临床诊断病证奠定了基础，通过分析四诊所获得的资料，依据事物属性的五行归类及五行生克规律，可以协助中医临床确定病变的脏腑部位，推断病情的进展及判断病证的预后。

（五）指导临床的立法用药

根据气一元论的思想，中医临床将"调气"作为一种基本的治疗方法。《素问·至真要大论》曰："调其气，使其平也。"《景岳全书·论调气》曰："凡气有不正，皆赖调和，如邪气在表，散即调也；邪气在里，行即调也；实邪壅滞，泻即调也；虚羸困惫，补即调也……各安其气，则无病不除，是皆调气之大法也。"

阴阳学说用以指导中医的临床治疗，主要是确定治疗的原则，即调整阴阳，补其不足，泻其有余，恢复机体阴阳的相对平衡与协调。《素问·至真要大论》曰："谨察阴阳所在而调之，以平为期。"具体而言：①阴阳偏盛。"泻其有余""热者寒之，寒者热之"。治寒以热，治热以寒，将两种性质不同的药物合并应用于一方，在临床上亦颇为常见。如《韩氏医通》以交泰丸主治心肾不交之失眠证，药用黄连清心火，肉桂助气化而启肾水上潮于心，药虽仅两味，寒热并用，却有交通心肾，燮理水火阴阳之功。李时珍对寒热并用的配伍做了极为深刻的阐述："皆是一冷一热，一阴一阳，寒因热用，热因寒用，君臣相佐，阴阳相济，最得制方之妙，所以有成功而无偏胜之害。"②阴阳偏衰。"补其不足""阳病治阴"(《素问·阴阳应象大论》)、"诸寒之而热者，取之阴"(《素问·至真要大论》)、"壮水之主，以制阳光"(《素问·至真要大论》)；"阴病治阳"(《素问·阴阳应象大论》)、"热之而寒者，取之阳"(《素问·至真要大论》)、"益火之源，以消阴翳"(《素问·至真要大论》)。《灵枢·终始》曰："阴盛而阳虚，先补其阳，后泻其阴而和之；阴虚而阳盛，先补其阴，后泻其阳而和之。"③阴阳互损。《景岳全书·新方八阵·新方八略》曰："善补阳者，必于阴中求阳，则阳得阴助而生化无穷；善补阴者，必于阳中求阴，则阴得阳升而泉源不竭。"如治疗肾阳不足的右归丸，方中用附子、肉桂、鹿角胶、杜仲温补肾阳，又配熟地黄、山茱萸、怀山药、枸杞子等滋补肾阳；再如治疗肾阴不足的左归丸，方中以熟地黄、怀山药、龟甲、山茱萸、枸杞子等益阴滋肾，并用鹿角胶、菟丝子温养肾阳，均以阴阳互根为指导思想遣方用药。④阴阳格拒。"以热治热""以寒治寒"。⑤阴阳亡失。"回阳固脱""救阴固脱"。

以针灸方法调治人体阴阳的一些原则，《素问·标本病传论》曰："凡刺之方，必别阴阳""善用针者，从阴引阳，从阳引阴，以右治左，以左治右"(《素问·阴阳应象大论》)，"络满经虚，灸阴刺阳；经满络虚，刺阴灸阳"(《素问·通评虚实论》)，"形有余则泻其阳经，不足则补其阳络"(《素问·调经论》)。

此外，中医学从阴阳的角度对药物的性能（四气、五味、升降浮沉）进行了归纳说明（表 1-3），以药物的阴阳属性来纠正疾病过程中机体的阴阳失调。

表 1-3　药物性能的阴阳属性

药性	阴	阳
四气	寒、凉	温、热
五味	酸、苦、咸	辛、甘、淡
升降浮沉	下降、镇敛（泻下、清热、利尿、重镇安神、潜阳息风、消导积滞、降逆止呕、敛阴收气等）	上升、发散（升阳、发表、祛风、散寒、涌吐、开窍等）

中药的功用不是单一的，往往可同时具有补泻、敛散、涩通、升降等两个截然相反的功能。药物的气味各具特点，王好古曰："有一物一味者，一物三味者，一物一气者，一物二气者。"所以一药既可攻又可补，既能敛又能散，既可涩又可通，既可升又可降，诚如张景岳之精辟论述："用药之道无他也，唯在精其气味，识其阴阳。"以乌梅为例，《本草纲目》称其"酸、温、平、涩""所主诸病，皆取其酸收之义"，但清代医家叶天士却认为乌梅"梅占先春，花发最早，得少阳生气，非酸敛之收药"，可"酸泻肝阳"，并常用之治疗肝气犯胃之证。此法对后世临床影响很深。可见乌梅味酸虽能收敛，然其性升发，可收散并用，涩中寓通。

根据五行相生规律，中医学确立了"虚则补其母"和"实则泻其子"的治疗原则。前者主要用于母子两脏虚弱之证，在补子脏的基础上兼补母脏；后者主要用于母子两脏俱实之证，在泻母脏之实的基础上兼泻子脏。

按"同气相求"的原则，五行学说可以用于选择脏腑用药。某一药物的色、味与某一脏具有相同的五行属性，则该药物进入体内可直接作用于相应的脏以调整其功能。如色黄、味甘的药物入脾，色白、味辛的药物入肺等。但临床脏腑用药必须根据药物的四气、五味和升降浮沉进行综合考虑，辨证应用。此外，药物的"味"并非只是指口尝所得的自然之味，药物的"味"还代表了药物的功效作用。根据五行相生规律配伍用药，如《慎斋遗书》中之百固金汤，用百合、生地黄、熟地黄滋养肺肾，金水双补，体现金水相生之法。据五行相克规律配伍用药，如痛泻要方中以白术补脾扶土，白芍柔肝抑木，体现抑木扶土之法；《韩氏医通》之交泰丸则体现泻南补北之法。

五行互藏与治疗：清代岳含珍在《经穴学》中对每个经脉穴位的主治就明确提出治疗五脏病的观点。如手太阴肺经太渊穴就可治疗肺之肺病：胸痹逆气，善哕呕，饮水咳嗽，烦闷不眠，肺膨胀，臂内廉痛，乍寒乍热，缺盆中引痛，掌中热，数欠，肩背痛，寒喘不得息，咳血，振寒，咽干；肺之心病：心痛脉涩，狂言口僻；肺之脾病：噫气，上逆，呕血；肺之肝病：目生白翳，眼痛赤；肺之肾病：溺色变，卒遗矢无度。钱乙论治小儿疳积，认为小儿嗜食过度，能容不能化，易发为疳积。小儿疳积多为五脏虚证，肝疳、肾疳、筋疳、骨疳均责之肾虚，水木母子也，肝主筋、肾主骨，肝肾同源，"虚则补其母"，故选用六味地黄丸为通用之品。脾疳、肺疳当责之脾虚，脾属土、肺属金，土生金。土金母子也，"虚则补其母"，脾疳须健运中州，肺疳须培土生金，益黄散乃温运脾虚之良方，稍做化裁，更取良效。明代医家周慎斋在《慎斋遗书》中对不同脏的脾胃虚证提出不同用药："肝之脾胃虚，气不归肾，八味地黄丸去附子""肺之脾胃虚，气不归肾，用生地一两，生姜七钱，同捣烂服之。"《辅行诀脏腑用药法要》指出中药的性味分类也蕴含有五行互藏理论，如"味甘皆属土，人参为之主。甘草为木，大枣为火，麦冬为金，茯苓为水。味酸皆属木，五味为之主。枳实为金，豉为火，芍药为土，薯蓣为水"等。

（六）指导养生康复

人以气为本，故养生之道重在调气。"人由气生，气由神往，养气全神，可得真道。凡在万形之中，所保者莫先于元气"（《素问元气五行稽考》）。所谓调气就是保养真气和调畅气机。

中医学以阴阳学说来阐发养生理论，强调"法于阴阳，和于术数"（《素问·上古天真论》）。《素问·四气调神大论》曰："夫四时阴阳者，万物之根本也。所以圣人春夏养阳，秋冬养阴，以从其根；故与万物沉浮于生长之门，逆其根则伐其本，坏其真矣。故阴阳四时者，万物之终始也；生死之本也；逆之则灾害生，从之则苛疾不起，是谓得道"。所谓"春夏养阳，秋冬养阴"可作以下理解：①一般情况而言，人应顺应自然界阴阳二气的消长，直接从自然界中或采用培补的方法获得机体所需的阴阳。②不同体质的人群可采用不同的养生方法，即阳虚者春夏养阳，阴虚者秋冬养阴。③阳虚患病人群可在春夏预培其阳，则入冬病减，即"冬病夏治"；阴虚患病人群可在秋冬预培其阴，则入夏病减，即"夏病冬治"。④《素问·四气调神大论》又曰："圣人春夏养阳，秋冬养阴。"春夏之时，地下水中所藏的阳气，升出地面之上，地面之下阳气减少。造化个体与人身个体皆以中下为本。今中下阳气外出，故曰虚也。秋冬之时，地面之上所盛满的阳热，降入于地面之下的水中。阳气入于水中，中下阳足，故曰实也。圣人知春夏阳虚于下，故一切起居饮食，皆注意保养中下的阳气……圣人知秋冬阳实于下，阳气是往上浮的，虽实于下，仍易浮动上来。必须阴气充足，方能将阳降而藏于水气之中。故一切起居饮食，皆注意保养中上的阴气。此时不注意保养中上的阴气，阴气不足，封藏不住在下的阳气。

来年春夏，根本亏伤[1]。

五行的核心思想是"天人合一"，因此，顺应四时气候使人体适应自然的变化是一种重要的养生保健措施。《素问·四气调神大论》曰："春三月……夜卧早起，广步于庭，被发缓形，以使志生……夏三月……夜卧早起，无厌于日，使志无怒……秋三月……早卧早起，与鸡俱兴，使志安宁……冬三月……早卧晚起，必待日光，使志若伏若匿。"由此提出中医"顺时养生"的理念。此外，五行学说在不同体质养生、饮食五味养生等方面也具有重要的指导意义。

临 证 备 要

专题一　论 阳 气

一、"阳气""阴气"的内涵

阴阳是古代哲学中的概念，是对自然界相互关联的事物或现象，相互对立的属性或同一事物或现象内部矛盾双方相对属性的概括。依据"气一元论"，气与阴阳的关系是"气有阴阳""一物两体"。阴阳学说进入到中医学领域后，其概念就会具体化。但对于阳（阳气）、阴（阴气）的概念，中医学界迄今尚无统一定论。我们认为，一般而言，中医学所谓的阳气和阴气与物质、能量、功能等有关。所谓物质，是指客观存在的实体物质；能量是物质的微观，是物质运动作用的结果，它以非实体的形式存在，不受空间实体的约束。由于中医学理论并不是建构在实验医学的基础之上，因此，阳气、阴气的具体物质或实体概念是模糊而抽象的。中医学中阳气、阴气概念的基本内涵包括以下几个方面。

（1）总体而言，阳气指生命功能活动和动力，阴气是指生命的物质基础。

（2）阳气可以是指人体内携带有温煦、推动、兴奋、升腾、发散等能量的物质；阴气可以是指人体内携带有寒凉、滋润濡养、宁静、抑制、沉降、敛聚等能量的物质。

（3）阳气可以是指某一类能量，这种能量的作用特征是温煦、推动、兴奋、升腾、发散等。阴气可以是指某一类能量，这种能量的作用特征是寒凉、滋润濡养、宁静、抑制、沉降、敛聚等。应当明确，正常的生命活动是建立在阳气和阴气对立互根、相互制约、相互促进，协调平衡的基础之上的。

此外，中医学中诸如"阴精""阴血""阴液"的概念，都属于"阴气"的范畴。依据"气一元论"，"血""津液"都属于气的范畴，但其性质属阴，故可归于"阴气"。需要指出和强调的是，以临床实践为基础，在中医病机学理论中，"气虚""阳虚""阴虚""血虚""津液亏虚"等却有各自具体的病理学概念，不能笼统和混淆，但其本质都是物质与功能的整体异常。"精"在中医学中虽然主要是以物质的概念出现，但无论是指先天生殖之精，还是泛指一切精微物质，精始终是阴阳的统一体，因此没有必要去讨论精的具体阴阳属性。

二、人体阳气的主导地位

（一）阳气的重要性

虽然阴阳二者之间存在着对立制约、互根互用及消长平衡的关系，但相对于阴而言，阳气更具有主导的地位和作用。这一理论肇始于《黄帝内经》。《黄帝内经》中对阳气的论述以《素问·生气通天论》最为代表。"阳气者，若天与日，失其所，则折寿而不彰。故天运当以日光明，是故阳因而上，卫外者也"（《素问·生气通天论》）。《黄帝内经》在揭示人体正常生命活动规律时，提出了阴阳二气的最佳状态，即"阴平阳秘"，但又进一步指出"凡阴阳之要，阳秘乃固"（《素问·生气通天论》）（注：要为要旨、关键之意；固为密固、固守、保护之意）。也就是说，阴阳平衡的关键在于阳气的致密而能固护于外。由此可以看出，在《黄帝内经》的学术思想中或在论述阴阳时更加重视阳气的主导作用，人体阴阳中是以阳气为根本。《黄帝内经》以降的历代医家对人体阳气的重要性都有深刻阐述。

华佗《中藏经》曰："阳气者生之本，阴者死之基，阴宜常损，阳宜常益，顺阳者生，逆阳者死。"《伤寒论》中非常重视"阳气"和"扶阳"，张仲景对干姜、附子、桂枝的使用频率极高，据统计《伤寒论》有113方，其中用附子的有34方，用桂枝的有43方，用干姜的有24方[2]，可见温阳方药已占大半。在《伤寒论》中经常出现"阳气来复"的概念，阳气来复是指人体阳气由弱到强逐渐恢复的一种状态。《伤寒论》特别强调"阳气来复"对疾病诊断、治疗和预后判断的重要意义。如《伤寒论·辨厥阴病脉证并治》中"下利，有微热而渴，脉弱者，今自愈""下利脉数，有微热汗出，今自愈""伤寒，先厥，后发热而利者，必自止""少阴病，下利，若利自止，恶寒而踡卧，手足温者，可治""少阴病，恶寒而踡卧，时时自烦，欲去衣被者，可治"等，都说明了阳气来复则疾病向愈和疾病可治。再如三阴病多属阳虚阴盛之证，得阳则解，故其欲解时为"太阴病欲解时，从亥至丑上""少阴病欲解时，从子至寅上""厥阴病欲解时，从丑至卯上"。

子丑寅3时为阴尽阳生，阳长阴消之时，人得天时之助，有利于阳气的恢复及阴寒的消退，疾病向愈。《伤寒论》中广泛使用四逆汤、桂枝汤、理中汤等温阳方药就是为了扶助机体阳气及促使机体阳气来复。明代李中梓在《内经知要》中言："火者阳气也。天非此火不能发育万物，人非此火不能生养命根，是以物生必本于阳""天之运，唯日为本，天无此日，则昼夜不分，四时失序，晦暝幽暗，万物不彰矣。在于人者，亦唯此阳气为要，苟无阳气，孰分清浊？孰布三焦？孰为呼吸？孰为运行？血何由生？食何如化？与天无日等矣"。这些论述都体现了李氏以阳气为主导的阴阳观。李氏在治疗上尤其注重补阳，故言："气血俱要，而补气在补血之先；阴阳并需，而养阳在滋阴之上。""天之大宝，只此一丸红日，人之大宝，只此一息真阳"（《景岳全书·大宝论》）。"人得天地之气以生，而有生之气即阳气也……凡阳气不充则生意不广，而况乎无阳乎？故阳唯畏其衰，阴惟畏其盛"（《传忠录》）。

此外，张景岳在《类经·疾病类》中曰："天之阳气，唯日为本，天无此日，则昼夜无分，四时失序，万物不彰矣。其在于人，则自表自里，自上自下，亦唯此阳气而已。人之无阳，犹天之无日，欲保天年，其可得乎？《黄帝内经》一百六十二篇，天人大义，此其最要者也，不可不详察之""神明不测者，阳气也"。《景岳全书》又云："故凡欲保生重命者，尤当爱惜阳气，此即以生以化之元神，不可忽也。"清代郑钦安对《素问·生气通天论》中"阴阳平秘，精神乃治；阴阳离决，精气乃绝"的思想进行阐述发挥，在《医理真传·卷一》中曰："有阳则生，无阳则死。夫人之所以奉生而不知死者，唯赖此先天一点真气耳。真气在一日人即活一日，真气立刻亡，人亦立刻亡。故曰人活一口气，气即阳也，火也，人非此火不生。"郑氏在《气血两字作一卦解》中又曰："人身一团血肉之躯，阴也，全赖一团真气运于其中而主命，亦可作一坎卦以解之。"石寿棠在《医原》中指出："然就二气而权衡之，阴承阳，阳统阴，阳气一分不到即病，阳气一分不尽不死，人自当以阳气为重。"

（二）阳气的主导地位

阴阳之间相互交感，相互为用，"阴在内，阳之守也；阳在外，阴之使也"（《素问·阴阳应象大论》）。"阴者藏精而起亟也，阳者卫外而为固也"（《素问·生气通天论》），阴精是阳气发挥功能的物质基础，阳气是生命功能活动的表现。阳气的温煦作用既可以使腠理固密，护卫肌表，令邪不可干，又可温煦推动脏腑促使阴精的化生。虽然阴阳互用，保持平衡，但阳气占据主导地位，"阴静阳躁，阳生阴长，阳杀阴藏，阳化气，阴成形"（《素问·阴阳应象大论》），"阴之所生，和本曰和。是故刚与刚，阳气破散，阴气乃消亡"（《素问·阴阳别论》），《素问集注》谓："盖阳密则邪不外淫，而精不内亡矣。"阴精的化生需要依靠阳气的作用，在人体气化活动中，阳气占据主导地位。水谷入胃，经脾胃运化一方面产生精微物质，以供各种生命功能活动的需要；另一方面又将多余的物质进行及时的代谢。机体的阳气是脾胃作为气机升降运转枢纽的动力所在。阳气不足，则气化无力，一则精微物质化生乏源；二则气血津液运行失常，导致"浊邪"（"阴实"，如浊气、瘀血、痰、饮、水、湿等）在体内的产生和留滞。

三、阳气的功能

（一）卫外

《类经·疾病类》注曰："阳为阴之卫，阴为阳之宅。必阳气闭密于外，无所妄耗，则邪不能害，而阴气固守于内。此培养阴阳之要，即生气通天之道也。"

（二）主导人体生长壮老已的生命过程

《素问·上古天真论》曰："女子七岁，肾气盛，齿更发长，二七，天癸至，任脉通，太冲脉盛，月事以时下，故有子，三七，肾气平均……五七，阳明脉衰……六七，三阳脉衰于上……丈夫八岁，肾气实，发长齿更；二八，肾气盛，天癸至……三八，肾气平均……五八，肾气衰……六八，阳气衰竭于上。"肾气的作用实质上就是肾阳的推动功能。唐代孙思邈在《千金翼方》中指出："人年五十以上，阳气日衰，损与日至，心力渐退，忘前失后，兴居怠惰，人至晚年，阳气衰，故手足不暖，下元虚惫，动作艰难。盖人有一息在则不死，气者阳所生也，故阳气尽必死。"

（三）养神柔筋

"阳气者，精则养神，柔则养筋"（《素问·生气通天论》）；"阳气者，大怒则形气绝，而血菀于上，使人薄厥"（《素问·生气通天论》）。

（四）促进津液的生成与运行

津液属阴，其生成、输布和排泄都需要阳气的作用。反之，阳气不足，则津液的生成匮乏，运行出现障碍。清末名医陆渊雷在其《伤寒论今释》中对此有深刻的阐述："津伤而阳不亡者，其津自能再生，阳亡而津不伤者，其津亦无后继。是以良工治病，不患津之伤，而患阳之亡；阳明病之津液干枯，津伤而阳不亡也，撤其热则津自生。少阴病之津液干枯，阳亡而津不继也，回其阳则津自生……桂枝加附子汤之证，伤津而兼亡阳也，仲景则回其阳而已，不养其津，学者当深长思之。"目前，在临床中抢救阳脱阴竭的危重病人，常使用参附汤、生脉散等使病人阳回津生，转危为安。

（五）阳气决定着病势病情的轻重发展

"故阳气者，一日而主外，平旦人气生，日中而阳气隆，日西而阳气已虚"（《素问·生气通天论》）；"夫百病者，多以旦慧昼安，夕加夜甚，何也……以一日分为四时，朝则为春，日中为夏，日入为秋，夜半为冬。朝则人气始生，病气衰，故旦慧；日中人气长，长则胜邪，故安；夕则人气始衰，邪气始生，故加；夜半人气入脏，邪气独居于身，故甚也"（《灵枢·顺气一日分为四时》）。杨在纲有关"阳气变动是伤寒六经证治的着眼点"的阐述非常有见地[3]："六经病证治概之为阳气阴津两方面，而以阳气为变化的主导。其病变趋势是：邪气侵袭，使机体平衡被打破，阳气从奋起抗邪到抗邪高潮、到受损到虚衰，出现各个阶段的证候。治疗上与之相应，从外到内，从始至终依次是振奋（太阳病）、顺势（阳明病）、调和（少阳病）、补益（太阴病）、理顺（厥阴病）、扶偏（少阴病）；阴津的变化由阳气所左右，开始或仅有运行障碍，或出现受损趋势，此病在三阳，以后是其受损、不足，则病已入三阴，治则与此相应，始为调节运行、防止受损，因而有通经脉、和营卫、清热生津、急下存阴等法；以后是补其不足，故有养血、滋阴等法，禁汗禁下等戒。阴阳双方病变各有偏重，形成了六经病证的总体趋势和治疗的总体布局。"

阳气是中医学中非常重要的概念，人体阳气的功能是广泛而重要的，其激发、调控脏腑经络的功能活动，促进精气血津液的化生及其代谢转化，阳气代表了人体生命功能中具有推动、温煦、明亮、兴奋、升腾、发散等特征的部分（图1-12）。《类经附翼·求正录·大宝论》曰："何谓其一？一即阳也，阳之为义大矣。夫阴以阳为主，所关于造化之原，而为性命之本者，唯斯而已。何以见之？姑举其最要者，有三义焉：一曰形气之辨，二曰寒热之辨，三曰水火之辨。夫形气者，阳化气，阴成形。是形本属阴，而凡通体之温者，阳气也；一生之活者，阳气也，五官五脏之神明不测者，阳气也。"人体的阳气在某种意义上也可以理解为正常生命功能活动所需的能量和动力系统，即所谓"阳气者若天与日，失其所，则折寿而不彰"（《素问·生气通天论》）。

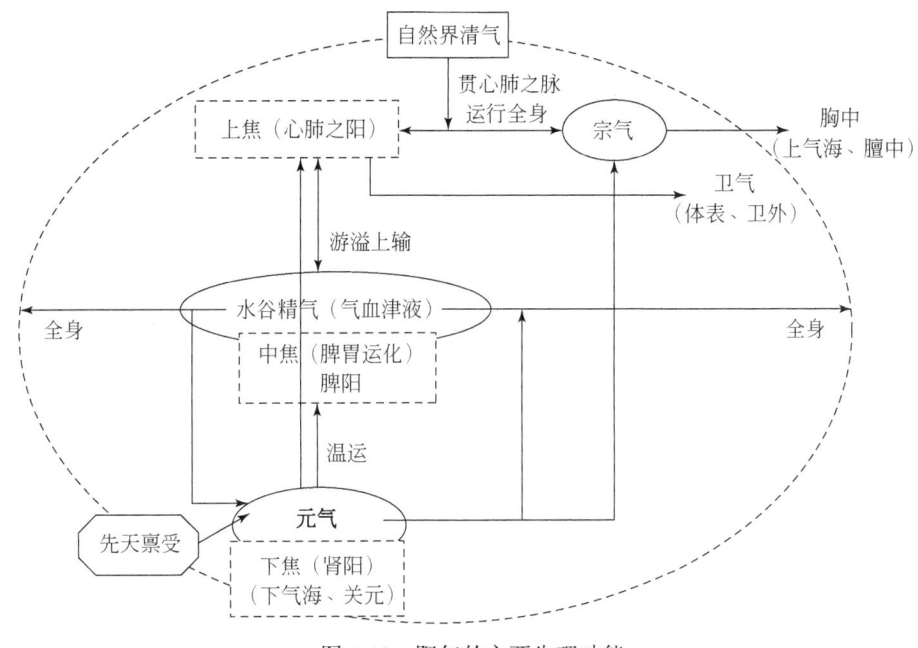

图 1-12　阳气的主要生理功能

参　考　文　献

[1] 彭子益. 圆运动的古中医学. 北京：学苑出版社. 2007：388-389.

[2] 佘天泰. 扶阳学派理论基础与核心思想. 中医药通报，2011，10（1）：23-25.

[3] 杨在纲. 阳气变动是伤寒六经证治的着眼点. 国医论坛，1995（4）：6-8.

专题二　论三阴三阳

从哲学层面上而言，阴阳是一分为二的，但在中医学领域中，却出现了阴阳三分的情况，即阳分太阳、阳明、少阳；阴分太阴、少阴、厥阴。日本学者丹波元简在《医賸》中曰："太少阴阳，原是四时之称……以阳明、厥阴，合称三阴三阳者，医家之言也。"由于阴阳三分并不在哲学或历史学的范畴内，因此，三阴三阳理论的渊薮目前研究尚无定论。与医学有关的三阴三阳的论述，最早可能见于马王堆汉墓出土的帛书《足臂十一脉灸经》和《阴阳十一脉灸经》之中，三阴三阳被用以命名经脉。在中医学理论的经典著作《黄帝内经》中，对三阴三阳的表述和运用则更为详细和广泛。《黄帝内经》中有关三阴三阳的论述主要有：

《素问·至真要大论》曰："愿闻阴阳之三也，何谓?岐伯曰：气有多少，异用也。"

《素问·至真要大论》曰："阳明何谓也？岐伯曰：两阳合明也""厥阴何谓也？岐伯曰：两阴交尽也"。

《素问·阴阳离合论》曰："愿闻三阴三阳之离合也。岐伯曰：圣人南面而立，前曰广明，后曰太冲。太冲之地，名曰少阴；少阴之上，名曰太阳。太阳根起于至阴，结于命门，名曰阴中之阳。中身而上名曰广明，广明之下名曰太阴，太阴之前，名曰阳明……是故三阳之离合也：太阳为开，阳明为阖，少阳为枢……是故三阴之离合也，太阴为开，厥阴为阖，少阴为枢。"

《灵枢·阴阳系日月》曰："寅者……此两阳合于前，故曰阳明。申者……此两阴交尽，故曰厥阴""此两火并合，故为阳明。"

《素问·天元纪大论》曰："阴阳之气各有多少，故曰三阴三阳也。"

《素问·天元纪大论》曰："寒暑燥湿风火，天之阴阳也，三阴三阳上奉之。"

《素问·六微旨大论》曰："少阳之上，火气治之，中见厥阴；阳明之上，燥气治之，中见太阴；太阳之上，寒气治之，中见少阴；厥阴之上，风气治之，中见少阳；少阴之上，热气治之，中见太阳；太阴之上，湿气治之，中见阳明。"

《素问·阴阳类论》曰："三阳为表，二阳为里，一阳游部。"

《素问·血气形志》曰："夫人之常数，太阳常多血少气，少阳常少血多气，阳明常多气多血，少阴常少血多气，厥阴常多血少气，太阴常多气少（多）血，此为天之常数。足太阳少阴为表里，少阳与厥阴为表里，阳明与太阴为表里，是为足阴阳也。"

《素问·六节藏象论》曰："人迎一盛，病在少阳，二盛病在太阳，三盛病在阳明……寸口一盛，病在厥阴，二盛病在少阴，三盛病在太阴。"

《素问·热论》曰："伤寒一日，巨阳受之……二日阳明受之……三日少阳受之……四日太阴受之……五日少阴受之……六日厥阴受之……三阴三阳，五脏六腑皆受病，荣卫不行，五脏不通，则死矣。"

《素问·阴阳别论》曰："三阳在头，三阴在手，所谓一也……二阳之病发心脾……三阳为病发寒热……一阳发病，少气……二阳一阴发病，主惊骇……二阴一阳发病，善胀……三阴三阳发病，为偏枯萎易，四肢不举。"

《黄帝内经》中论述和运用三阴三阳者大约有四个方面。一是经络之三阴三阳，多见于《灵枢·经脉》，系论十二经脉的循行及"是动""所生"病候，乃依据经脉循行人体的阴阳部位和所属脏腑属性而定。二是气化之三阴三阳，主要在《素问·六微旨大论》《素问·天元纪大论》诸篇。三是用以研究阴阳离合规律及开、阖、枢等生理功能。如《素问·阴阳离合论》《素问·阴阳别论》的三阴三阳按照阴阳理论分述三阴三阳的病机、主病及推测预后等。四是热病的三阴三阳，主要对热病的发展变化规律的论述。如《素问·热论》中按照三阴三阳之六经，将热病发展过程中的症状加以分类、归纳，进而说明热病发展变化的一般规律。《黄帝内经》之三阴三阳，不仅表示人体的各种生理器官，如经脉、脏腑，同时亦表示在天人相应思想指导下，所总结出的人体的生理机能，病理现象，更表示阴阳运动状态，周期循环，开、阖、枢、初、盛、衰之两极中间的三分状态，使阴阳彰显出活生生的生命状态[1]。以《黄帝内经》的论述为基础，三阴三阳理论主要涉及以下几方面内容。

一、对阴阳及其变化进行定量描述

《黄帝内经》以阴阳之气的多少来划分三阴三阳。"愿闻阴阳之三也，何谓？岐伯曰：气有多少，异用也"（《素问·至真要大论》），"阴阳之气各有多少，故曰三阴三阳也"（《素问·天元纪大论》），"阳明何谓也？岐伯曰：两阳合明也""厥阴何谓也？岐伯曰：两阴交尽也"（《素问·至真要大论》）。追求阴阳之间的平衡是中医认识人体生命活动和治疗疾病的重要指导思想。阴阳双方在对立制约和不断消长的过程中保持着平衡，阴阳双方的量变发展到一定程度，都会产生质变，或导致疾病的发生，或导致死亡。《黄帝内经》对三阴三阳的划分主要是依据阴阳"量"的多少，由此，"太阳、少阳、阳明，太阴、少阴、厥阴"实际上是表示阴阳量变的不同程度。阳气强弱的次序是阳明→太阳→少阳，阴气的强弱次序是太阴→少阴→厥阴。两阳合明为阳明，是阳最盛的状态；两阴交尽为厥阴，是阴盛极而衰的状态，但二者都是表达了阴阳双方盛极而衰的临界状态，也是发生阴阳质变的临界点。《黄帝内经》中三阴三阳的定量模式不仅符合自然界物质变化的一般规律，同时更为具体地阐述了阴阳对立制约、互根互用、消长转化的基本思想。

二、经脉体系中的三阴三阳

《灵枢·经脉》以三阴三阳作为命名手足十二经脉的基础，并建立了经脉与脏腑的络属关系。三阴三阳理论在经脉体系中的运用还具有以下启示：①十二经脉有阴阳气血盛衰的不同。《素问·血气形志》曰："夫人之常数，太阳常多血少气，少阳常少血多气，阳明常多气多血，少阴常少血多气，厥阴常多血少气，太阴常多气少血，此天之常数。"②阳经循行于手足的外侧面，阴经循行于手足的内侧面。四肢内外侧面都以前、中、后分布三阴三阳，一般规律是太阴、阳明行于前缘，少阴、太阳行于后缘，厥阴、少阳行于中线。阴阳两经的表里配合也是按三阴三阳阴阳气血多少来进行搭配的，这些都体现了三阴三阳气血盛衰之间的互补和阴阳的平衡。③十二经脉气血的流注是先经过手足太阴、阳明经，然后流注到手足少阴、太阳经，最后流注到手足厥阴、少阳经脉，然后由足厥阴肝经再回到手太阴肺经完成大回环并开始新一轮的气血循环流注，这种落差所产生的势能，也许是经脉气血流注的一种原动力。

三、运气学说中的三阴三阳

五运与六气的结合形成了运气学说。《素问·天元纪大论》曰："寒暑燥湿风火，天之阴阳也，三阴三阳上奉之。木火土金水火，地之阴阳也，生长化收藏下应之。天以阳生阴长，地以阳杀阴藏。"风、寒、热、燥、湿、火为六气变化之本，三阴三阳为六气之标象；本是主气，标是主气含阴阳之气的常数。《素问·六元正纪大论》又指出五运气行皆有常数：厥阴木、少阴君火、太阴土、少阳相火、阳明金、太阳水。天气与地气都以三阴三阳为常数，相同常数的天地之气相合（即厥阴风木、少阴君火、太阴湿土、少阳相火、阳明燥金、太阳寒水），从而化生万物（表1-4）。《素问·至真要大论》曰："本乎天者，天之气也；本乎地者，地之气也；天地合气，六节分而万物化生矣。"

表 1-4　天之六气与地之五运之气的对应关系

天之六气	阴阳	地之五运之气	天地合气
风	厥阴	木	厥阴风木
火	少阴	君火	少阴君火
暑	少阳	相火	少阳相火
湿	太阴	土	太阴湿土
燥	阳明	金	阳明燥金
寒	太阳	水	太阳寒水

需指出的是，运气学说的三阴三阳与经脉体系中的三阴三阳不同，三阴三阳的排序及其对应关系为一阳少阳，二阳阳明，三阳太阳，一阴厥阴，二阴少阴，三阴太阴。《黄帝内经》中除七大论专门讲运气的内容外，其他许多篇章也是按运气三阴三阳论述的，如《素问·热论》《素问·厥论》《素问·经脉别论》《素问·阴阳类论》等。

《黄帝内经》以运气学说阐释气候变化的规律及气候变化对生物的影响。张介宾在《类经图翼》中将运气三阴三阳推演及人体脏腑经络的三阴三阳，从而把运气的演变与人体生理病理的变化联系起来，不仅体现了"天人相应"的观点，而且也为人体疾病的发生与防治提供了一定的理论指导。

四、三阴三阳的生理

《黄帝内经》以"开、阖、枢"概括三阴三阳在人体的生理功能。《素问·阴阳离合论》曰："愿闻三阴三阳之离合也。岐伯曰：圣人南面而立，前曰广明，后曰太冲。太冲之地，名曰少阴；少阴之上，名曰太阳。太阳根起于至阴，结于命门，名曰阴中之阳。中身而上名曰广明，广明之下名曰太阴，太阴之前，名曰阳明……是故三阳之离合也：太阳为开，阳明为阖，少阳为枢……是故三阴之离合也，太阴为开，厥阴为阖，少阴为枢。"生理的三阳排序为太阳、少阳、阳明；三阴排序为太阴、少阴、厥阴。《说文解字》谓"开，张也"，所谓开是指释放与吸收；《说文解字》谓"阖，闭也"，所谓阖是指关闭、和合；《说文解字》解释为"枢，户枢也"，所谓枢是指开阖之间的枢纽、转换及机要、枢要。以图示具体说明三阴三阳"开、阖、枢"的功能（图 1-13、图 1-14）。

太阳居东北方，冬至过后，阳气开始升发，故太阳为阳之"开"；阳明在西北方，阳气逐渐收降，藏合于阴，故阳明为阳之"阖"；少阳在东南方，夏至一阴生，太阳回归，阴阳更替转枢于此，故少阳为阳之"枢"。太阴在西南，夏至以后，阳消阴长，阴气渐盛，故太阴为阴之"开"；厥阴居东向南，阴气渐消，阳气渐动，阴合于阳，故厥阴为阴之"阖"；少阴在正北方，冬至一阳生，故少阴为阴之"枢"。王冰对《素问·阴阳离合论》的注文云："离，谓别离应用；合，谓配合于阴。别离则正位于三阳，配合则表里而为藏府矣。开合枢者，言三阳之气多少不等，动用殊也。夫开者所以司动静之基，合者所以执禁固之权，枢者所以主动转之微。由斯殊气之用，故此三变之也。"《素问·阴阳应象大论》

所曰："天不足西北，故西北方阴也""地不满东南，故东南方阳也"。根据三阴三阳开阖枢，就可以很容易理解，也就是说天（阳）气至西北阖而不足，地（阴）气至东南阖而不满。明代张景岳认为："太阳为开，谓阳气发于外，为三阳之表也；阳明为阖，谓阳气蓄于内，为三阳之里也；少阳为枢，谓阳气在表里之间，可出可入，如枢机也"，"太阴为开，居阴分之表也；厥阴为阖，居阴分之里也；少阴主枢，居阴分之中也。

开者主出，阖者主入，枢者主出入之间"。三阴三阳的开、阖、枢是非常重要的概念，是对人体脏腑经络生理功能特征及其相互关系的形象说明，是人体阴阳之气升降出入的主要依据，也是天人相应观念的重要体现。此外，从五运六气角度而言，三阴三阳的开阖枢的运动对其本气的运动有制约、协同、调和作用。太阳之开对其寒水之闭藏、厥阴之合对其风木之疏泄均有制约作用；太阳之开对其湿土之运化、阳明之合对其燥金之收敛均有协同作用；少阳少阴之枢对其火热之炎上均有调和作用。标气对本气的这种制约、协同、调和作用是自然界和人体内部物质运动的自稳调节机制[2]。

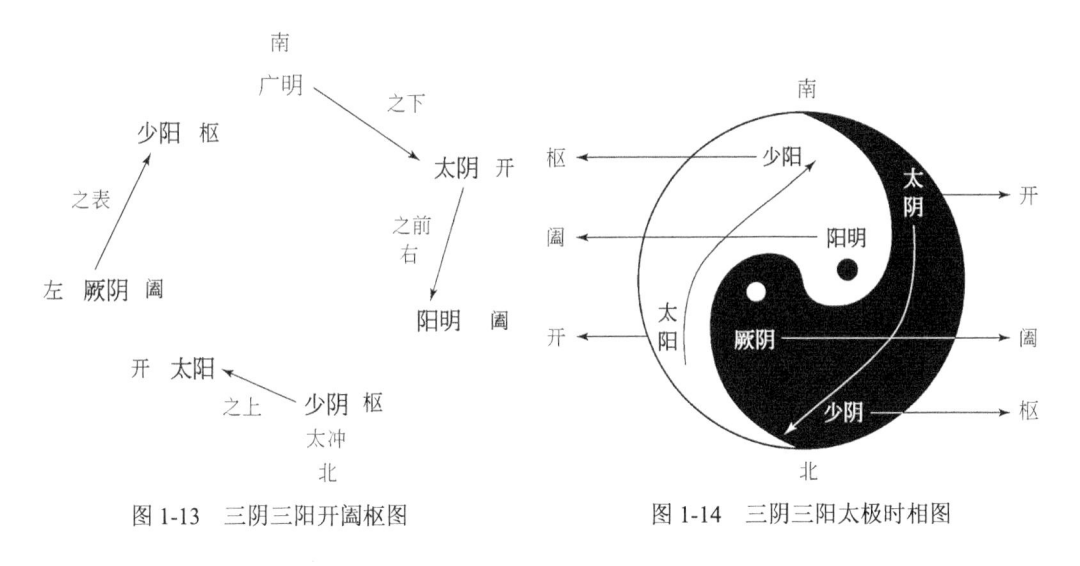

图 1-13 三阴三阳开阖枢图　　　图 1-14 三阴三阳太极时相图

五、三阴三阳的病理

《黄帝内经》之《素问·阴阳别论》论述了三阴三阳的病机、主病及病情预后等；《素问·热论》则按照三阴三阳将热病发展过程中的症状加以分类、归纳，进而说明热病发展变化的一般规律。《素问·热论》不仅构筑了热病六经辨证的框架，而且论述了热病先三阳后三阴的传变方式。

张仲景的《伤寒论》以《素问·热论》理论为基础，建立了更为丰富和完善的六经辨证的体系，如补充了虚证和寒证及"循经""越经""直中"等传变方式。《伤寒论》的六经病证并不完全基于经络病机，其理论基础也脱离不了《黄帝内经》之三阴三阳学说。

三阴三阳模式是《黄帝内经》经络学说、运气学说及热病辨证论治体系等建构的基础，王玉川先生从《黄帝内经》和中医古籍中，总结出9大类29种序次不同的三阴三阳，其涵括面从过去、现在、未来及昼夜变化到天地人的相互交感，从自然界的气候到时令历法，从脏腑经络的定性定位到气血多少盛衰，无不以三阴三阳为经纬进行编织。《黄帝内经》以三阴三阳从不同方面、不同层次、不同角度、不同参照背景阐述天地人的整体动态关系，阐述人体脏腑经络气血的生理病理变化，对疾病如热病、疟、厥等进行病机症状分类[3]。

六、《伤寒论》之三阴三阳

《伤寒论》之三阴三阳，即所谓六经。在"天人相应"和《黄帝内经》三阴三阳理论的基础上，张仲景创立了三阴三阳辨证体系。但《伤寒论》中三阴三阳的实质是什么？迄今为止莫衷一是。我们认为，《伤寒论》中三阴三阳的概念应包括以下几方面的内涵：①三阴三阳反映的是人体脏腑经络及其气化功能（气血津液的生成、运行、代谢、转化等）或状态。②三阴三阳反映的是"时序"。《伤寒论·伤寒例》云："夫欲知四时正气为病及时行疫气之法，皆当按斗历占之。"人与自然的和谐，其中一个重要的内容就是要与"时序"同步，即"因时之序"。正如《素问·玉机真脏论》所云："四时之序，逆从之变异也。"时序包括辰序、日序、月序、节序、年序等不同的时间、时期呈现的节律性。造成出现时序的规律性变化的内在原因，即日、月、星辰的周期性运动变化，揭示了人与天地相应更深刻的"因天之序"的重要思想[4]。《伤寒论》提出的六病欲解时的理论，即少阳病从寅至辰上，太阳病从巳至未上，阳明病从申至戌上，太阴病从亥至丑上，少阴病从子至寅上，厥阴病从丑至卯上，充分反映了三阴三阳概念的这一内涵。

《伤寒论》中三阴三阳的"开、阖、枢"内容如下。

《素问·阴阳离合论》云："太阳为开，阳明为阖，少阳为枢，太阴为开，厥阴为阖，少阴为枢。"以"开、阖、枢"概括三阴三阳在人体的生理功能。在《伤寒论》六经辨证过程中，非常深刻地体现了开、阖、枢的学术思想。

1."太阳为开"

（1）太阳阳气的生理特点是浮现于外，发挥卫外的功能。太阳阳气的主要作用部位在体表，所以太阳阳气一旦被外邪（风、寒、暑、湿、燥、火）束缚，则多发为表病，如伤寒、中风等。

（2）阳不化气，机体水液代谢失调，出现与水液代谢障碍相关的疾病。如《伤寒论·辨太阳病脉证并治》中的水气、痰饮、蓄水等，这些病证都与阳用障碍有关。

（3）太阳阳气易于发散。仲景为防止阳气发散太过，常在发汗解表的同时，固护营阴，如桂枝汤中桂枝配白芍，一散一收，一开一合，既发汗又敛汗，既调卫又和营。

2."阳明为阖" 阳明的阳气宜蓄积于内。阳明阳气的作用部位在胃肠之里，阳明阳气内蓄，则能温运太阴，腐熟水谷。与太阳阳气外浮相对，阳明为阖就是使阳气收降入阴，此与四时之秋相应。阳明不阖，阳气该收不收，该降不降，主要形成两类病证：一是阳明热证（实热证），二是阳明实证，如阳明腑实证、脾约证、津枯便结证等。

3."少阳为枢" 少阳的阳气朝气蓬勃，蒸蒸日上，少阳既不单独主表，也不单独主里，其作用部位是全身的，对五脏六腑的功能都具有温煦、激发、推动和调节作用。少阳枢转表里阴阳，为全身气机升降之枢要。具体而言有以下几方面。

（1）少阳为全身阳气的出入之枢，控制着阳气的出入。少阳对阳气的枢转功能与太阳、阳明二经的功能密切相关。

（2）少阳为人体气机升降之枢。《素问·六节藏象论》云："凡十一脏皆取决于胆也。"李东垣《脾胃论》认为："胆者，少阳春升之气。春气升则万化安，故胆气春升，则余脏从之。所以十一脏皆取决于胆也。"少阳转枢助脾胃升清降浊，少阳阳气助脾胃腐熟水谷化生精微。

（3）少阳为人体阴阳出入之枢，掌控着全身阴阳的消长。人体阳气一日的盛衰，依赖少阳的调节。少阳枢机不利所出现的症状主要表现为睡眠障碍（失眠）、情志失调、消化吸收功能异常、水液代谢障碍（水湿痰饮）、体温调节异常（寒热往来）等。

4."太阴为开" 太阴开启收藏之门，阳气内入转入收藏。阳气内入有两个作用：一是为了使阳气本身得到休养生息，二是阳气内入可以温养脏腑。"太阴为开"失调，主要出现两方面病理变化：一是脏腑得不到温养，正如《伤寒论·辨太阴病脉证并治》云："太阴之为病，腹满而吐，食不下，自利益甚，时腹自痛。若下之，必胸下结硬。"此乃整个太阴病的主导，形成的主要原因是"脏寒"。《伤寒论·辨太阴病脉证并治》曰："自利不渴者，属太阴，以其脏有寒故也。当温之，宜服四逆辈。"二是阳气得不到休养，逐渐衰少，病情趋于严重，而转入少阴。

5."少阴为枢" 少阴为阴阳之枢要，主导水与火的转枢，对水火进行调节。"少阴为枢"，动则生阳，静则生阴；水太过生寒，火太过生热，故其病证有寒化、热化之别。少阳为枢着重于对用的枢转，少阴为枢则主要是对体的枢转。三阴为体，三阳为用，体阴用阳。病变发展到三阴，则病情危笃。

6."厥阴为阖" 厥阴之气主静而用阴，宜蓄积闭藏于内。厥阴闭藏于里，方能生化少阳，枢转阳气。当阳气蓄养到一定时候，厥阴为阖就要启动，结束蓄养状态而使阳气转为升发状态。若厥阴为阖失常，阳气当出不出，则会产生内热。寒主收引，寒邪为厥阴病证形成的主要原因。厥阴之时阳气已萌，气机向上，寒邪入侵则易形成阳气格拒于上，寒邪停留于下，中焦失于温煦而镇摄无权的逆乱状态，此即《伤寒论·辨厥阴病脉证并治》中云："厥阴之为病，消渴，气上撞心，心中疼热，饥不欲食，食则吐蛔，下之利不止。"或寒热交争，厥热胜复，既可形成热证，又可形成寒证；或阴阳格拒、气机逆乱形成寒热错杂证。

《伤寒论》以三阴三阳为纲，充分体现了中医"天人相应"的整体思想，是对人体生理功能、病理变化、致病因素、病证种类等的一种创新性阐述。

参 考 文 献

[1] 朱昌荣. 六经新释. 光明中医，2011，26（8）：1534-1537.
[2] 杨泽君. 论《内经》三阴三阳理论. 贵阳中医学院学报，1999，21（4）：4-5.
[3] 王新陆. 中医文化论丛. 济南：齐鲁书社. 2005：242.
[4] 马文辉，孙小红. 试论《伤寒论》三阴三阳时位辨证. 中西医结合学报，2005，3（4）：257-259.

专题三 论五味、五行与五脏

五味，简单来说，是指辛、甘、酸、苦、咸。它是中医认识药物的基本理论之一。

一、五味的体用与五行归属

五味理论，确切地说，这是运用五行学说的观点来认识药物。气一元论，阴阳五行学说是古人用于认识自然和解释自然的世界观和方法论。对于药物学的认识，古人也遵循同样的原则。

中国古代哲学气一元论认为，气是构成宇宙的最基本的物质。气有两种存在形式，一种是弥散状态的，运行速度较快的气，以至于无法在一定时间内形成固定的空间结构、占据一定空间位置，古人把它称为无形的气；另一种是凝聚状态的有形的气，这类气运行速度相对较慢，在一定时间内能形成固定的空间结构、占据一定空间位置，也就是空间属性较为明显，古人把它称为有形之气。气的这两种状态可相互转化，具有统一性。我们可以引入中国古代哲学的一对范畴来描述它，那就是体用范畴。唐代经学家崔憬曾解释体用范畴，他说："凡天地万物，皆有形质。就形质之中，有体有用。体者即形质也。用者即形质上之妙用……假令天地圆盖方轸为体为器，以万物资始资生为用为道。动物以形躯为体为器，以灵识为用为道。植物以枝干为器为体，以生性为道为用。"由此可见，体是有形的形质，而用则是依附着有形的形质的功能、功用。功能、功用相对于形质而言，是无形的气。所以，从气一元论角度出发，宇宙事物包含体用两个层面。体、用二者，一者无形，一者有形，明显具有相反性和阴阳相对性及统一性。

无论是有形之气，还是无形之气，气最重要的特点是运动，通过气的运动推动整个宇宙世界的发展变化。要认识宇宙变化发展的规律，则必须认识气的运动变化规律。阴阳和五行学说都阐释了气的运动规律，其中，五行学说认识到，自然界中的气在运行的圆周运动中，可分为五个状态，分别是气升、气浮、气化（气和）、气降、气沉。当然，这是从纯粹的无形之气的角度去认识，也就从"用"这个层面去认识。气除了有"用"这个层面以外，还有"体"这个范畴。体是具体形体结构，因而不同的对象就有不同的体。比如，用五行学说去认识天，所对应的形体就是六气，即风、寒、暑（火）、湿、燥；用五行学说去认识地，所对应的形体就是五行，即木、火、土、金、水；用五行学说去认识人体，所对应的形体就是五脏，即肝、心、脾、肺、肾。而五味学说就是应用五行学说去认识药物，所以它也应该有两个层面上的认识，一个是"体"，一个是"用"。我们可以分别把它称为"体味"和"用味"。

首先看体味。五行中木的本体：在春天木气当旺的时候，刚刚长出的嫩叶、嫩芽是酸味的，未成熟的青色（木的色）的果实是酸味的，因而木的体味是酸味。五行中火的本体：将食物烧焦，变为苦味，这也就是"焦苦"的含义，因而火的体味是苦味。五行中土的本体：土壤产出的食物是甘甜的，因而土的体味是甘味。五行中金的本体：古代金属的主要用途是铸造兵器，兵器必然带来战争、伤痛，所以郭沫若先生在解释辛味的时候，认为辛味是复合感觉，包含体感的痛觉在内，所以辛味是金的体味。五行中水的本体：在自然界中最大比例的水是海水，海水是咸的，这显然也是从本体出发的认识，因而水的体味是咸味。总结一下，这种体味的五行归属主要是建立在药物的真实滋味或气味基础上的，是药物本身对人体味觉或嗅觉的直接感官刺激。

再谈用味。五行中木的"用"，也就是无形的木行，是气升状态，能量从冬季的封藏静止状态被打破，能量开始释放、运动起来，而且能量释放的方向是向上的。辛味具有发散的功能，使得能量运动、升散起来，也就是中药理论中的"辛散"，这符合木行"气升"的状态，所以木的用味是辛味。五行中火的"用"，也就是无形的火行，是气浮状态，能量极度释放，浮散在空中的状态。咸味具有软坚散结的功能，也就是能使得原来凝聚成形能量释放、浮散，化为无形，这符合火行"气浮"的状态，所以火的用味是咸味。五行中土的"用"，也就是无形的土行，是气化（气和）状态。气和是土行居中，沟通四行，使得气的四种不同状态有序且和缓轮转，从一种能量状态转化成另一种能量状态，这也就是气化的意思。气化具有生化的特点，甘味具有和缓、补益的功能，和缓的功能符合气和的状态，补益的功能符合气化状态，所以土的用味是甘味，土的体味与用味是一致的。五行中金的"用"，也就是无形的金行，是气降状态，能量（气）从极度释放的气浮状态转向下行，自然界秋季能量下行收敛，酸味具有敛降的功能，也就是中药理论中的"酸收"，这符合金行"气降"的状态，所以金的用味是酸味。五行中水的"用"，也就是无形的水行，是气沉状态，能量处在封藏静止状态。苦味具有坚阴的功能，使得能量流动性下降，处在相对封藏静止状态，这符合水行"气沉"的状态，所以水的用味是苦味。总结一下，体味是建立在辛散、酸收、甘缓、苦坚、咸软等功效基础上的。

值得注意的是，基于五行观点，对药物的认识包括体味与用味，所以"五味"并不仅仅等同于酸、苦、甘、辛、咸五种实际滋味，也就是说它不仅仅是体味，"五味"中的酸、苦、甘、辛、咸是一类功能（性质）的体现，它还有"用味"这个层面的含义。以药物的功效反推药物之味，就是考虑"用味"。这个逻辑就像中医的五脏不等同于现代医学的心脏、肝脏、脾脏、肺脏、肾脏一样，中医的五脏除了有形脏器外，还包含有无形的藏气。

正是由于药物的五味认识有体味和用味两个层面，从而导致了对中药五味认识上的一些混乱。有些医家是从体味为主归纳出的药物五味，而有些医家是从用味为主归纳药物的五味，而且均没有明确标示到底是用味还是体味，这就给后世认识药味及基于五味理论的中药应用带来了困惑。因此，有必要重新梳理中药的五味是以体味为主还是以用味为主。

另外，需要说明的是，关于药物的五味理论并不是完全统一的，以上所谈的五味的体味与用味的五行归属，是基于《黄帝内经》和《神农本草经》。在《辅行诀五脏用药法要》中的五味的体味与用味的五行归属，有些不一致（表1-5）。由于《黄帝内经》是中医经典著作，《神农本草经》是我国现存最早药物学专著，建立了后世一直沿用的中药的基本理论，所以我们下文都以《黄帝内经》和《神农本草经》的中药五味的体味与用味的五行归属为准。

表 1-5　五味的体味与用味的五行归属

五行	《黄帝内经》和《神农本草经》 体味	《黄帝内经》和《神农本草经》 用味	《辅行诀五脏用药法要》 体味	《辅行诀五脏用药法要》 用味
木	酸	辛	酸	辛
火	苦	咸	苦	咸
土	甘	甘	辛	甘
金	辛	酸	咸	酸
水	咸	苦	甘	苦

二、五味与五脏补泻

中医学同样应用五行学说认识人体，构建了以五脏为中心的藏象理论，认识到人体有五大系统。这和应用五行学说认识中药，构建五味理论是一样的。因此，在五味理论指导下，中药可以用于调治五脏。

（一）五味入五脏

同气感召，五味容易影响与其五行属性相同的人体五脏系统。在《黄帝内经》中有多处经文谈到这一点。比如《素问·宣明五气》中记载："五味所入：酸入肝，辛入肺，苦入心，咸入肾，甘入脾，是谓五入。"《灵枢·九针论》中载："五走：酸走筋，辛走气，苦走血，咸走骨，甘走肉，是谓五走也。"具体来看，酸入肝，包括肝系统的筋（肝在体合筋）；辛入肺，包括气（肺主一身之气）；苦入心，包括血（心主血脉）；咸入肾，包括肾系统的骨（肾在体合骨）；甘入脾，包括脾系统的肉（脾在体合肌肉）。这一理论在临床上广泛应用，比如小建中汤以甘味的饴糖为君，其中大枣、甘草均为甘味药，故能入脾养脾，临床中用白芍、山萸肉、酸枣仁、乌梅等酸味药用来敛养肝阴、肝血；用鹿茸、肉苁蓉、紫河车、泽泻等咸味药治肾。

（二）五味与五脏的基本补泻

《黄帝内经》中的五脏补泻理论与后世所认为的正气不足为虚，邪气亢盛为实，虚则补之，实则泻之的理论有所不同。《黄帝内经》中谈到五脏补泻时，是以脏体的病变为实，脏用的病变为虚构建虚实标准的。要讲清楚这一问题，我们要首先阐释一下五脏的体和用。

根据气一元论哲学学说，人体也是由气构成的，人的生命变化是由气的运动所推动变化的。而藏象学说，从宏观上来说，就是从气的五种运动状态切入，也就是应用五行学说去认识构成人体的气，于是藏象学说将人体分成五大系统，即心、肝、脾、肺、肾。中医藏象学说中的"藏"应包含两个含义：一是指脏器，也就是指具体的解剖器官，这属于有形之气；二是指"藏气"，这个气特指的弥散状态"无形之气"，包括各种功能活动等在内。也就是说藏本身也有体和用两个方面。脏器是体，藏气为用。脏器有形，是"填实、塞满"之象，故为"实"；而藏气无形，是"空虚、通利"之象，故为"虚"。《素问·调经论》就明确指出"有者为实，无者为虚"。中医治疗原则中的"塞因塞用""通因通用"就是应用了这一原则；《黄帝内经》中的五实、五虚，也是用了这一判定标准。在这种虚实补泻标准的基础上，《素问·脏气法时论》中对五味的五脏补泻有以下论述："肝欲散，急食辛以散之，用辛补之，酸泻之""心欲软，急食咸以软之，用咸补之，甘泻之""脾欲缓，急食甘以缓之，用苦泻之，甘补之""肺欲收，急食酸以收之，用酸补之，辛泻之""肾欲坚，急食苦以坚之，用苦补之，咸泻之"。通过这段论述，我们可以看出，顺从五脏之欲，也就是顺从无形藏气的为补，比如肝的藏气为气升、气动，而辛味具有发散的作用，所以顺从了肝藏气，也就是肝用，这就是补肝，所以辛味能补肝。

由于体用存在对立制约性，逆五脏所欲，逆五脏的脏用，也就是顺五脏的脏体，则为泻。所以从体味来看，木对应是酸味，所以酸能泻肝。酸的功效是敛降，与木的气升、气动特性正好相反。

这里需要说明的是，心与脾按体味对应，本应该是咸能补心，苦能泻心；甘能补脾，还能泻脾。但其实按照上文，却是咸能补心，甘能泻心；甘能补脾，苦能泄脾。之所以发生这种转化，笔者认为可能因素是在实际滋味上，甘与苦有明显的相反性，从功能来看甘味可补，苦味能泻，二者在部分功效上也存在着相反性。脾体与脾用也存在着体用上的相反性，如果脾的体味与用味都是甘味的话，就没有体用的阴阳相对性了。另外，就心来看，甘味能缓，也与心藏气的气浮散到极致的状态是相逆的，故可用于泻心。由此，结合五脏体用，《黄帝内经》就存在有一个五味的五脏体用归属的修正版，主要是体用中的心与脾的五味归属调整（表1-6）。

表1-6 五味的五脏体用归属的修正版

五脏	《黄帝内经》	
	体味	用味
肝	酸	辛
心	甘	咸
脾	苦	甘
肺	辛	酸
肾	咸	苦

（三）体味、用味合用调治五脏

脏体与脏用虽然是阴阳相对的，但二者又是一体的。脏的体和用相互调节制约，从而维持脏的功能正常。在病理情况下，脏体的病证必然影响脏用，脏用的病证也必然影响到脏体。因此调治五脏，需要调治脏的形质和功用之间的失衡。脏补和脏泻是协调运用的。结合《辅行诀五脏用药法要》的观点，我们可以看出，无论是五脏的补方，还是泻方都要用到体味和用味。体用之间具有相反性，所以体味用味同用，还可相互制约，防止用药偏盛偏猛，以减少不良反应。

我们在一些经方中可以看到这种制方思路。比如逍遥散用于疏肝解郁，针对的是肝用，肝主疏泄，也就是肝所欲。按照《黄帝内经》的脏腑补泻理论，这是一个补肝方，方中柴胡、生姜、薄荷均是辛味，用的是木的用味，其中也用了白芍这一个酸味药。而一贯煎这个养肝血肝阴的方剂，针对的是藏血的肝脏，按照《黄帝内经》的脏腑补泻理论，这就是一个泻肝方，其中用了白芍这一酸味药，又用了川楝子这一辛味药。另外，就肺的病变，《伤寒论》中的小青龙汤是治疗外感伤寒兼里有水饮的代表方，方中用桂枝、干姜、细辛、半夏味辛（肺的体味）主散，五味子、芍药味酸（肺的用味）主收，体味与用味二者同用，既能温肺化饮又敛肺止咳，既散寒解表而不伤正又敛肺镇咳而不碍邪。由此可见，在五味理论指导下，体味与用味应共用，从而达到既能调节五脏的体用平衡，又可防止用药偏颇所致副作用的目的。

（四）根据五脏所欲、所苦的五味用药

五脏各有苦欲，五味用药调整五脏需要顺其苦欲。首先是五脏所欲，《黄帝内经》中有"心欲苦，肺欲辛，肝欲酸，脾欲甘，肾欲咸，五味之所合也"，这是应用同气感召理论，五味与五脏之间有特殊的亲和性，与脏五行属性相同的药味可以作用于该脏。值得注意的是，在这里应用的五味的体味五行归属，就是表1-6中的体味的五行归属。这里脾对应的是甘味，心对应的是苦味。

再看五脏所苦。《黄帝内经》中有"肝苦急，急食甘以缓之；心苦缓，急食酸以收之；脾苦湿，急食苦以燥之；肺苦气上逆，急食苦以泻之；肾苦燥，急食辛以润之。"从这一段论述我们可以看出，五脏所用出现太过或不及时，可分别采用五味进行调整。具体来说，肝、心、肾三脏容易出现脏用太过的情况。肝用是气升、气动，肝容易出现气升、气动的太过，这时就用甘味进行调整；心用是气浮，也是容易出现太过，所以要用酸味的药物收敛，防止太过；肾用是气沉，能量的封藏，能量封藏太过，则易燥，就要用辛味的药物去散开封藏，解决封藏太过引起的燥，这就是辛以润之义。脾、肺二脏容易出现脏用不及的情况，脾用是气化，容易出现气化不及，产生内湿，需要用苦味药物燥湿；肺用是气降，容易出现气降不及，肺气上逆，此时则要用苦味药物泻下。此外，五脏所苦所对应的五味，并非是五味与五脏的一一对应关系，这种五味与五脏的对应关系，并非是通过简单五行关系进行的理论推导，而更多的应该来自药物五味功效应用于临床效应的验证。五脏所苦的用药特点在临床应用中有很多实证，比如芍药甘草汤治疗肌肉痉挛（肝风之症）引起的腹痛（内脏平滑肌痉挛）、抽筋（骨骼肌痉挛）所用的甘草，就体现了"肝苦急，急食甘以缓之"。在临床上用于治疗气阴两亏，心悸气短，脉微自汗的生脉饮，应用了五味子这一酸味药来治疗心的气浮过度，能量耗散过度引起的汗出、心悸、脉微等症，这也体现了"心苦缓，急食酸以收之"。调和脾胃，消结散痞的半夏泻心汤中使用黄芩、黄连等苦味药，苦能燥湿，解决脾湿问题，也体现了"脾苦湿，急食苦以燥之"。苦杏仁的止咳平喘、肃肺的功效，体现了"肺苦气上逆，急食苦以泻之"。《伤寒论》五苓散治疗消渴，立足于恢复肾与膀胱的气化功能，金代成无己在讨论五苓散时说"桂味辛热。肾恶燥，水蓄不行，则肾气燥"，五苓散应用桂枝，体现了"肾苦燥，急食辛以润之"。

总之，应用五味调治五脏，既需要考虑五脏的补泻，也要考虑五脏的欲苦。比如疏肝名方逍遥散中，用柴胡、生姜、当归、薄荷的辛味补肝，用芍药酸味泻肝；芍药酸味符合肝之所欲，用甘草、白术的甘味符合肝之所苦。整体用药上既考虑到肝的补泻，也考虑到肝的欲苦。我们在把五脏补、泻、欲、苦的五味总结见表1-7。

表1-7 五脏补、泻、欲、苦的五味

五脏	补	泻	欲	苦
心	咸	甘	苦	酸
肝	辛	酸	酸	甘
脾	甘	苦	甘	苦
肺	酸	辛	辛	苦
肾	苦	咸	咸	辛

三、五味的"五味"之变对五脏系统的损伤

《黄帝内经》认为"五味"在一定的"度"的范围养人、疗疾,而在过"度"的情况下则害人,损伤人体五脏系统,有些学者把此称为"五味"之变。

《灵枢·五味论》中有"酸走筋,多食之,令人癃;咸走血,多食之,令人渴;辛走气,多食之,令人洞心;苦走骨,多食之,令人变呕;甘走肉,多食之,令人悗心",这一理论的建立与《灵枢·九针论》"五走"理论有关,但又不完全一致。比如《灵枢·九针论》中"苦走血,咸走骨",显然是五行中水行(肾)与火行(心)之间交换了体味,推测可能是临床观察症状对根据同气感召确定的体味入相应五行的理论的修正。总的来说,五脏体味太过会对人体脏腑组织器官造成损伤。

《素问·生气通天论》中有这样的论述:"阴之所生,本在五味,阴之五宫,伤在五味。是故味过于酸,肝气以津,脾气乃绝;味过于咸,大骨气劳,短肌,心气抑;味过于甘,心气喘满,色黑,肾气不衡;味过于苦,脾气不濡,胃气乃厚;味过于辛,筋脉沮弛,精神乃央。"大体来看,此段论述主要是谈五脏体味太过,不仅可以损伤本脏(本系统),还可通过五行相克关系,对所胜的那一行造成损伤。比如酸味是肝的体味,不仅损伤肝,还可影响正常的"木克土"的关系,损伤脾土系统。当然也有一些与异常相克不一致的地方,比如甘味是心的体味,可以影响到心系统,按照异常相克来看,"火克金",应该影响肺金系统,但从经文来看影响的是肾系统,推测可能是基于临床观察的结果对理论推导的修正。

四、六气病证与内生五邪病理状态的五味调治

中医外感病因中的六淫理论实际上也是用五行观点去认识自然界,其中火一行,分化成了暑和热。与此类似的是,人体的五行系统失衡,就会产生化风、化寒、化湿、化燥、化火的病理变化,这就是中医所说的内生五邪。

由于六气(六淫)、内生五邪与药物的五味理论一样应用的都是五行学说,所以,在《黄帝内经》中建立了一套完整的应用药物的五味治疗六淫所致病证及调治内生五邪病理状态的理论。

《素问·至真要大论》曰:"风淫于内,治以辛凉,佐以苦甘,以甘缓之,以辛散之;热淫于内,治以咸寒,佐以甘苦,以酸收之,以苦发之;湿淫于内,治以苦热,佐以酸淡,苦燥之,以淡泄之;火淫于内,治以咸冷,佐以苦辛,以酸收之,以苦发之;燥淫于内,治以苦温,佐以甘辛,以苦下之;寒淫于内,治以甘热,佐以苦辛,以咸泻之,以辛润之,以苦坚之。"

张介宾在《类经》中用六气胜复理论对这一段话进行了解释。古人对自然长期观察后的经验总结认为,气的胜复是自然气化过程中的一种自衡调节机制,也就是说自然界的五行体系通过胜复机制,使得自我恢复平衡。六气之化,有当其时而至、有先其时而至、有后其时而至的不同情况。当其时而至者,产生的是平气,平气为气化的正常情况,没有胜复现象产生。如果出现而气至有所先后的,必然会有太过与不及,这时就可以通过胜复,以平为期。张介宾在《类经·运气》中提到如何通过胜复,以平为期的方法。他提到:"自

其胜复者言，则凡有所胜，必有所败；有所败，必有所复。母之败也，子必救之。如水之太过，火受伤矣，火之子土，出而制焉；火之太过，金受伤矣，金之子水，出而制焉；金之太过，木受伤矣，木之子火，出而制焉；木之太过，土受伤矣，土之子金，出而制焉；土之太过，水受伤矣，水之子木，出而制焉。"

由此可以看出，针对五行中木行系统失常的风淫于内的状态，应该应用辛味药物作为君药，这是因为木行过胜，则土行受伤，土之子金，出而制焉，所以用金的体味——辛味作为君药。针对五行中水系统失衡的寒淫于内，因为水行过胜，则火行受伤，火之子土，出而制焉，所以用土的体味——甘味作为君药；针对五行中火系统失衡的火（热）淫于内，因为火行过胜，则金行受伤，金之子水，出而制焉，所以用水的体味——咸味作为君药；针对五行中金系统失衡的燥淫于内，因为金行过胜，则木行受伤，木之子火，出而制焉，所以用火的体味——苦味作为君药。但湿淫于内的情况较难解释，因为依据五行胜复理论，湿淫于内应该是水行受损，水之子木，出而制焉，所以用木的体味——酸味作为君药，但经文中用的是苦味，推测是根据临床经验进行的修正，因为针对湿邪，苦能燥湿。

此外我们还可发现，无论是外感六淫，还是内生五邪，均能使人体五行体系有所苦，所以治疗这些病证用了五脏所苦所对应的五味，比如风淫于内，以甘缓之；热淫于内，以酸收之；湿淫于内，以苦燥之；火淫于内，以酸收之；燥淫于内，以苦下之；寒淫于内，以辛润之。这都是五脏所苦的五味用药。

对六淫及内生五邪的组方中的臣佐药味的使用，不仅涉及辅佐君药、监制君药的使用，还涉及阴阳。因为本身君药使用就有寒热温凉的差别，同时这种制方思路，也应受到临床治疗效应的修正。

《素问·至真要大论》中的论述在后世治疗外感六淫及内生五邪病证的制方中也有实际的应用。比如《温病条辨》中的银翘散，金银花、连翘辛凉为君药，这就是"治以辛凉"，使用淡豆豉、桔梗、牛蒡子等苦味药，使用芦根、淡竹叶甘味药，这就是"佐以苦甘"，以甘草甘味药缓之，用薄荷、荆芥这些辛味药散之，这就是"以甘缓之，以辛散之"，全方严格按照风淫于内的五味组方思路制方。再比如治疗阳明胃肠燥热证的调胃承气汤，方中用芒硝咸寒，符合"热淫于内，治以咸寒"，这也基本符合热淫于内的五味组方思路。

其实，关于五味理论还有更加复杂的一些应用，比如五味的五脏互含理论，五行生克的补母泻子理论及五味的五行化合理论等，这些都有待我们进一步去挖掘整理和研讨。

第二章

证与辨证

专题一　证的概念与内涵

证是中医学中最基本、最常用的概念之一，中医历代文献中证的含义主要涉及以下几方面：①指疾病的现象或临床表现。如《素问·至真要大论》云："气有高下，病有远近，证有中外，治有轻重"，《难经·十六难》曰："是其病，有内外证。"《伤寒论·辨阳明病脉证并治》云："问曰：阳明病，外证云何？答曰：身热，汗自出，不恶寒，反恶热也。"符友丰考证，"病证"一词首见于《伤寒论》，凡五见，肯定张仲景是首先使用病证一词的医家，用以指称疾病及其相关形证。"证候"联用，首见于晋代王叔和《伤寒例》，凡二见，指临床表现。②指某种具体的病，如"痹证""喘证""痿证""厥证"等[1]。

从临床实际而言，证与候在概念上没有细分的必要。《中华大字典》释："证，候也"，《辞海》曰："症，证俗字，病征也""证候，谓病状也，亦作症候"。在古代文献中，证与候常合用，即证候，证即证候简称，证候的含义是指疾病的临床表现。张仲景的《伤寒论》以"辨病脉证并治"为纲目，所论"脉证"即"证候"。徐灵胎在《病证不同论》中云："凡病之总者谓之病，而一病必有数'证'。如太阳伤风，是病也；其恶风、身热、自汗、头痛，是'证'也。如疟，病也；往来寒热、呕吐、畏风、口苦，是'证'也。"在众多的古代中医医著中，"病"与"证"、"候"也是互通互用的，宋代朱肱在《南阳活人书》中曰："治伤寒先须识经络，不识经络，触途冥行，不知邪气之所在，往往病在太阳，反攻少阴；证在厥阴，乃和少阳"、"阳候多语，阴证无声；阳病则旦静，阴病则夜宁。阳虚则暮乱，阴虚则夜争。阴阳消息，证状各异"。

教材《中医基础理论》（第五版，印会河主编）中对证的定义较被中医学术界认可，即"证是机体在疾病发展过程中的某一阶段的病理概括。由于它包括了病变的部位、原因、性质，以及邪正关系，反映出疾病过程中某一阶段的病理变化的本质，因而它比症状更全面、更深刻、更正确地揭示了疾病的本质"。但是，在这段定义中还出现了诸如"疾病""症状"等概念，因此，在定义证（候）概念之前，有必要对与证（候）相关的有关概念如疾病、症状（包括体征）进行阐释。

一般而言，疾病是指有特定病因、发病形式、病理机制、病变部位、临床表现及发展规律和转归的一种完整的过程。症状是指疾病过程中机体内的一系列机能、代谢和形态结构异常变化所引起的病人主观上的异常感觉，如疼痛、不适、畏寒等。体征是指医生在检查病人时所发现的异常变化，与"症状"有别，"症状"是病人自己向医生陈述（或是别人代述）的异常感觉，而"体征"是医生给病人检查时发现的具有诊断意义的征候。广义的症状包括体征。

与中医不同的是，西医对每个疾病的定义非常严谨，能表达一个独立完整、内涵确切的概念，而且对概念的外延给出恰当的限定。而中医对疾病的定义往往缺乏完整性，或以病因为病名，或以证候为病名，或以症状为病名，或以部位为病名等，如咳嗽、头痛、眩晕、胃痛、泄泻等，内涵不够确切，外延缺乏限定，因而有时不能全面、准确地反映疾病的本质、严重程度和预后，这可能与中医理论建构的方法有关。中医学中"疾病"的内涵不同于西医"疾病"的内涵，所以中医对疾病的诊断亦不同于西医。现代中西医临床对疾病的命名一般已统用西医的定义，由此，对疾病的诊断也采用西医建立的诊断标准；而依据传统中医理论对疾病的诊断实际上已经从临床中淡化出来，或者只是使用一种基于对应西医病名的中医相关名词术语而已。中医临床诊断的对象则重点落实在证（候）。

目前中医学术界对证候的定义仍然存在着分歧和争论，我们认为以下两种对证（候）概念内涵的阐述比较符合中医学术理论的本身，也符合中医临床实际。

（1）证是经验和理念相结合的产物，是古人在无数实践经验的基础上，基于外现的相关生命现象，从整体上把握人体内外各部的联系，对收集的各种生理病理现象进行逻辑推理而产生的一种整体功能关系失调的病理模型。证所把握的主要不在于机体器官实体的变化，而在于人身整体功能的关系失调。这种证模型既不同于解剖生理原型，也不同于现代西方的物质模型，而是在中国古代特定的社会人文背景影响下形成的人体整体功能失调的关系模型，它虽不是从人体原型探索疾病过程及其机制、规律，但却可以从整体的、动态的功能失调的角度，揭示人体病理变化的规律。它既有生物学基础，也带有丰富的社会人文内涵[2]。

（2）证候是中医学的专用术语，即通过望、闻、问、切四诊所获知的疾病过程中表现在整体层次上的机体反应状态及其运动变化，简称证或者候。证候的概念内涵有五：①系四诊获知的包括病人主观讲述与医师客观诊察两方面的临床表现，与西医学的体征及仪器、实验室检查的客观标准有本质区别，无可比性，也无法相互取代。②证候在时间和空间两方面反映了疾病过程，包括疾病表现上的连续性、因果性、相互依存性关系。③"整体层次"包括人身整体与"天人相应"两方面。④"机体反应状态"是疾病在生物、心理、社会（自然）因素作用下的总结果，是自然流露的疾病外在表现的总和。⑤证候的不断变化，源于病理机制的不断变化[3]。

对上述"整体层次"之"人身整体"的具体阐释是指包含了个体体质特征，以及脏腑经络、精神情志、气血阴阳等的功能失衡及其相互间关系的紊乱等。此外，应当明确，由于时间空间和病理机制是不断变化的，因此，证具有时相性和动态性。以上两种阐述具有相通之处，但第二种阐述实际上是将证（候）置于疾病的框架内，而使证（候）从属于疾病。

疾病、证（候）、症状、体征是四个独立不同的概念，各有各的内涵。它们之间相互联系，密不可分。症状和体征是疾病和证（候）的外在表现或组成部分，是认识疾病和证（候）的向导，并能为最终诊断提供重要的线索，但不是诊断的根本依据，也不能决定疾病和证（候）的性质。只有一些特异性的症状（群）和体征才可以直接反映疾病或证（候）的本质。此外，现代临床对疾病的诊断不仅限于对症状和体征的辨识，还借助于生化、超声及影像学等的检查，因此，即使临床上没有症状和体征的信息，也同样可以建立起对疾病的诊断。

疾病和证（候）是两个平行的概念，疾病和证（候）各自具有不同的诊断标准。证（候）可以独立存在，不只限于疾病的范畴，换而言之，有证候未必有疾病。在疾病发生发展的过程中，可以出现证（候），但证（候）也只能在一定程度上或部分地反映疾病的本质。那么，疾病过程中会不会不出现证（候）？或者说临床上中医无证可辨？基于以上对证（候）概念及内涵的阐释，无证可辨几乎是不存在的，无"症"可辨不代表无"证"可辨。凡是关于个体的信息，不论是内在或外源的，遗传或非遗传的，生理或病理的，还是个体的体质、性别、年龄、居住环境（气候、地理等）、饮食习惯等，都属于中医的"证"的范畴，是中医辨证的依据。事实上，没有"证"的疾病是不存在的，获取资料的技术方法手段的缺乏或不精确，以及中医诊断思维的缺陷才会导致无证可辨。

总体而言，证（候）是病理学中的概念，属于现象范畴。依据中医理论，在临床上证（候）所提供的信息是极其丰富的，包括症状、体征（舌象与脉象等）、禀赋（遗传背景）、体质、精神状态、机体抗邪能力、病因、病位（如表里、脏腑、经络、形体官窍等）、病机（如寒热虚实等）、病性（如外感、内伤等，病性的内涵还包括了病机、邪正关系及其斗争发展趋势）等。但最为核心的信息是病因、病位和病机，因为这三者是临床治疗的主要靶向。

专题二　"辨证"解析

辨证论治也是中医临床上的专有术语，"辨证"一词，首见于张仲景《伤寒论·伤寒卒病论集》："撰用《素问》、《九卷》、《八十一难》、《阴阳大论》、《胎胪药录》并《平脉》、《辨证》，为《伤寒杂病论》合十六卷。"但《伤寒论》全书并未出现"辨证论治"一词，经过后人撰次后，各篇篇目如"辨太阳病脉证并治"、"中风历节病脉证并治"等，其实已经具有了辨证论治的最初含义。"论治"一词，首见于宋代严用和的《济生方·自序》："论治凡八十，制方凡四百，总为十卷，号济生方。"但该书已亡佚。首次以一个完整词组方式提出"辨证论治"的是清代医家章虚谷，章氏在《医门棒喝·论景岳书》中云："可知景岳先生，不明六气变化之理，辨证论治岂能善哉！"但该书还有辨证论方、审病用药、随证而治、详辨施治、辨别论治、论证立法等提法，而辨证论治也只出现一次。"辨证论治"作为一个固定术语，是由任应秋、方药中、秦伯未等在20世纪50年代正式提出，在1974年出版的中医高等院校第四版统一教材《中医学基础》中，首次将"辨证论治"作为中医学的特点之一写入教科书。

病的概念先于证而出现，据河南殷商遗址出土的甲骨文记载，我国早在3000年前的殷商时期，已有关于疾病的记载。从中医学术发展史看，辨病早于辨证，辨病论治的临床应用可以追溯到《黄帝内经》，《黄帝内经》记述的病名达300余个，其中专论临床各种疾病，并把各种疾病分门别类冠于不同篇名的就有"寒热病""癫狂""热病""水胀""痈疽"等，对所论疾病产生的原因、病理机制、病变部位、临床表现、鉴别诊断、治疗及预后等均进行了较为详细的论述。《黄帝内经》仅记载的十三方，都是针对各种疾病的，如鸡矢醴治疗鼓胀，生铁落饮治疗狂证等。从治疗学上而言，《黄帝内经》是以辨病论治为主，具有辨证论治的雏形。

东汉张仲景继承和发展了《黄帝内经》确立的辨病论治原则和蕴含的辨证论治思想，奠定了在辨病论治体系下辨证论治的基础。张仲景《伤寒论》全书皆以辨某某病脉证（并）治为篇名。《伤寒论》阐述外感病，提及约40个病名，《金匮要略》论治杂病，提出约160个病种。《伤寒论》以六经病分类，先列总纲，再按具体病名分类，最后详尽地分析脉证，包括传变、合病、并病、变证等的演变及预后，并提出具体的治法方药，很显然是在辨病基础上进行辨证论治。在《金匮要略》中，往往一篇之中并列数病脉证并治为篇名，如"肺痿肺痈咳嗽上气病脉证并治""疮痈肠痈浸淫病脉证并治"等。书中所列病名，如疟疾、霍乱、中风、历节、肺痿、肺痈、肠痈、狐疝、蛔虫病、消渴、胸痹、青盲等，无论从古代和现代的观点看都属于疾病名称。这部分内容无疑是在辨病的基础上再辨证论治。《金匮要略》全书共载262方，在157病中有111种都有方药或针刺等治疗，仅46病未列治法方药。书中多数是一病用一方，可见是以辨病治疗为主。

晋隋唐时期，中医对疾病认识更为具体，如晋代葛洪《肘后备急方》中所述的天行发斑疮，是世界上对天花病的最早记载；南齐龚庆宣的《刘涓子鬼遗方》对痈、疽、疮、疖等外科病有明确的诊断；隋代巢元方《诸病源候论》以病为纲，从源分候，全书共67门，列临床各科疾病。此时期，中医对疾病的记述已达1000多种，对疾病的命名也更加合理科学化，如消渴、脚气、蛲虫、寸白虫（绦虫）、食噎（食管肿瘤）、肺痨、沙虱（恙虫病）、疥疮、痤疮、风疹、丹毒、月经不调、恶阻、妊娠数堕胎（习惯性流产）、难产等。对疾病注重病因治疗，如采用谷皮治疗脚气病（维生素B缺乏症），动物肝脏治夜盲，槟榔杀绦虫，常山治疟疾，水银（汞制剂）治皮肤病等，并采用手术治疗外科疾病，如兔唇修补术、外伤缝合术、接骨术、肠吻合术、肠系膜截除术、金针拨内障术、拔牙术、龋齿修补术等。此外，中医对疾病有了明确的临床分科，如设立了内、外、妇、儿、皮肤、眼、耳鼻喉、口腔、精神病等科。

中医历代医家都力求先"辨病"，并主张针对"病"的各个阶段进行"辨证论治"。自宋代以降，到金元明清时期，虽然辨病仍受重视，如宋代陈无择《三因极一病证方论·五科凡例》云："因病以辨证，随证以施治"，宋代朱肱《类证活人书》云："因名识病，知暗得明，胸中晓然，而何病不瘥矣。"清代徐灵胎在《兰台轨范》中云："欲治病者，必先识病之名，能识病名，而后求其病之所由生，知其所有生，又当辨其生之因各不同，而病状所由异，然后考其治之之法。"还出现了像金代刘完素《三消论》、明代龚居中《红炉点雪》（痨瘵即结核病治疗专书）、清代熊笏《中风论》、清代王世雄《霍乱论》等一大批专病著作，但由于社会文化思想的影响及医学模式的转变（从共性医学走向个体医学），中医临床更加重视辨证论治，而逐渐忽视辨病论治，辨证论治的临床核心地位由此得到确立。

随着临床实践的不断深入，现代中医学界对辨病与辨证相结合的论治模式进行了重新审视和探讨，而"西医辨病与中医辨证相结合"已成为临床主导思想。赵锡武指出："有疾病而后有症状、病者为本，为体；证者为标，为象。病不变而证常变，病有定而证无定，故辨证不能离开病之本质。"金寿山强调辨证论治的枢机是病为纲，证为目。他在《金匮诠释·自序》中指出："能辨证而不识病，可谓只见树木不见森林，在诊断上缺乏全局观点，在治疗上会毫无原则地随证变法；当然只识病而不辨证，也就是只见森林不见树木……诊断上虚实不分，治疗上实实虚虚，损不足而益有余。"岳美中也指出："病者本也，体也；证者标也，象也；有病始有证，辨证方能识病，识病后可以施治。"他曾就那种认为只要运用四诊八纲，确定证候，便可"有是证，用是方"，不必问其究竟是何病的观点，指出尚应重视辨病，以了解各种疾病的基本矛盾和特殊性问题。因为作为每一种疾病的基本矛盾是决定疾病的发生、发展和预后的。至于证候之寒热表里虚实等，虽然也从不同角度反映出疾病的本质，但一般皆是从属于基本矛盾的[4]。

我们认为：①如前所述，证（候）和疾病是两个相对独立的不同的概念，因此，在临床实际操作中，辨病与辨证是不分先后的。通过一系列的诊查手段和比较鉴别，既可以形成疾病病连同证（候）的诊断，也可以形成单纯的证（候）诊断。②就目前临床的一般认识而言，辨病显然是指辨西医所谓的病，但应该强调的是，尽管中医对病的定义不严格，病名也需要规范，但由于中医学本身就存在着辨病的理论基础，并对疾病有其独特的认识，中医学"病"的内涵与西医学"病"的内涵不同，因此，辨病与辨证相结合中的"辨病"应包括中医的辨病，不能只是西医的辨病。比如，在临床上如果认定中医所谓的"胸痹"就是西医的"冠心病"，其机理是冠状动脉硬化、瘀血阻滞，那么治疗就会单一，皆采用活血化瘀之法，这必然影响此种疾病的整体疗效。因为中医所论的"胸痹"的病机还包括痰浊内阻、胸阳不振等。③辨病与辨证的不同在于，前者求共性，而后者则是求个性，临床实践证明"辨病"与"辨证"二者缺一不可。

专题三　中医临床辨证模式与方法

辨证就是对证（候）进行辨识或形成诊断。传统中医辨证过程中所采用的具体手段主要是四诊，即望、闻、问、切。辨证需要广泛地收集对辨识具有重要意义的各种信息，基于对中医证（候）概念内涵的理解，辨证所需的基本信息主要包括两类：一类是症状体征信息；一类是非症状体征信息，包括年龄、性别、精神状态、一般情况（身高、体重等）、饮食嗜好、居处和工作的地域环境、时令气候、职业、就诊和发病时间、发病诱因、既往病史、家族史等。《素问·征四失论》曰："诊病不问其始，忧患饮食之失节，起居之过度，或伤于毒，不先言此，卒持寸口，何病能中，妄言作名，为粗所穷。"

中医临床辨证的模式和方法主要有八种，即八纲辨证、六经辨证、脏腑辨证、卫气营血辨证、三焦辨证、病因辨证、气血津液辨证和经络辨证。

一、八　纲　辨　证

八纲辨证的理论基础在《黄帝内经》已得到确立，明代方隅在《医林绳墨·伤寒》中提出："虽后世千方万论，终难违越矩蠖，然究其大要，无出乎表、里、虚、实、阴、阳、寒、热八者而已。"明代张三锡在《医学六要·序》中云："仅得古人治病大法有八：曰阴、曰阳、曰表、曰里、曰寒、曰热、曰虚、曰实。而气血痰火，尽该于中。"《景岳全书·传忠录》云："凡诊病施治，必须先审阴阳，乃为医道之纲领"，又云："六变者，表里寒热虚实也"。清代程钟龄在《医学心悟》中将阴阳与其他六纲合并成"寒热虚实表里阴阳辨"，又云："病有总要，寒、热、虚、实、表、里、阴、阳八字而已。病情既不外此，则辨证之法亦不出此。"正式提出"八纲"这一辨证方法名称的是近人祝味菊，他在《伤寒质难》中云:"夫病变万端,大致不出八纲范围,明八纲,则施治有所遵循,此亦执简御繁之道也","所谓八纲者,阴阳表里寒热虚实是也"。八纲是各种辨证的总纲,在诊断过程中,具有执简驭繁、提纲挈领的作用,适用于临床各科的辨证。

临床上,表里、寒热、虚实这三者之间是相互联系的,可以形成复合证候,见图2-1。

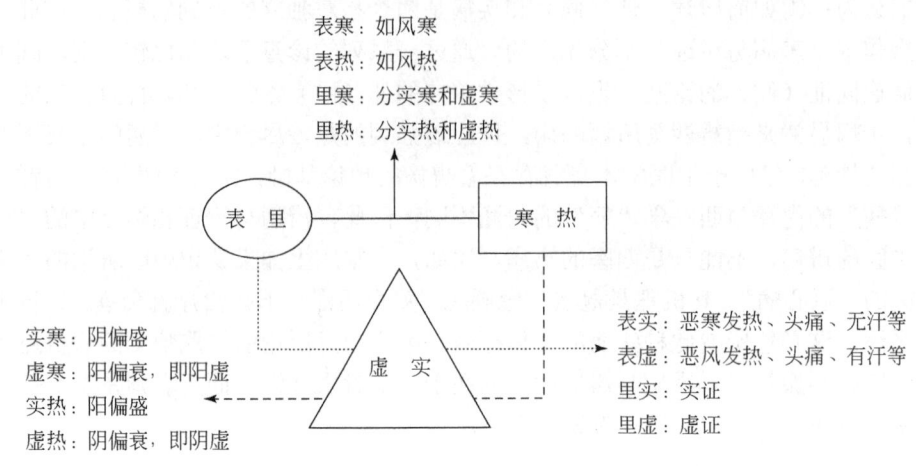

表寒:如风寒
表热:如风热
里寒:分实寒和虚寒
里热:分实热和虚热

实寒:阴偏盛
虚寒:阳偏衰,即阳虚
实热:阳偏盛
虚热:阴偏衰,即阴虚

表实:恶寒发热、头痛、无汗等
表虚:恶风发热、头痛、有汗等
里实:实证
里虚:虚证

图2-1 表里、寒热、虚实形成的复合证候

二、六经辨证

六经辨证初始于《黄帝内经》,完善于《伤寒论》。张仲景以六经所系的脏腑经络、气血津液的生理功能与病理变化为基础,结合人体抗病力的强弱、病因的属性、病势的进退和缓急等因素,对外感疾病发生、发展过程中的各种症状进行分析、综合、归纳,借以判断病变的部位、证候的性质与特点、邪正消长的趋向,并以此为前提决定立法处方等问题的一种辨证方法[5]。六经辨证中,无不贯穿着阴、阳、表、里、寒、热、虚、实的八纲辨证思想。六经辨证奠定了中医辨证论治的基础,六经辨证不仅用于外感疾病,也可用于内伤疾病及杂病。

三、脏腑辨证

脏腑辨证以藏象学说为指导,根据脏腑的生理功能、病理表现,结合病因、八纲、气血津液等理论,将四诊所收集的资料,进行分析归纳,借以推究病因病机,判断病位、病性、邪正盛衰状况的一种辨证方法。

四、卫气营血辨证

卫气营血辨证是由清代医家叶天士创立的一种论治外感温热病的辨证方法。即将外感温热病发展过程中所反映的不同病理阶段,分为卫分证、气分证、营分证、血分证四类,用以说明病位的浅深、病情的轻重和传变的规律,并指导临床治疗。仲景创立的六经辨证及后世医家对温热邪气致病的认识,为卫气营血辨证的形成奠定了理论基础,卫气营血辨证是六经辨证的发展。

五、三焦辨证

三焦辨证由清代医家吴鞠通创立,是依据《黄帝内经》关于三焦所属部位的概念,将外感温热病,尤其是湿温病的病理变化归纳为上、中、下三焦证候,用以阐明其病变先后、病位深浅、邪正盛衰及传变规律的一种辨证方法。三焦辨证是在六经辨证和卫气营血辨证的基础上,结合温病的传变规律特点而总结出来的。

三焦辨证与卫气营血辨证同为温病辨证方法,卫气营血辨证反映由表入里的发展过程,而三焦辨证则体现了温病从上而下的传变规律,二者既有联系,又有区别。

六、病因辨证

病因辨证是以中医病因、病机理论为指导,分析推求致病原因及机体反应性的辨证方法。

七、气血津液辨证

气血津液辨证运用中医学中有关气血津液的理论,分析气、血、津液的病变,辨认其所反映的不同证候。气血津液辨证是八纲辨证在气血津液不同层面的深化和具体化,也是对病因辨证的不可或缺的补充。

八、经络辨证

经络辨证以经络学说为理论依据,对病人的若干症状体征进行分析综合,以判断病属何经、何脏、何腑,从而进一步确定发病原因、病变性质、病理机转的一种辨证方法。

以上八种辨证模式或方法,虽然有着内在的联系,但从临床实际出发,它们在适用范围和操作层次上还是存在着一些区别(图2-2)。

方药中教授在继承和汲取前人各种辨证论治方法和优点的基础上,在《辨证论治研究七讲》中提出了辨证论治规范化、程序化的新模式——"辨证论治七步"[6],即①脏腑经络定位;②阴、阳、气、血、表、里、虚、实、风、火、湿、燥、寒、毒定性;③定位与定性合参;④必先五胜;⑤各司其属;⑥治病求本;⑦发于机先。"七步"融外感内伤辨证于一系,汇理法方药于一体,有条理、有步骤地进行证候的诊疗,值得学习和借鉴。

第一步:脏腑经络定位。一是根据病人临床表现部位上的特点进行定位,这主要是根据脏腑的归属及经络循行部位来进行;二是根据脏腑功能上的特点进行定位;三是根据体征上的特点定位;四是从各脏腑与季节气候方面的关系和影响来进行定位;五是从各脏腑与病因方面的关系和影响来进行定位;六是根据病人的体型、体质、性别、年龄的关系和影响来进行定位;七是从发病时间和临床治疗经过上的特点来进行定位。

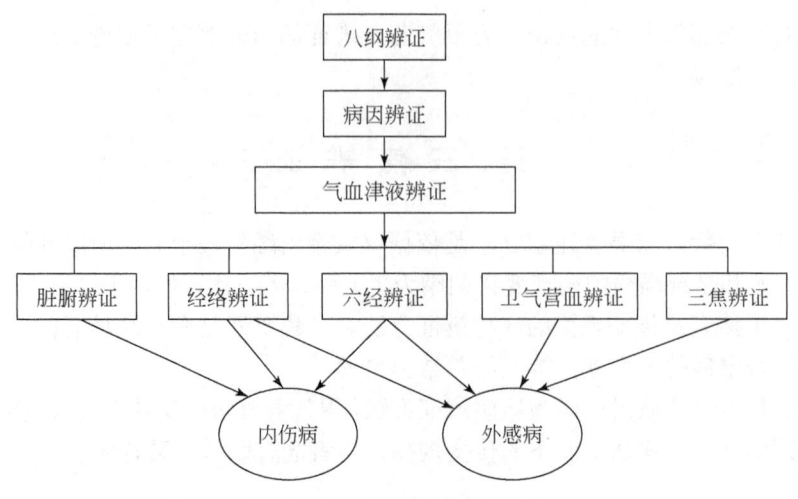

图 2-2　八种辨证模式或方法

第二步：阴、阳、气、血、表、里、虚、实、风、火、湿、燥、寒、毒等的定性。主要依据病人的临床证候特点或发病的特点来定性。

第三步：定位与定性合参。

第四步：必先五胜。即在分析各种发病机制时，要在错综复杂、变化万端的各种临床表现中根据病情发展变化过程，确定其属于哪一个脏腑及哪一种生理病理变化在其中起主导作用。首先，分析其病变是否是单纯的本经或本气疾病，如系单纯的本经本气疾病，则重点放在本经本气上。其次，由于五脏相关、相互影响，因此对同一临床表现要分析是不是由其他脏腑病变影响所致。此时，重点应放在原发脏腑上，而不在本经本气。

第五步：各司其属，即指在治疗方法上的相应归类而言。

第六步：治病求本。

第七步：发于机先。即根据《素问·玉机真脏论》所述"五脏受气于其所生，传之于其所胜；气舍于其所生，死于其所不胜"，治未病。

举例

王某，男，67岁，1979年3月15日初诊。病人于1979年2月，因咳嗽、咯血痰、右胸胁疼痛，在某医院胸部拍片，示右下肺3cm×3cm团块，诊为肺癌。就诊时，病人诉咳嗽，痰黄带血，右胸疼痛，精神、睡眠、饮食均差，大便秘结，七八日一行。检查病人形体消瘦，舌青紫龟裂苔白黏，脉弦细滑数。

按"辨证论治七步"分析："咳嗽虽多，无非肺病"，咳嗽应"定位"在肺。胁痛应定位在肝，咳血痰亦属肝不藏血。病人既系高年，又系重症，"穷必及肾"，从年龄及发病情况，均应考虑肾的问题。第一步应"定位"在肝、肺、肾。病人形体消瘦，大便秘结，舌青紫龟裂苔白黏、痰黄，为阴虚至极，一派燥热之象。第二步应"定性"为阴虚燥热挟痰。第三步"定性定位合参"为病在肺、肝、肾，证属阴虚燥热挟痰。第四步"必先五胜"，病人原发病在肺之阴虚，肺阴虚则不能制肝，阴虚则火旺，故虽变现为肝旺不能藏血，但其本在肺阴虚不能制肝，肾阴虚不能涵木。第五步"各司其属"。第六步"治病求本"，应以滋养肺肾之阴，佐以清痰、止血为治。给予麦门冬汤、增液汤加味。

复诊：12月病人家属来告：复查X线片，右下团块完全消失。

按语：本病被诊为病在肺肾，证属阴虚燥热挟痰，先后以麦门冬汤、竹叶石膏汤、清燥救肺汤、百合固金汤等加减调理，但总以滋养肺肾之阴，辅以清热清痰为法，终使疑难症得以稳定好转。[7]

参 考 文 献

[1] 符友丰,危北海. 关于证候概念的探讨. 黑龙江中医药,1991,(6): 5.
[2] 李翠娟,烟建华,巩振东. 对证的概念内涵研究现状的思考. 中医药学刊,2005,23(5): 848-849.
[3] 韦黎. 病、证、症、候的沿革和证候定义的研究. 中国医药学报,1996,11(2): 4-9.
[4] 陈可冀. 岳美中医文集. 北京:中国中医药出版社.2000: 3-15.
[5] 李金田.《伤寒论》奠定了中医学辨证论治的基础. 甘肃中医学院学报,2009,26(2): 5-7.
[6] 方药中. 辨证论治研究七讲. 北京:人民卫生出版社.1979: 8.
[7] 方药中,许家松. 名家中医温病汇讲. 北京:人民卫生出版社.2009: 232-233.

专题四 方证相应与方证辨证

一、方证相应的内涵

"方证相应"出于《伤寒论》:"病皆与方相应者,乃服之。"宋代朱肱将方证简称为"药证":"所谓药证者,药方前有证也,如某方治某病是也。"并指出"须是将病对药,将药合病,乃可服之"。柯韵伯指出"仲景之方,因症而设,非因经而设,见此症便与此方,是仲景活法"。

"方证相应"中的方是指具有特定药味、药量、剂型、用法等内容的药用形式,证则是指特定方剂所针对的具体病证,如桂枝汤与桂枝汤证、麻黄汤与麻黄汤证、麻子仁丸与脾约证等。"方证相应"是指一首方剂内的药味及其配伍关系与其针对的病证病机之间具有高度的对应性[1]。证的病机决定了方药的选择,而方中的药物配伍关系总是对应于病证的病机,"方证相应"强调了方药与病证之间的内在关系,即方剂的功用是特定方药与特定病证之间相互作用的结果,方药-机体的密切关联是中医辨证论治中的重要特征[2]。

中医临床中经常出现一方用治多个病证和多方用治一个病证的现象,因此,方证相应不是简单的一方对一证,而是反映了方证之间的适配性或关联性,即"方证相关"。日本江户时期的古方派医家吉益东洞在其所著《类聚方》中指出:"医之方也,随证而变,其于证同也,万病一方,其于证变也,一病万方。"如《金匮要略》中"胸痹心中痞"证,枳实薤白桂枝汤主之,人参汤亦主之;五苓散在《伤寒论》中既可治"水逆",又可治"消渴"。

二、方 证 辨 证

(一)方证辨证的内涵

方证辨证发源于张仲景《伤寒论》:"有是证用是方。"具体而言,是指以方剂的主治病证范畴及该方组方之"理法"为基础,通过对病人表现出来的主要病证(或病机)与"方证"相符与否的分析,选择合乎理法的方剂主治疾病的一种辨证施治方法。简言之,即可根据方剂的效能及主要适应证（主症）与病人的主证进行对应，从而确诊为某方证，直接投于某方治疗即可。大致遵循"以病人的主证为线索，有目的地和选择性地进行四诊，随时分析，与方剂验合"的程序。

（二）方证辨证的特点

（1）方证辨证是以充足的方剂信息量为辨证工具，以选用有效方剂为前提，以丰富的临床经验为基础，以广博的知识信息为条件。要求医生要有很深的功底，在脑子里要有一定数量的方剂，而且对每一首方剂的药物组成、剂量、配伍、主治病证及其病机都要烂熟于胸，才能在临床上娴熟运用[3]。

（2）辨证论治强调理法方药的程序性，是属于由因到果的思维方法；而方证辨证则简化了辨证论治的过程，不做过多的分析，直接以方证为基础，先存方，后辨证，有跳跃思维和逆向思维的特点，是"从流溯源之法"（徐灵胎语）。直觉思维也是方证辨证的一种常见思维形式，直觉思维是客观存在的事实，是大多数人都有过的经历和实践。如遇到大热、大渴、大汗、脉洪大者，即诊为白虎汤证。此外，专病（证）专方（药）是方证辨证思维的另一种形式。随着人们对疾病认识的深化和治疗经验的成熟，对病证的治疗逐渐由一病多方向专病（证）专方（药）发展[4]。如张仲景《金匮要略》中治疟、治痢、治黄、治虫的诸方剂，历经千载，反复验证，为历代医家所公认。茵陈蒿汤出自《伤寒论》，原是治疗阳明湿热蕴结发黄之主方，现在该方已基本成为治疗各种黄疸的定型方剂，广泛地用于治疗急性传染性肝炎、重症肝炎及胆石症、胆囊炎和新生儿溶血症等有湿热黄疸表现者。赵锡武先生曾指出："治病所用方剂，有已成熟者，有尚未成熟者，成熟者专病专方，未成熟者一病多方。"

（3）方证辨证指导治疗可灵活地处理各种疾病，体现出执简驭繁的特点。不管何种疾病，只要有临床症状和体征，总能归纳出一个主证，据此选择有针对性的方剂进行治疗，显示了方证辨证论治的高度灵活性和实用价值。

以桂枝汤证为例[5]，该方原治太阳中风、发热、汗出、恶风、脉浮缓，后世用之治头痛、背痛、坐骨神经痛、多汗症、过敏性鼻炎、皮肤瘙痒等，这些病证虽与太阳中风证的表现不同，但它们的主要病机相同，皆为风邪侵入太阳经脉，营卫不和，经气不舒所致。又有医家从桂枝汤方义推考得出：桂枝汤不仅有解肌发汗，调和营卫的作用，尚有滋阴和阳之效，由此确认气血失调、阴阳违和也为桂枝汤证基本病机之一，运用这一规律，临床上又常用桂枝汤治疗内伤杂病，如胃脘痛、腹泻、失精、目眩等气血失调、阴阳不和所致之病证，扩大了桂枝汤的使用范围。

（4）方证辨证既包含对病因、病性概念的辨识，也包含对病位、病机的鉴别，是以理法为根据的临床诊断思维过程。方证是方与证的集合，不是简单的症状堆积。例如，浮肿、小便不利、心悸头眩、手足清冷、脉沉微、舌胖嫩的真武汤证，本身就说明了其病位在脾肾，病性属虚寒，病机为阳虚水泛。此外，就方而言，本身并不是同效药物的相加，而是有其相应复杂关系的有机集合，亦即包含组方理法在其中。只有理法方药具备的成熟方剂才能进行方证辨证。

（5）方证辨证不但是相对独立的一种辨证方法，而且是各种辨证方法的发展和深化。方证相应辨证方法适应广泛，无论伤寒、温病、内伤外感，临床各科都适用，因为名方或成熟方剂的组成都有其内在的理法依据和明确的相对固定的主治范畴。众多的方剂主治范畴和理法叠加交错，也就包括了各种辨证方法在内。再者由于名方或成熟方剂的疗效久经临床验证，也就保证了临床疗效。

（三）方证辨证的运用

运用方证辨证治疗时应重视以下几方面。

（1）选择针对性强，久经考验，力专效宏，为历代医家所认可的名方[3]。岳美中要求对于中医一个病的一种证型起码要备3个以上的成方，每个成方的药物组成、剂量大小、各药之间的配伍比例、方剂的加减进退，都应当根据原书熟记。

（2）善于抓主证。主证是指决定全局而占主导地位的证候。唯有它能反映疾病的本质（即基本病机）。每一个方证都有其特异性的主证，主证可以是一个症状或体征，也可能由若干症状和体征组成。如麻黄汤证以无汗恶寒为主证，桂枝汤证以汗出恶风为主证，葛根汤证以项背强为主证，柴胡汤证以胸胁苦满为主证，泻心汤证以心下痞为主证等；再如痛泄要方所治的主为"泻必腹痛，泻后痛不减"。抓准主证需要准确掌握每首名方主治的具有典型性或特异性的证候。

（3）临床诊察要细致，重在对病机的分析判断。虽然方证相应中的证主要指的是症状或体征，但方证相应与方症相应不是完全对等的一个概念。以方症相应为指导的治疗是一种简单的对号入座式的治疗，往往会导致失治误治。如宋代《太平惠民和剂局方》仅风行二三年之久，只因书中都是方症相应的简单罗列，以致用者"弗明方之旨与方之证……而徒执方以疗病"，结果导致当时滥用温燥习以成弊，贻害病人的现象。朱丹溪曾一针见血地指出《太平惠民和剂局方》存有"刻舟求剑、按图索骥"之弊。抓主证时要细心。因为临床上症状的表现可以是多种多样的，但病机才是深刻的、本质的。相同的病机可以有相同的症状，也可以有不同的症状，孙思邈云："病有内同而外异，亦有内异而外同。"

参 考 文 献

[1] 王欣. "方证相应"的理论内涵及其研究价值. 山东中医药大学学报, 2006, 30（6）: 439-440.
[2] 谢鸣. "方证相关"逻辑命题及其意义. 北京中医药大学学报, 2003, 26（2）: 11-12.
[3] 路军章. 方剂辨证探讨. 中华中医药杂志, 2007, 22（10）: 668-671.
[4] 畅达. 汤方辨证及其临床思维. 山西中医, 2011, 27（9）: 1-4.
[5] 叶纪平. 张仲景"方证相对"辨证思想的内涵及价值探析. 国医论坛, 1995,（1）: 8-9.

第三章

临床思维与认知方法举要

专题一 取象比类

"取象比类"最早源于《易经》,《易经·系传》云:"古者包羲氏之王天下也,仰则观象于天,俯则观法于地,观鸟兽之文与地之宜,近取诸身,远取诸物,于是始作八卦,以通神明之德,以类万物之情",又云:"圣人有以见天下之赜,而拟诸其形容,象其物宜,是故谓之象"。

取象比类,又称"援物比类",是运用形象思维,根据被研究对象与已知对象在某些方面的相似或类同(援物、取象),从而认为二者在其他方面也有可能的类似或类同(比类),并由此推导出被研究对象的某些性状特点的逻辑方法。即按照类同的原则,由一般到个别,从已知推导未知的演绎方法。

根据象的不同抽象程度,可分为若干层次。

一是指可以直接感知的事物和现象,即物态之象。如"春脉如弦"。

二是指具体事物经主观体悟而抽象出来的一般共性之象,如五行之"火曰炎上、木曰曲直"等。

三是指可揭示事物内在联系的本原之象,又可称为"意象"。如《素问·五运行大论》所云:"形精之动,犹根本之与枝叶也,仰观其象,虽远可知也。"再如中医的脉象等。

四是指能反映事物间的必然联系,具有普遍指导性的规律之象。如《系辞传下》所云:"天地氤氲,万物化醇;男女构精,万物化生。"

取象比类是一个由"物象"提炼"意象"、再由"意象"反推"物象"的过程,《素问·示从容论》曰:"援物比类,化之冥冥";"不引比类,是知不明也"。《后汉书·郭玉传》言:"医之为言意也",《旧唐书·许胤宗传》曰:"医者意也,在人思虑",《千金翼方》曰:"医者意也,善于用意,即为良医。"

取象比类是中国哲学的方法论在中医学领域的具体体现,是类比法在中医学中的独特称谓。中医学理论的构建以"天人相应"为前提,这为中医运用取象比类的方法提供了广阔的空间,从发明医学理论,到探求病证原因、阐释病证机理,形成病证诊断,以及确定治疗原则和方法,取象比类的方法一直贯穿其中。取象比类不仅是中医理论建构的核心方法之一,也是中医最重要的认知方法之一。

一、取象比类与中医有关理论的构建

《黄帝内经》、《难经》奠定了中医学理论体系的基础,《黄帝内经》以气一元论、阴

阳五行学说为指导，全面而系统地论述了人体的解剖、生理、疾病的诊断、治疗及预防养生等，源于《易经》的取象类比方法对《黄帝内经》理论体系的建构产生了重要而深远的影响。

（一）取象比类与气一元论

气一元论认为，气是构成宇宙万物的共同本原，由于气的联结和中介作用，宇宙构成了一个万物相通、天地一体的整体。人类作为宇宙万物之一，也是由气所构成。人体就是一个小宇宙，或称一个小天地。宇宙万物的发展变化，依赖于气的升降出入运动，由此，人的生命活动，就是气的运动，气的运动停止，人的生命活动也就终止。

（二）取象比类与阴阳、五行学说

阴阳和五行学说本身就是"取象比类"思维的具体化，《素问·五运行大论》曰："阴阳者，不以数推，以象之谓也。"阴阳学说认为，物质世界的形成和发展变化，是由阴阳二气运动变化的结果。类比到人体，人体的生命活动也是由阴阳二气的运动变化所维系，并时时受到自然界阴阳二气运动变化的影响。《黄帝内经》以五行学说为指导，将自然界的各种事物和变化与人体脏腑形体官窍的生理病理表现相联系，推演出脏腑与自然界五方、五季、气候、五色、五味、五化、五音、五谷等通应之"象"。利用五行特性及其相互间的生克关系，将自然界的一些事物、现象与人体的五脏、五体、五官、五志、五声、变动等相联系，构建了人体内外环境相联系的五行系统，确立了人体自身整体性及人与自然环境相统一的整体观念。

（三）说明人体的某些解剖结构形态

人与天地相参，与日月相应，《灵枢·邪客》进行了详细论述："黄帝问于伯高曰：愿闻人之肢节以应天地奈何？伯高答曰：天圆地方，人头圆足方以应之。天有日月，人有两目；地有九州，人有九窍……地有高山，人有肩膝；地有深谷，人有腋腘；地有十二经水，人有十二经脉。"

（四）阐释脏腑生理功能

如王冰在注《素问》中所言："肝象木而曲直，心象火而炎上，脾象土而安静，肺象金而刚决，肾象水而润下。"

（五）论证医理

如用自然界太阳光和热的重要性类比说明人体阳气的重要性，《素问·生气通天论》云："阳气者若天与日，失其所则折寿而不彰。"

（六）建构经络学说

如《素问·阴阳别论》云："人有四经、十二从……四经应四时，十二从应十二月，十二月应十二脉。"

（七）阐述体质

如《灵枢·五变》曰："木之所伤也，皆伤其枝，枝之刚脆为坚，未成伤也，人之有常病也，亦有因其骨节皮肤腠理之不坚固者，邪之所舍也，故常为病也。"

二、用于诊断和阐释病因病机

中医诊断学的基本原理是"有诸内必形于外"，主要方法是司外揣内，以表知里。这种方法的实质就是取象比类。如自然界的风具有轻扬开泄、善动不居、善行而数变的特性，将风的这种特性与人体所患病证的症状进行比类，临床上对出现诸如头痛、恶风、汗出、关节游走性疼痛、此起彼伏的游走性的皮肤瘙痒、眩晕、昏仆、抽搐、震颤、口眼㖞斜、半身不遂等症状的病证，都可做"风证"的推论性诊断。

描述症状：《金匮要略·水气病脉证并治》曰："视人之目窠上微拥，如蚕新卧起状，其颈脉动，时时咳，按其手足上，陷而不起者，风水"；"病者苦水……脉之，不言水，反言胸中痛，气上冲咽，状如炙肉……胸胁苦痛，象若奔豚，其水扬溢，则浮咳喘逆，当先攻其冲气令止"。

阐释病因病机：《黄帝内经》用自然界风性轻扬开泄、善行数变，寒性凝滞收引，湿性重浊黏滞趋下，燥性干涩，火性炎上，暑性炎热升散等类比外邪致病的特点，建立中医六淫病因学说。用一年春夏秋冬阴阳转化类比说明疾病昼夜病情的变化，如《灵枢·顺气一日分为四时》中云："春生夏长，秋收冬藏，是气之常也，人亦应之。以一日分为四时，朝则为春，日中为夏，日入为秋，夜半为冬。朝则人气始生，病气衰，故旦慧；日中人气长，长则胜邪，故安；夕则人气始衰，邪气始生，故加；夜半人气入脏，邪气藏居于身，故甚也。"

三、确立治法

中医学立足于临床实际，运用取象比类思维创造了很多治法，不仅形象地展现了治法的特点，而且清晰地阐明了治法的机理。《灵枢·逆顺》取兵法之象类比刺法："兵法曰：无迎逢逢之气，无击堂堂之阵。刺法曰：无刺熇熇之热，无刺漉漉之汗。"

中医临床上治疗火热上炎之证时，取象比类，采用寒凉攻下的方法，使火热下行自魄门而出，上部火热征象顿消，此即中医的"釜底抽薪"治法。

吴瑭在《温病条辨·治病法论》中云："治外感如将，兵贵神速，机圆法活，祛邪务尽，善后务细，盖早平一日，则人少受一日之害。治内伤如相，坐镇从容，神机默运，无功可言，无德可见，而人登寿域。治上焦如羽，非轻不举；治中焦如衡，非平不安，治下焦如权，非重不沉。"另外，针对《黄帝内经》中的"上焦如雾"、"中焦如沤"、"下焦如渎"的特点，利用类比思维，提出相应的用药原则。

四、取象比类与中药学

取象比类的思维方法对发现中药功效和阐释中药四气五味、升降浮沉药理等具有深刻影响和重要意义。法象药理是法自然之象，采用取象比类的方法，将药物的基本性能、功效应用与其气味厚薄、阴阳寒热、采收时月、质地色泽、入药部位及药材生熟等联系起来，认为物从其类，同形相趋，同气相求，进而阐释药物作用原理。法象药理的理论基础源于《黄帝内经》，法象药理学初步形成于宋代，兴盛于金元时期。

（一）四气五味与归经

四气，又称四性，指中药的寒热温凉四种性质。古代医家认为四气来源于天之四时，是取象于春、夏、秋、冬四时气候。《汤液本草·用药法象》云："温凉寒热，四气是也，皆象于天。温、热者，天之阳也；凉、寒者，天之阴也。此乃天之阴阳也。"。中药禀受于天之四时之气，禀受不同，则药性有别。李中梓在《医宗必读》中云："四时者，春温、夏热、秋凉、冬寒而已。故药性之温者，于时为春，所以生万物者也；药性之热者，于时为夏，所以长万物者也；药性之凉者，于时为秋，所以肃万物者也；药性之寒者，于时为冬，所以杀万物者也。"缪仲淳在《神农本草经疏》中云："凡言微寒者，禀春之气以生；言大热者，感长夏之气以生；言平者，感秋之气以生，平即凉也；言大寒者，感冬之气以生。此物之气，得乎天者也。"关于"四气"产生的另一种理论是"入腹知性说"。徐大椿在《神农本草经百种录》中云："入腹则知其性。"药性寒温的确定，是根据药物作用于人体所产生的不同反应和所获得的不同疗效而概括出来的，它与所治疗疾病的性质相对而言，"所谓寒热温凉，反从其病也"（《素问·至真要大论》）。大凡能减轻或消除阳热病证的药物，其药性为寒凉；凡能减轻或消除阴寒病证的药物，其药性为温热。同理，温热性质的药物，主要用于寒性病证；寒凉性质的药物，主要用于热性病证。以上两种理论，从不同层面揭示了"四气"的不同内涵。"禀受于天"理论揭示了药物的自然之气，"入腹知性说"则揭示了药物的性能之气。

五味，指中药的酸苦甘辛咸，与四气相对应，其取于地，与五行相配属。《素问·阴阳应象大论》云："木生酸、火生苦、土生甘、金生辛、水生咸"，"酸生肝、苦生心、甘生脾、辛生肺、咸生肾"。

归经，即药物作用的定位，就是把药物的作用与人体的脏腑经络密切联系起来，以说明药物作用对机体某部分的选择性，从而为临床辨证用药提供依据。《黄帝内经》把药物的五色、五味、五气通过五行学说与五脏理论相联系，药物的气味和颜色对归经理论的形成具有重要意义。《素问·宣明五气》云："五味所入，酸入肝，辛入肺、苦入心、咸入肾、甘入脾，是谓五入。"《灵枢·九针论》云："酸走筋、辛走气、苦走血、咸走骨、甘走肉，是谓五走。"《本草备要·药性总义》云："凡药色青，味酸，气臊，性木者，皆入足厥阴肝、足少阳胆经；色赤，味苦，气焦，性属火者，皆入手少阴心、手太阳小肠经；色黄，气香，性属土者，皆入足太阳脾、足阳明胃经；色白，味辛，气腥，性属金者，皆入手太阴肺、手阳明大肠经；色黑，味咸，气腐，性属水者，皆入足少阴肾、足太阳膀胱经。"五味入五脏（腑），主治五脏（腑）的病证。辛味入肺主治肺经病变，如紫苏、麻黄等；酸（涩）味入肝主治肝经病变及滑泄之证，如山茱萸、乌梅等；甘味入脾，主治脾胃病变，如甘草、大枣等；苦味入心，主治心经病变，如栀子、黄连等；咸味入肾，主治肾经病变，如肉苁蓉、杜仲等。五色入五脏（腑），主治五脏（腑）病证。色白入肺，多治肺经疾患，如石膏清肺，白及补肺生肌等；色青入肝，多治肝经疾患，如青皮疏肝、青黛清肝等；色赤入心，多治心经疾患,如朱砂镇心、丹参养心等;色黄入脾(胃),多治脾(胃)疾患,如黄精补脾润肺、黄芪健脾等;色黑入肾,多治肾经疾患,如熟地滋阴补肾、玄参滋肾阴泻肾火等。清代徐灵胎在《神农本草经百种录》中精辟地论述到:"药之受气于天地,亦各有专能,故所治各不同。于形质气味细察而详分之,必有一定之理也。"

(二)升降浮沉

升降浮沉,指的是药物作用的趋向性,是在象思维的指导下,阴阳模型的衍化形成的,升、浮属阳,降、沉属阴。历代医家常以气味厚薄、四气、五味,以及药物质地、用药部位等特性作为取象的依据[1]。金代医学家张元素继承并发展了《黄帝内经》中有关药物气味阴阳厚薄的理论,并将之与具体药物相结合,以药物的四气五味、气味厚薄等特性来推导药性的升降浮沉、阴阳归经和补泻之法,制定了药类法象,并绘有"药象阴阳图",丰富了取象比类思维方法在药性理论中的应用。

(三)作用部位

古代医家依据"各以其类相从"原则进行归纳。清代张仁安在《本草诗解药性注》中云:"质轻上行入心肺,质重下行入肝肾,中空发汗内攻实,枝达四肢皮行皮,为心为干走脏腑,枯燥入卫润入营,上下内外以此分,气血亦以类相从。"以枝达枝(以尖达尖):桂枝(温通四肢)、桑枝(祛肢臂之风湿),桂枝尖(直达指尖)、甘草梢(达茎止痛)等。以皮行皮:大腹皮、姜皮、冬瓜皮均能行肌表皮里之水气。以心清心:莲子心、连翘心、竹叶心等;以仁润肠:柏子仁、火麻仁、郁李仁、桃仁等;以藤通络:海风藤、络石藤、鸡血藤等;以络通络:丝瓜络、橘络等;以核治丸:荔枝核、橘核等;以子明目:决明子、青葙子、枸杞子等。

(四)作用功效

传统本草学认为,药物的"象"决定了药物的性能与功效。清代医学大家徐大椿在《神农本草经百种录》中指出:"凡药之用,或取其气,或取其味,或取其色,或取其形,或取其质,或取其性情,或取其所生之时,或取其所成之地,各以其所偏胜而即资之疗疾,故能补偏救弊,调和脏腑。深求其理,可自得之。"古人先从对药物外形、质地、颜色、气味、习性、生长环境等自然特性的观察、体验中,意识到该种药物可能具有某种治疗作用,然后再试用于人体进行验证,即应象。如果确实有效,那么就通过口耳相传或文字被流传、记录下来,并以此为依据,结合从感观认识到的自然特性,应用阴阳五行理论来阐述药物与机体相互作用、产生疗效或毒效的机理,再以此理论做指导,去反复认识药物、用药治病,经过历代医家无数次反复检验、印证,最后才总结、提高形成"概括性"的原理[2]。

1. 根据形态结构、部位、生长状态,推求功效 如张锡纯认为胡桃:"形似人脑,其薄皮上有赤纹,又极似人之脑神经,故善补脑。"又如五味子,《神农本草经百种录》云:"故收敛之物无不益肾。五味形又似肾,故为补肾之要药。"中空发汗:如麻黄、紫苏梗、荷梗、藿梗、升麻等。梗能理气:如苏梗、荷梗、薄荷梗、藿香梗等。叶能发散:如苏叶、桑叶、荷叶、荆芥、薄荷叶等。刺善祛风:如楤木(祛风活血)、五加皮(散风湿、强筋骨)、木瓜(舒筋活络)、海桐皮(祛风通络)、苍耳子(散风去湿利窍)等。根多补益:如人参、黄芪、白术、山药等。花善解郁，如玫瑰花、合欢花、百合花等。以当归为例，不同部位，功效不同。李杲云："当归头止血而上行，身养血而中守。梢破血而下流。"李时珍在《本草纲目》中亦云："人身法象天地，则治上当用头，治中当用身，治下当用尾。通治则全用，乃一定之理也。"清代唐宗海在《本草问答》中云："葛根藤极长，而太阳之经脉亦极长，葛根引土下之水气以达藤蔓，太阳引膀胱水中之阳气以达经脉，其理相同"，"竹茹像周身之筋脉，则能和筋脉；松节像人身之骨节，则能和骨节"，"用刺者有两义：攻破降利，用皂刺、白棘刺是矣。二物锐长，故主攻破。设刺不锐而钩曲，刺不长而细软，则不破利而和散，能息风治筋，如钩藤刺、红毛五加皮、白蒺藜之类是也。盖勾芒为风木之神物，秉之而生钩刺芒角，故皆能和肝木，以息风治筋也"。唐宗海论根药构造与药性关系，云：升麻"其根中多孔窍，是吸引水气以上达曲叶之孔道也，故其性主上升"；"葛根与升麻不同，葛根根实，故升津而不升气；升麻根空有孔道以行气，故升气而不升津"。桑寄生为寄生于桑树、槲树上的植物，其生长犹如人之初寄生于母体。《本经逢原》谓其："古圣触物取象，以其寓形榕木，于子受木气无异，故为安胎圣药。"

总体来说，树叶和花类药物轻飘、飞扬，多具有发散和清热解毒作用；矿物类药沉重，易趋下，多用于重镇潜阳安神；树木的枝干在生长中纵横交错，犹如人体的手足四肢。故多具有通利关节、疏通经络的作用。中医认为，动物的骨肉、脏器为"血肉有情之品"，能治疗人体中与之相同或相近部位的虚损类疾病。即所谓"以脏补脏""以骨补骨""以有形配有形"。

2. 根据生长环境与季节，推求功效　　如李时珍在《本草纲目》中引僧继洪云："中牟有麻黄之地，冬不积雪，为泄内阳也。故过用则泄真气。"其就是通过对麻黄产地"冬不积雪"之特性的观察，推测出麻黄性热的特点。生于水泽湖沼者，多利水渗湿，如车前子、泽泻等；芦根长于水边，故能利水消肿；夏季的荷叶、藿香、扁豆花有祛暑作用；秋冬的桑叶、菊花多属寒凉润燥之品；四季常青的女贞子、柏叶有乌须发作用。

卢崇汉《扶阳讲记》论附子："附子移苗的时间是冬至，收成的时间是夏至……冬至是一阳生，一阳来夏之际，冬至到夏至这个阶段是阳气渐长，阴气渐消，完全体现了'以火立极'、'以火消阴'的真义。附子的种收正是禀受了这样一个'立极之气'，所以附子的温热不是凭空来得……这跟天道的运行有决定的关系。而附子为什么非要在江油这个地方才算是得地呢……四川江油位处西南，是坤土最厚的地方，而土是能够藏火的，就是能够完完全全把天道所给的阳气，聚集到附子里面，从而使附子有这样一个雄厚的热量。"

3. 根据某些秉性，推求功效　　如穿山甲性能穿山掘洞，从地中出，故能攻疮脓使之破，又能攻坚积使之散；水蛭、虻虫性喜吮食人及牛马之血，故主攻血积瘀滞。虎豹猛兽筋骨强健，故能壮人筋骨；蛇类性喜游走钻洞，故能透骨搜风，治疗风痹顽痹。天麻治疗一切风病，因其地上部分如箭杆竖立，《本草备要》谓其"有风不动，无风反摇，一名定风草"。独活"有风不动，无风反摇，故名独摇草"，乃知其善治水湿伏风（《本草求真》）。清代徐灵胎在《神农本草经百种录》中云："辛夷与众木同植，必高于众木而后已，其性专于向上，故能升达清气。"《本草纲目》对于龟板与鹿胶的功效论述颇为形象生动："龟、鹿皆灵而有寿。龟首常藏向腹，能通任脉，故取以补心、补肾、补血，以养阴也。鹿鼻常反向尾，能通督脉，故取以补命门、补精、补气，以养阳也。"

4. 根据气味、五（六）味，推求功效　　气味：金代张元素在《素问·阴阳应象大论》

中云："阳为气，阴为味……味厚者为阴，薄为阴之阳；气厚者为阳，薄为阳之阴。味厚则泄，薄则通；气薄则发泄，厚则发热……气味辛甘发散为阳，酸苦涌泄为阴"等理论为基础，制定了药类法象的原则，强调药物的四气五味之厚薄是影响药物作用的重要方面。

五（六）味：专指辛、甘、酸、苦、咸、淡。如《素问·宣明五气》云："五味所入，酸入肝，辛入肺，苦入心，咸入肾，甘入脾，是谓五入。"《灵枢·九针论》云："酸走筋、辛走气、苦走血、咸走骨、甘走肉，是谓五走。"辛："能散、能行"，即有发散、行气、行血（活血）等作用，如麻黄、薄荷、荆芥、紫苏、陈皮、木香、红花、当归等。甘："能补、能缓、能和"，即有补益、缓急止痛、调和药性、和中等作用，如党参、熟地、甘草、黄精、饴糖等。酸："能收、能涩"，即有收敛固涩等作用，如山茱萸、乌梅、五味子、五倍子等。苦："能泄、能燥、能坚"，即有清热解毒、燥湿、泻火、降气、通便等作用，如山栀、大黄、黄连、黄芩、苦参、杏仁、厚朴等。咸："能软、能下"，即有软坚散结、泻下通便、平肝潜阳等作用，如海藻、昆布、芒硝、鳖甲、牡蛎、肉苁蓉、羚羊角、石决明等。淡："能渗、能利"，即有渗湿利水等作用，如猪苓、茯苓、薏苡仁、通草等。

药物的气与味是密切相关的，二者结合起来，才能反映药物的性能和功效。每味药物都具有气和味，如麻黄辛温，黄连苦寒，生地黄甘寒等。药物的气味相同，则作用近似；气味不同，则作用不同。即使味同而气异，或气同而味异，作用也往往不同。如桂枝与薄荷，其味皆辛，但气一温一凉，虽均能用于发散解表，但桂枝适于风寒表证，薄荷则适于风热表证。所以，药物气味的复杂性，决定了药物功效的多样性。

5. 根据质地，推求功效 如张锡纯《医学衷中参西录》论龙骨："质最黏涩，具有翕收之力，故能收敛元气，镇安精神，固涩滑脱。"总体而言，质地轻虚的药物如薄荷、桑叶等，大多能升能浮，作用向上向外；子实及质重的药物，如苏子、代赭石之类，大多能沉能降，作用向下向内。

中药象理学给出了一个理论原则：有是象，必有是理；有其理，则必有其相关性能[3]。以取象比类推测药物作用，有时并不能代表具体药物的实际效用或全部功效。比如"诸花皆升，唯旋覆花独降""诸子皆降，唯苍耳子、蔓荆子独升""诸石入水皆沉，唯海浮石却浮""凡木入水皆浮，独沉香入水则沉"等。

取象比类是建构中医学理论体系的主要思维方法，中医以"天人相应"思想为指导，通过对人体脏腑经络气血津液等内在生命功能活动所表现于外的征象进行整体动态考察，同时与自然万物变化的意象相效法，借此推测人体内部生命活动状况及疾病病机的演变规律，并相应地选取具有四气五味、脏腑归经等特性的中药，组合成具有特定作用的方剂进行治疗，理法方药有机统一，具有很强的包容性、实用性和灵活性。正确认识和运用中医取象比类的思维模式，对于把握中医药理论本质，发扬中医药优势及创新中医药理论都将具有重要的意义。

<h2 style="text-align:center">参 考 文 献</h2>

[1] 唐仕欢，黄璐明，杨洪军，等. 论象思维对中药药性形成的影响. 中医杂志，2009，50（6）：485-487.

[2] 彭祖海，文继娟，严国皇. 取类比象学中药. 医学信息，2011，24（9）：5834-5835.

[3] 吴昌国. 本草宏观物象与中药性能功效关系的研究.中国中医基础医学杂志，2009，15（7）：534-535.

专题二　中医药学中的体用观

一、有关体用的哲学阐述

体用，是中国古代哲学本体论中表达本体与现象、实体与功用关系的一对重要范畴。体用范畴萌芽于先秦，成熟于魏晋。古代哲学在构建其哲学体系时，常以"有体有用""明体达用""体用不二"立宗。王弼（魏晋玄学代表人物）发挥形成了"体用"这对哲学范畴。

有学者认为，对"体用不二"本体观的理解应包括以下四个层次[1]：其一，"体"与"用"非一物，它们分别代表了事物的本质和现象，"体"作为事物的根本性质，它构成事物普遍、必然、稳定的联系，而"用"是事物的外在联系和表面特征，为"体"的外在呈现。其二，"体"与"用"虽非一物，然二者不可分，"体"的根本性存在，是潜在的、功能性的，它不可直接实现自己，须通过相对的现实的存在表现出来，此由潜在变成现实、由普遍变成具体、由绝对变成相对，即"体"之"用"。"体"不可自我实现，而由"用"来实现，"用"不可独自呈现，须由"体"来决定，由此，"体用"不可分，"体"是"用"之"体"，"用"是"体"之"用"。程颐在《周易程氏传》中说："体用一源，显微无间。"其三，"体用不二"的内部结构在外部表现上，可呈现"一"与"多"的相摄。一方面，超验无限之"体"，容涵万物，不离万物，故任何有限之"用"，都在无限之"体"中，不存在脱离"体"涵摄的"用"；另一方面，任何一具体有限之"用"皆可体现完整之"体"，"体"超绝无待，不可分割，分之即使其成为有限与相对而同于万物，故言任何一具体之"用"时，应是体现全部之"体"的"用"。其四，"体用不二"，作为本体论的建构方法，无其固定的最高标准，"无""空""理""气"作为本体，均可循此模式建构其本体论。

朱熹"体用"范畴论，集中国古代"体用"范畴论述之大成。所谓"体"，朱熹是这样规定的：其一，"体"是"体质"。先秦身体、形质是指可见的具体事物的形体或结构，是一个"象"性概念。朱熹所说的"体质"，实具"本体"之义。其二，"体"是"骨子"。"骨子"是指主体而言。其三，"体"是所当然的"道理"。其四，"体"是所以然者。至于"用"朱熹这样规定：其一，"用"是"体"之作用。其二，"用"是"体"之表现或显现。其三，"用"是"体"之"行"的结果。总之，朱熹的"体"与"用"是指本体与作用、主体与表现、原因与结果的范畴。有关"体用"在具体事和物方面的运用，朱熹有独到的思想。以人来看，《朱子语类》云："如这身是体，目视耳听手足运动处便是用。如这手是体，指之运动提掇处，便是用。"朱熹体用范畴在具体事和物方面的运用，具有明显的形体与功能、实体与作用或属性的关系[2]。

著名哲学家熊十力在其《体用论》中对"体用"的含义作了规定："宇宙实体，简称体。实体变动，遂成宇宙万象，是为实体之功用，简称用。此中宇宙万象一词，为物质和精神现象之通称。"对体与用作了两个层面的说明：其一，体用不二。其二，用相当于现象，体则相当于实体或本体。熊十力所谓的"体用不二"论简单地说，首先是肯定本体的唯一性；其次是肯定本体的能动性和变异性；再次是肯定本体与功能的一致性。熊十力的"体用"论主要讨论宇宙实体与宇宙万象的关系，尽管中国古代哲学中蕴含着极其丰富的"体用"

观，但熊十力认为"体用二字，从来学人用得很泛滥"，宇宙论中的实体与功用（现象）的关系是"哲学上从来难获解决之根本问题"。

二、中医药学中的体用观

作为哲学范畴的"体用"进入到生命科学领域中，一般而言，"体"是指生命的基础形式，而"用"则是指生命的表现形式，是生命存在的象征。具体而言，所谓"体"，即形体，包括脏腑、肌肉、血脉、筋骨、皮毛等；所谓"用"，即功能，就是形体所产生的一切功用。中医论体用最早见于《黄帝内经》，如《素问·五运行大论》云"东方生风，风生木，木生酸，酸生肝……在体为筋，其用为动""南方生热，热生火，火生苦，苦生心……在体为脉，其用为躁""中央生湿，湿生土，土生甘，甘生脾……在体为肉，其用为化""西方生燥，燥生金，金生辛，辛生肺……在体为皮毛，其用为固""北方生寒，寒生水，水生咸，咸生肾……在体为骨，其用为藏"。《素问·五常政大论》云："木曰敷和""其用曲直""火曰升明""其用燔灼""土曰备化""其用高下""金曰审平""其用散落""水曰静顺""其用沃衍"。

金代李宗在《脾胃论》中提出"天地互为体用四说"，强调自然界的事物发生与发展，是互为体的，如在地的"木火土金水"之体，化为在天的"风热湿燥寒"之用，予人体以"生长化收藏"的生理功能。

章楠在《医门棒喝》一书对体用论亦有论述。如"君火为体，相火为用，体用虽二，究其源，实则一火而已……所以六气之序，君火之后，次以相火，从体发用之意也""阴阳为太极之用，太极为阴阳之体，而用从体出""阴阳之体，兆于赋形之先，故名先天。阴阳之用，已成血气形质，故名后天。原其体则浑然而莫可形容，论其用则迁流变化生生不穷"。章楠所论的"体"和"用"与程颐的"体用论"有一定的相通之处。

（一）脏腑体用论

中医脏腑的概念尽管有着古代解剖学的基础，也指具有不同功能的实质性器官，但其内涵却是一个形态结构与生理功能、病理变化及自然社会外象等相统一的综合概念，即所谓藏象。张景岳在《类经·三卷·藏象类》中云："象，形象也，藏居于内，形见于外，故曰藏象。"以体用论藏象，藏为体，是第一性的，本源的；象为用，是第二性的，派生的。脏腑之体藏于内，脏腑之用象于外，脏腑之体为物质之所在，脏腑之用为功能之所有。张景岳在《景岳全书》云："心肺……阴体而阳用也；大肠小肠……阳体而阴用也。"吴鞠通对脏腑体用具有独特的见解，他在《医医病书·五脏六腑体用治法论》中论述到："五脏六腑亦各有补法。即一脏一腑之中，又有体用相反之殊。脏属阴，其数五者，阴反用奇也；腑属阳，其数六，阳反用偶也"，又云："故五脏六腑，体阴者用必阳，体阳者用必阴"，又论："心为手少阴，心之体主静，本阴也；其用主动，则阳也。肝为足厥阴，肝之体主入，本阴也；其用主出（肝主疏泄），则阳也。脾为足太阴，主安贞，体本阴也；其用主运行，则阳也。肺为手太阴，主降，本阴也；其用主气，则阳也。肾为足少阴，主润下，主封藏，体本阴也；其用主布液，主卫气，则阳也。六腑为阳，其用皆阴。胆为足少阳，主开阳气之先，输转一身之阳气，体本阳也；其用主决断，主义，十一脏皆取决于胆，则阴也。胃为足阳明，主诸阳之会，经谓阳明如市，体本阳也；其用主纳，主下降，则阴也。大肠为手阳明，主传化，主变化，体本阳也；其用主纳小肠之糟粕而降浊，则阴也。小肠为手太阳，主受盛化物，体本阳也；其用主纳胃之水谷，分其水而传糟粕于大肠，则阴也。三焦为手少阳，体本阳也；其用主引导阴阳，开通障塞，则阴也。膀胱为足太阳，体本阳也；其用则承气化，溲便注泻，则阴也。"依据"气一元论"，对于"藏"，也可以理解为"藏气"，即不指实质性的脏器，而是人体一身之气运动变化状态的一种抽象，不同藏的名称只不过是机体气运动的不同状态的代名词而已。由此，以气释"藏"，则形器、功能活动为"象"；以体用论之，则"藏"为气之"体"，而"象"为气之"用"。

根据脏腑的体用关系，在临床上应当辨别是病在体还是在用，从而采用不同的治疗方法，选用不同的方药。吴鞠通在《医医病书》中云："补五脏，补以守；补六腑，补以通；补经络、经筋，亦补以通也；补九窍，亦补以通；补肌肉，则有守有通。"凡补五脏之体者，皆守药；补六腑之体者，皆通药。盖脏者，藏也，腑则过而不留者也。补五脏之阴者，即补其体也，如补心体有柏子仁、丹参、龟板，补肝体有阿胶、萸肉、牡蛎，补肺体有麦冬、沙参、五味子，补脾体有桂圆、甘草、白术，补肾体有海参、地黄、玄参。补五脏之阳者，即补其用也，如补心用有桂枝、人参、茯神，补肝用有当归、郁金、香附，补肺用有茯苓、白蔻，补脾用有益智仁、神曲，补肾用有肉桂、附子、菟丝子。补六腑之阳者，即补其体也，如补胆体有吴茱萸、当归，补胃体有人参、半夏，补大肠之体有薤白、杏仁、木香，补小肠之体有附子、灶心土、丁香，补三焦之体有丁香、肉桂，补膀胱之体有肉桂、附子、猪苓。补六腑之阴者，即补其用也，如补胆用有龙胆草、青黛、芦荟，补胃之用有生地、玉竹，补大肠之用有芒硝、知母，补小肠之用有黄连、黄芩、龙胆草，补三焦之用有滑石、木通、寒水石，补膀胱之用有黄柏、川楝子、晚蚕沙[3]。

以肝为例论述脏腑之体用。"肝体阴用阳"说法最早见于叶天士《临证指南医案·肝风》华岫云的按语，原文："故肝为风木之脏，因有相火内寄，体阴用阳。其性刚，主动主升，全赖肾水以涵之，血液以濡之，肺金清肃下降之令以平之，中宫敦阜之土气以培之，则刚劲之质，得为柔和之体，遂其条达畅茂之性，何病之有？"对"肝体阴用阳"的理解：①肝的疏泄和藏血功能是相互制约，相辅相成的，肝主藏血，其体为阴；肝主疏泄，调畅气机，性喜条达而为用阳（藏血为体，疏泄为用）。②肝之形质虽阴柔，且贮藏大量血液，但其性用却刚烈，好升好动，常凌犯他脏，故曰"体阴用阳"。③肝以血为体，以气为用，故有"体阴而用阳"之称。"肝体阴用阳"的临床实践意义：《素问·藏气法时论》曰："肝苦急，急食甘以缓之""肝欲散，急食辛以散之，用辛补之，酸泻之"，其明确提出了甘缓、辛散、酸收为治肝三法。《金匮要略·脏腑经络先后病脉证》指出："夫肝之病，补用酸，助用焦苦，益用甘味之药调之。酸入肝，焦苦入心，甘入脾……此治肝补脾之要妙也。肝虚则用此法，实则不在用之。"明代赵以德在《金匮方论衍义》中注曰："味之成者，为体；气之成者，为用，有诸体而形诸用……偏于体不足者，必补酸以收之；偏于用不足者，必补辛以散之。故补体者，必泻其用；补用者，即泻其体。因知《内经》云辛补，为其用也；仲景云酸补，为其体也。"《临证指南医案·痉厥》云："考《内经》治肝，不外辛以理用，酸以治体，甘以缓急。"顺其性为补，逆其性为泻，针对"肝用"而言，辛味药物疏达肝气，顺其条达之性，故《黄帝内经》言"以辛补之"；酸味药物敛滞肝气，故云"酸泻之"。而就肝体来讲，酸味之品能滋养肝阴，故《金匮要略》谓"补用酸"。如《金匮翼》

"滑氏补肝散"方论曰："肝体阴而用阳。此以酸甘补肝体，以辛味补肝用。"王旭高在《退思集类方歌注》中曰："肝之体阴而用阳，是故养肝之体，必借酸甘，泻肝之用，苦辛为要。"

临床上治疗肝病应以疏肝用、补肝体、体用兼顾为原则。辛味药物多能散、善行，故疏肝用多选辛味药物，如柴胡、香附、青皮、陈皮、郁金、川楝子、乌药、薄荷、厚朴、苏叶、蔷薇花、佛手花、月季花、泽兰叶、茵陈等辛香之品。酸、甘之品大多有滋补阴血之效，故补肝体多选用白芍、当归、生地、酸枣仁、乌梅、麦冬、枸杞子等。

肝气易于郁滞，宜选用辛味药物舒畅条达肝用，但辛散之品易耗伤肝之阴血，故应兼用养血敛阴之品。如柴胡疏肝散、逍遥散等疏肝之剂中，既有疏肝理气之柴胡、薄荷、香附、川芎，又有滋养肝阴的白芍、甘草，酸甘化阴以养肝柔肝。肝气郁结日久、五志过极均易化火，龙胆泻肝汤主治肝火上炎之证，方中以龙胆草、黄芩、栀子、车前子、泽泻、木通清泻肝火，通利下焦湿热，用生地、当归、柴胡以养血滋阴、引药归肝、舒畅肝气，体现了"体用兼顾"的思想。《医宗金鉴·删补名医方论》云："妙在泻肝之剂，反作补肝之药，寓有战胜抚绥之义矣。"针对肝阳上亢、肝风内动等证，在运用镇肝息风之品的同时，也应配伍疏肝之药，张锡纯提出"将顺肝木升发柔和之性"，在其所制镇肝息风汤中以龙骨、牡蛎、代赭石镇肝潜阳，又用川楝子、茵陈、麦芽疏散条达肝气，白芍、龟甲、玄参、麦冬滋阴柔肝，体现了升降相因、刚柔并济的治肝思想。肝阴易亏，宜选用酸甘之品补敛肝体，但酸敛之品易碍滞肝气。如一贯煎中以生地、沙参、当归、枸杞子滋养肝阴，佐以川楝子疏散肝气，使滋阴养血而不遏滞气机，疏肝理气又不耗伤阴血，肝体得以濡养，肝气得以条畅。

再论脾胃体用，华岫云在《临证指南医案》中云："胃属戊土，脾属己土，戊阳己阴，阴阳之性有别也。脏宜藏，腑宜通，脏腑之体用各殊也。"吴鞠通在《医医病书·五脏六腑体用治法论》中又云："故五脏六腑，体阴者用必阳，体阳者用必阴。"脾属脏，为太阴湿土，主运化、主统血和主升清，以升为健。其功能的发挥必须依赖阳气的温煦和推动，故脾用为阳。胃属腑，为阳明燥土，主受纳腐熟水谷、主通降，以降为和。其功能的发挥必须依赖阴液的滋润和濡养，故胃用为阴。《张氏医通》曰："胃之土，体阳而用阴；脾之土，体阴而用阳。"黄元御在《四圣心源》中云："胃以阳体而合阴精，阴静则降。"虽然脾胃体用有别，但二者互为表里，在生理上相辅相成，可概括为纳运相合，升降相因，燥湿相济，二者同为气血生化之源、后天之本。

病理方面：脾为阴脏其用在阳，不升则阳无所用，用阳则必升；胃为阳腑其用在阴，阴主降，不降则阴无所用。胃功能失常，主要为胃气不降和胃气（胃火）上逆，如见腹胀、便秘、恶心呕吐、呃逆、嗳气、泛酸、牙龈肿痛、口糜等。脾功能失常，主要为脾气不升和脾气下陷，如见头晕目眩、神疲乏力、飧泄、内脏下垂、脱肛、便血等。此外，脾多易被湿所困，胃多出现燥热痞满；胃多见阴液不足，脾常见阳气虚衰，这与其"用"的阴阳属性是相一致的。由此，中医临床上从胃阴不足论治胃病者多、从脾阴入手者少是有其体用根据的。

治疗方面：治脾必知其欲升，治胃必知其欲降。脾喜刚燥，得阳始运，用药宜升；胃喜柔润，得阴自安，用药宜降。脾用为阳，用药当顺其阳气升发之意，如泻黄散中用藿香、防风，补中益气汤中用黄芪、党参、升麻、柴胡等。胃用为阴，用药当顺其阴主沉降之意，如吴鞠通在《温病条辨》中论益胃汤："欲复其阴，非甘凉不可。汤名益胃者，胃体阳而用阴，取益胃用之义也。"由于脾胃体用相关，在生理和病理上紧密联系，对脾胃病证的治疗，应重视体用兼顾。如以甘温益气升阳以助脾用，应酌加降气和胃之品以斡旋中气，如补中益气汤用陈皮。张锡纯在《医学衷中参西录》中云："纯用补脾脏之品，恒多碍于胃气之降，致生胀满，是以补脾者宜以降胃之药佐之。"如用甘寒滋阴通幽之品以达胃用，也应酌加升提之品以升清降浊，如《兰室秘藏》通幽汤中用升麻。脾胃体用阴阳的互济、统一也提示临床用药要润燥得宜，喻嘉言云："土虽喜燥，但太过则草木枯槁，是以补脾之剂，务须燥湿得宜。"

（二）中药体用论

宋明理学的体用说对法象药理学的构建发挥了重要作用。宋代大哲学家朱熹认为："体用一源无间"，"体用未尝相离"，即言体用二者关系密切，用由体而来，无所体即无所用。古代医药学家援用宋明理学中的体用说，以药物的"体"来阐释其"用"，这也是法象药理学的立论基础之一。如邹澍在《本草疏证》中提出："凡药须究其体用，桂枝能利关节，温经通脉，此其体也。"清代石寿棠在《医原》中论药物之体质与性味功用："《易》曰：立天之道，曰阴与阳；立地之道，曰刚与柔。草木虽微，其气味有阴阳之分，体质有刚柔之道，一物一太极也。古人论药性，多言气味，少言体质。盖以地之刚柔，即天之阴阳所化，言阴阳而刚柔即在其中。后人不悟此理，每每误用。春山先生谓病有燥湿，药有燥润。凡体质柔软，有汁有油者，皆润；体质干脆，无汁无油者，皆燥……大抵润药得春、秋、冬三气者多，得夏气者少；燥药得夏、秋、冬三气者多，得春气者少。燥药得天气多，故能治湿；润药得地气多，故能治燥……若夫水族，如龟板、鳖甲诸品，禀乾刚之气，得坎水之精，体刚质柔，味咸而淡，能攻坚软坚，能燥湿清热，能滋阴潜阳，一药三用，阴虚夹湿热者、血燥结块者，用之尤宜。"清代唐宗海在《本草问答·辨药性贵体用兼论》中曰："琥珀能拾芥而不能吸铁，磁石能吸铁而不能拾芥，以所含之电气不同也。然西人单以气论，尤不如中国兼以质论，则其理尤为显然。磁石之质类铁，故以类相从而吸铁。琥珀之质能黏，故以质为用而拾芥。辨药性者，所贵体用兼论也。阳起石生于泰山山谷，为云母石之根，其山冬不积雪，夏则生云，积阳上升。故或乘火气而上飞，或随日气而升腾也。凡人病阳气下陷，阳物不举者，用以升举阳气，亦以阳助阳之义而已矣。"

1. 根据药物之本体，探究药物的功用 一是从药物之形体探究功用：清代周岩在《本草思辨录》中论犀角之体用曰："其体长而锐，空而通气，故其用则能极上极下，亦能极内极外"；论石膏之体用曰："丝丝丛列，无一缕横陈"，故其"主解横溢之热邪"。明代卢之颐在《本草乘雅半偈》中论石膏曰："石以止为体，膏以释为用。质之宁谧，气之微寒，即体之止；文之理腠，味之辛解，即用之释。体用互显者也，但止释有时，故体用各有先后尔。或因似体之止，则显用以释之，或因似用之释，则显体以止之"；论硫黄曰："偏得山石剽悍之性，阳燧为体，动流为用者也。"明代缪希雍在《神农本草经疏》中论滑石曰："滑石，石中之得冲气者也。故味甘淡，气寒而无毒。入足太阳膀胱经，亦兼入足阳明，手少阴、太阳、阳明经。用质之药也。滑以利诸窍，通壅滞，下垢腻；甘以和胃气，寒以散积热。甘寒滑利以合其用，是为祛暑散热，利水除湿，消积滞，利下窍之要药。"论桂枝曰："凡药须究其体用，桂枝色赤，条理纵横，宛如经脉系络，色赤属心，纵横通脉络，故能利关节，经通通脉，此其体也。素问阴阳应象大论曰，味厚则泄，气厚则发热，辛以攻结，甘可补虚，故能调和腠理，下气散逆，止痛除烦，此其用也。"其他如以枝、藤通利肢体关节、以中空之梗宽胸利气、以尖利之皂利破痈等也是以体探用。

二是从药物体质探究功用：石寿棠在《用药大要论》中云："病有燥湿，药有燥润，凡体质柔软，有汁有油者皆润，体质干脆，无汁无油者皆燥。"由此可推论得其用为："燥药得天气多，故能治湿；润药得地气多，故能治燥。"

2. 根据药物之本体，探究药物的选择性 如《本草思辨录》中论竹茹之体："竹青而中空，与胆为清净之府，无出无入相似。"故"竹茹为少阳腑热之药"。其他如花叶生于植株上端，体质轻扬升散，多用以治疗上焦疾病，如金银花、菊花、桑叶等；子实质重，或生于下，常用以治疗下焦疾病，如沙苑子、韭子、蛇床子、桑椹等；皮生于表，多用来治皮肤水肿、瘙痒等，如蝉蜕、大腹皮、桑白皮、生姜皮等。

3. 以酸苦辛咸体用属性调理脏腑 《素问·脏器法时论》中以酸苦辛咸调治肝心肺肾本脏的体用："肝欲散，急食辛以散之，用辛补之，酸泻之……欲软，急食咸以软之，用咸补之……肺欲收，急食酸以收之。用酸补之，辛泻之……肾欲坚，急食苦以坚之。用苦补之，咸泻之。"如《金匮要略浅注》曰："立乌梅丸一方，降逆止利，顺接阴阳法，破阴行阳，为传转法，借以调肝实脾，以明体用之妙也。夫以体用言之，方用乌梅酸平，入肝纳气补其体，当归辛温，入肝养血而通经，俾气血调而木得遂矣……统厥阴体用而并治之。"如小青龙汤治表寒不解，水饮内蓄，肺气壅遏上逆之咳喘，"肺欲收，急食酸以收之。用酸补之，辛泻之""肺苦气上逆，急食辛以散之，开腠理以通气也"（《辅行诀脏腑用药法要》），以麻黄、细辛、干姜、半夏等辛温之品，宣散肺气，发汗利水以泻肺之体，以白芍、五味子之酸补其用。再如当归四逆汤治血虚寒凝，肝寒"手足厥寒，脉微欲绝者""肝欲散，急食辛以散之，用辛补之，酸泻之"，以辛味之当归、桂枝、细辛补其用；以酸味之芍药泻其体。

参 考 文 献

[1] 王晖. 论先秦道家"体用不二"的本体构建. 徐州师范学院学报（哲学社会科学版），1993，3：28-32.
[2] 张立文. 论朱熹的"体"与"用"范畴. 学术月刊，1984，35（7）：26-31.
[3] 夏清华，程科，曹勇. 脏腑体用论初探. 陕西中医，2006，27（8）：975-977.

第四章

气血津液理论

精要研读

一、气

中医学中的"气"源于哲学之气,并具有哲学、人文科学的属性,在阐释生命现象和活动时,认为"气"是物质与功能的统一体,即"气充形,形寓气";更加重视气的功能活动,并从各种生理病理现象、临床药物和针灸治疗的效应去认识和把握气的状态和变化。

(一)气的来源

人体气的来源有三方面:先天之精气、水谷之精气和自然界之清气。

(二)气的运动

气的运动称为气机。气的运动形式:升、降、出、入。人体的生命活动是气升降出入运动的表现。《素问·六微旨大论》曰:"是以升降出入,无器不有""故非出入,则无以生、长、壮、老、已;非升降,则无以生长化收藏""出入废,则神机化灭;升降息,则气立孤危"。脏腑气机升降的特点是升已而降,降已而升,升中有降,降中有升。脏腑气机升降运动的动态平衡是维持正常生命活动的关键,"死生之机,升降而已"(《素问·六微旨大论》)是对生命规律的高度概括。

(三)气的功能

气具有推动功能、温煦功能、防御功能、固摄功能和气化功能。气化在中医学中主要有3方面含义,一是指自然界六气变化与疾病发生、发展的关系规律。五运六气学说认为,疾病的发生、发展皆因于自然界六气的太过与不及,影响了人体的阴阳平衡而致。而六气的变化是随运气的变迁而变化的,因此可以用五运六气的推演方法来认识疾病的发生与发展规律。其具体运用方法,主要见于标本中气理论。二是根据《黄帝内经》标本中气理论,用气化的观点对六经病的证治规律进行阐释,也即《伤寒论》之气化说。三是指气的运动所产生的各种变化。具体地说,是指精、气、血、津液各自的新陈代谢及其相互转化。例如,气、血、津液的生成,都需要将饮食物转化成水谷之精气,然后再化成气、血、津液等;津液经过代谢,转化成汗液和尿液;饮食物经过消化和吸收后,其残渣转化成糟粕等,都是气化作用的具体表现。气化功能的实质是物质与能量转化的过程,气化是生命最基本的特征。

(四)气的分类

基于气一元论,人体之气大致可做如下分类(图4-1)。

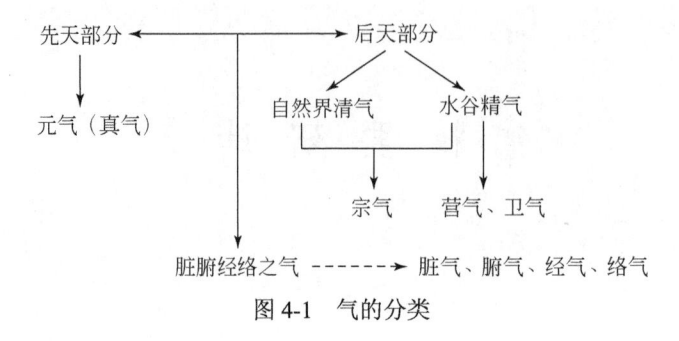

图4-1 气的分类

(五)元气、宗气、营气、卫气的生理

1.元气　来源于先天之精气,通过三焦循行全身,具有推动人体生长发育和生殖,激发和调节各个脏腑、经络等组织器官生理功能的作用,为生命活动的原动力。《黄帝内经》中有真气之论而无元气之说,《难经》有原气或元气之论而无真气之说。《春秋繁露·重政》指出:"元者,为万物之本。"《说文解字》对"元"的解释为:"元,始也。"对中医所论的元气应作以下两方面的理解:一是单从物质角度而言,元气是指禀受于父母的先天之精所化生的先天之气,而且是有其定数的,此为狭义的元气;二是从物质与功能相统一的角度而言,元气是指先后天精气相互作用而产生的一种全身综合性的生理作用或功能。换而言之,元气是以先后天精气为基础的全身功能的综合体现,此为广义的元气。

2.宗气　由肺吸入的清气和脾胃化生的水谷精气结合而成,积于胸中(上气海、膻中),下蓄丹田(下气海),注于气街。"胸中大气""大气"等是宗气的别称。宗气命名的关键字是"宗"字,杨上善云:"宗,尊也。此之大络,一身之中血气所尊,故曰宗气。"王冰云:"宗,尊也,主也,谓十二经脉之尊主也。"此外,《广雅释诂》和《辞海》对"宗"字的解释还有"聚、众"之义。所以,宗气不同于其他气之处在于,它位高而尊,气聚而众,是人体诸气之尊,是一身气之宗主,对人体生命活动至关重要。《类经·经络类》云:"宗气之行,以息往来,通达三焦,而五脏六腑皆以受之。"《黄帝内经素问集注》云:"宗气者,五脏六腑、十二经脉之宗始,故曰宗气。"喻嘉言在《医门法律》中曰:"五脏六腑,大经小络,昼夜循环不息,必赖胸中大气斡旋其间,大气一衰,则出入废,升降息,神机化灭,气立孤危矣。"

宗气的功能:①走息道而行呼吸。宗气是激发、推动与维持肺呼吸的根本动力,是"呼吸之枢机",在宗气的主导与管理下,肺开阖有度,吐故纳新;呼吸的频率、节律依靠宗气的调节与燮理。②贯心脉而行气血。宗气具有推动心脏的搏动、调节心率和心律等功能。宗气燮理心肺关系,调节心搏呼吸。③职司视、听、声、色、嗅、动。视、听、声、色、嗅、动等的产生,固然是脏腑之气作用于相应官窍的结果,同时也离不开宗气推动血气的供养。石寿棠在《医原》中云："虽各窍自有其本气，而要皆宗气所贯通也。"清代周学海在《读医随笔》中云："宗气者，动气也。凡呼吸言语声，以及肢体运动，筋力强弱者，宗气之功用也。"

3. 营气 来源于水谷精微，《灵枢·邪客》曰："营气者，泌其津液，注之于脉，化以为血，以荣四末，内注五脏六腑。""营气，即营血也"（《中风论·论营血》）。营气是化生血的物质基础，存在于血脉之中，常被称为"营血""营阴"，因其富有营养，又被称"荣气"。

4. 卫气 是机体阳气的一部分，又称卫阳，源于水谷精微。概括而言，卫气由下焦肾中元阳所发出，依靠中焦脾胃运化的水谷精微来温养，通过肺的宣发功能输布于全身肌表。

卫气循行是昼始于足太阳，并分别向各阳经散行，即昼日属阳之经均布有卫气，而不是按十二经脉承接的顺序一经传一经。在夜间卫气从阳入于阴，始于肾，按五行相克规律一脏注于一脏。这里虽称传脏，但其传注仍要依赖各阴经为通路。

营卫皆源于水谷精微，《灵枢·动输》云："营卫之行也，上下相贯，如环之无端。"《难经·三十难》云："营气之行，常与卫气相随。"营卫二气无论是在脏腑、经络，还是在肌肤、腠理、孙络、溪谷总是结伴而行，以营养周身。卫气运行于脉外，营气运行于脉内，但"卫主气而在外，然亦何尝无血，营主血而在内，然亦何尝无气。故营中未必无卫，卫中未必无营。但行于内者便谓之营，行于外者便谓之卫。此人身阴阳交感之道，分之则二，合之则一也"（《类经·经络类》）。薛雪在《医经原旨·经络》中云："人身不过表里，表里不过阴阳，阴阳即营卫，营卫即气血。"

卫气的功能：《灵枢·本脏》所论："卫气者，所以温分肉，充皮肤，肥腠理，司开阖者也"，是对卫气功能的高度概括。主要体现：①温养脏腑组织。②调节腠理开合，汗液排泄，维持体温的相对恒定。③抗御外邪。④主导寤寐，调节睡眠节律。卫气出入失常，阴阳失交，是睡眠节律失常的基本病机。

二、血

中医学中血的概念内涵应包括三个方面，一是指循行于脉中的富有营养的红色液态物质，是构成人体和维持人体生命活动的基本物质之一。二是依据"气一元论"，血与气异名而同类，《灵枢·营卫生会》曰"夫血之与气，异名而同类"，《灵枢·决气》也将血归于"六气"之一，血与气在本质上属同类，只是存在形态、特性、作用不同而已，但二者又相互化生，互根互用。因此，血又有"气"的概念。《医宗金鉴·删补名医方论》云："如遇血崩血晕等证，四物不能骤补，而反助其滑脱，则又当补气生血，助阳生阴长之理，盖此方能补有形之血于平时不能生无形之血于仓卒。"三是血相对于气而言，虽为有形，但中医并不关注其组成成分，或从形质上对其作定性定量的研究，中医更注重于血的濡养功能。临床上，中医所谓"血虚"并不等同于西医所谓"贫血"。因此，中医所谓的血是濡养功能的一种反映。

（一）血的生成

血的生成如图 4-2 所示。

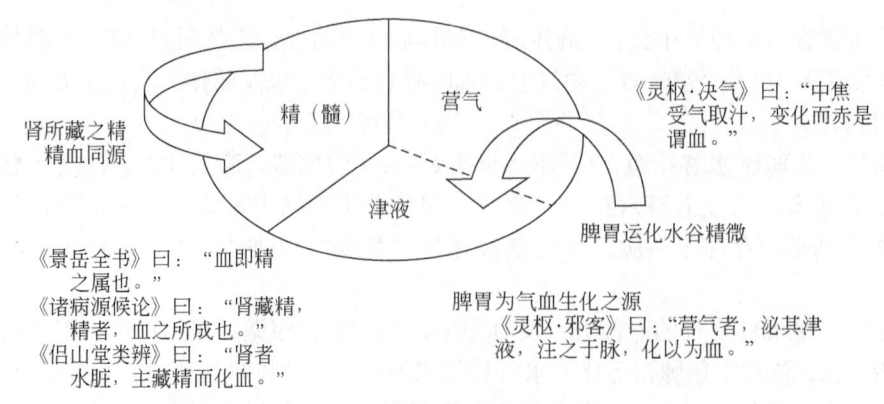

图 4-2　血的生成

（二）血的运行

《黄帝内经》是血液循环的最早记载者，《素问·经脉别论》云："食气入胃，散精于肝……食气入胃，浊气归心，淫精于脉，脉气流经，经气归于肺，肺朝百脉，输精于皮毛，毛脉合精，行气于府，府精神明，留于四脏，气归于权衡。"该篇最早提出血液由心→经脉→肺→心→经脉→四脏（全身）的运行路线，指出水谷精微化为血液并进入血液循环的大体方向。血液正常运行的基本条件：①血液要充盈；②脉道要完整通畅；③全身各脏腑功能正常，特别是心、肺、肝、脾四脏（图 4-3）。

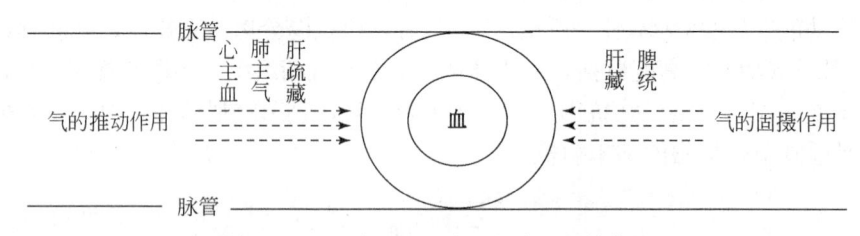

图 4-3　心、肺、肝、脾对血液运行的作用

（三）血的功能

血具有营养和滋润的功能，为神志活动的物质基础。

三、津　　液

津液是人体一切正常水液的总称，包括各脏腑组织的内在体液及其正常分泌物，如胃液、肠液、涕、泪、唾等。津：性质较清稀，流动性较大，布散于体表皮肤、肌肉和孔窍，并渗注于血脉，起滋润作用。液：性质较稠厚，流动性较小，灌注于骨节、脏腑、脑、髓等组织，起濡养作用。津和液虽有区别，但生理上津液常并称，几无分别；在病理上，"伤津"轻而"脱液"重。

（一）津液的生成

津液的生成是在脾的主导下，由胃、小肠、大肠等脏腑参与而共同完成的（图4-4）。

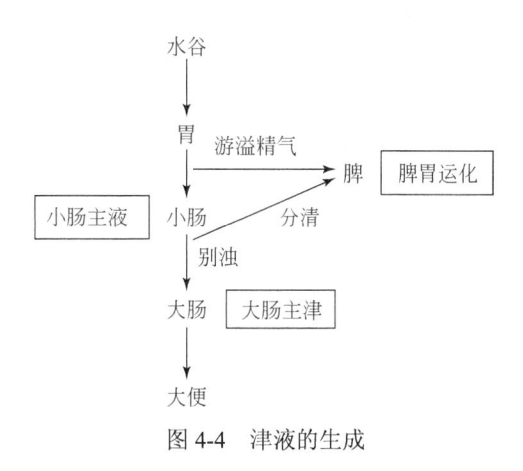

（二）津液的输布与排泄

《素问·经脉别论》曰："饮入于胃，游溢精气，上输于脾，脾气散精，上归于肺，通调水道，下输膀胱，水精四布，五经并行。"津液输布与排泄的生理过程，需要多个脏腑的综合调节（图4-5），其中尤以肺、脾、肾三脏为要，故《景岳全书》曰："盖水为至阴，故其本在肾；水化于气，故其标在肺；水唯畏土，故其制在脾。"其中，尤以肾的功能最为关键，故《素问·逆调论》曰："肾者水脏，主津液。"

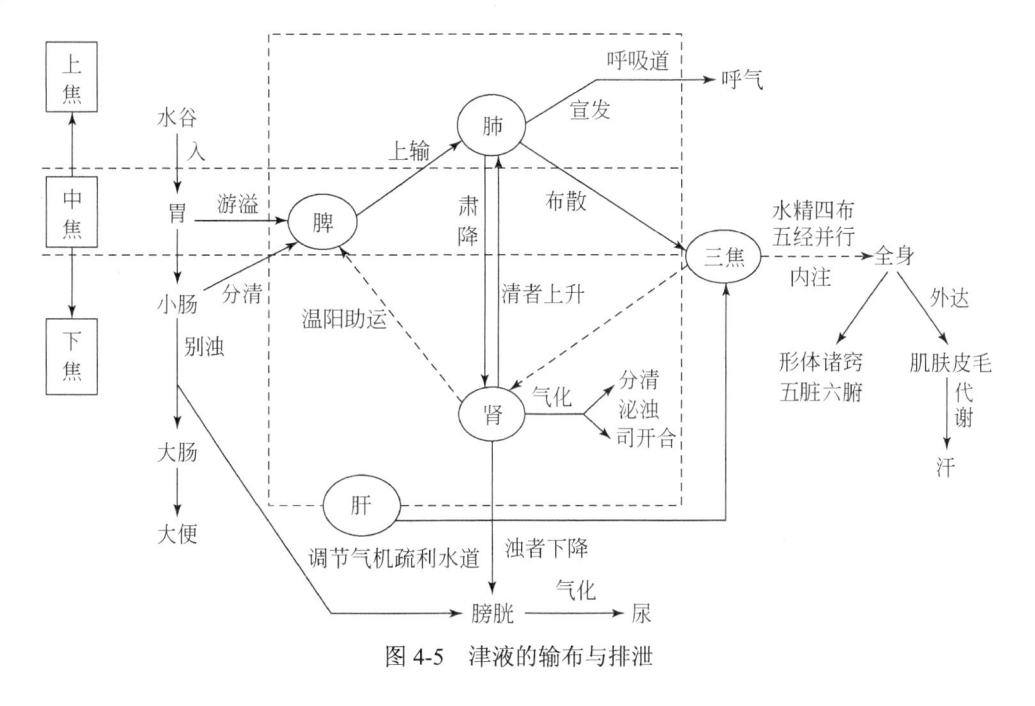

图 4-4 津液的生成

图 4-5 津液的输布与排泄

（三）津液的功能

津液的功能：①滋润和濡养作用。②化生血液。津液经孙络渗入血脉之中，成为化生血液的基本成分之一。"中焦出气如雾，上注溪谷，而渗孙脉，津液和调，变化而赤为血"（《灵枢·痈疽》）。③调节机体的阴阳平衡。④排泄代谢产物。⑤运载全身之气。

四、气血津液的关系

气和血的关系可概括为"气为血之帅""血为气之母"。"气为血之帅"包含着三方面的意义：①气能生血。②气能行血。③气能摄血。气和津液的关系：气能生津、行津、摄津；津能载气（图4-6）。

血和津液的关系：津液和血液同源于水谷精微，被输布于肌肉、腠理等处的津液，不断地渗入孙络，成为血的组成部分，即所谓"津血同源"。血与津液在运行输布过程中相辅相成，互相交会，津可入血，血可成津。在病理上血与津液又相互影响，失血过多时，脉外之津液渗入脉中以补偿血的不足，因而导致脉外津液的不足，出现口渴、尿少、皮肤干燥等症状；津液大量损耗，不仅渗入脉内之津液不足，甚至脉内之津液还要渗出于脉外，形成血脉空虚、津枯血燥的病变。所以中医有"夺血者无汗""夺汗者无血""衄家不可发汗""亡血家不可发汗"之说。

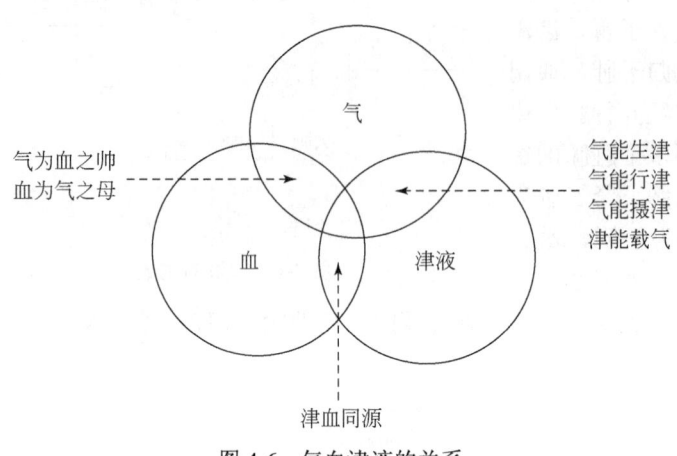

图4-6 气血津液的关系

五、气的失常

气的失常主要包括气虚和气机失调两方面内容。

（一）气虚

气虚是指由于先天禀赋不足，或饮食不调，或劳倦内伤，久病不复，或年老体弱等因素，导致机体元气不足，脏腑组织机能减退所表现的证候。

临床可见面色淡白或㿠白，神疲乏力，少气懒言，语声低微，头晕目眩，自汗畏风，活动时加剧，平时易患感冒，舌质淡白，苔白，脉虚无力等症状。

阳虚与气虚：阳虚必以气虚为基础，但气虚并不一定发展为阳虚，其病理表现亦非必有虚寒之象。

（二）气机失调

气机失调主要包括气滞、气逆、气陷、气闭、气脱。

1. 气滞 又名气郁证、气结证，是指由于情志不畅，或饮食失调，或感受外邪，或用力闪挫等原因，导致某脏腑、组织或局部气机阻滞，运行不畅，以胀闷，疼痛为主要表现的证候。临床可见胸部胀满闷痛，胁肋胀痛走窜不定，或乳房胀痛随情绪的变化而增减，胃脘胀闷攻撑作痛，得嗳气或呕吐后减轻，腹部胀痛矢气后减轻，腰部走窜胀痛，少腹或小腹胀痛时轻时重，四肢肌肉、关节胀痛无定处。舌质淡红，舌苔薄白，脉弦等症状。"闷、胀、痛"是其共同的病理表现。

2. 气逆 是指由于外邪侵袭，或痰浊食滞阻遏，或恼怒惊恐等原因，导致气机升降失常，脏腑气逆上冲所表现的证候。临床可见咳逆上气，喘息，嗳气或呃逆频作不止，恶心呕吐，眩晕，头痛每因恼怒而发作或加重，头胀，昏厥骤作，自觉有气从少腹上冲胸咽。舌质淡红，舌苔薄白，脉弦等症状。气逆多见于肺、胃、肝等脏腑病变。肺气上逆可见咳逆、气喘；肝气上逆可见头目胀痛、眩晕、性急易怒、咯血、吐血，甚至昏厥；胃气上逆可见恶心、呕吐、嗳气、呃逆。

3. 气陷 多由气虚发展所致，又名脾虚下陷证、中气下陷证。其多因久泻久痢，或过度疲劳，而致气虚之极所表现的证候。临床可见头晕耳鸣，眼花，神疲乏力，少气懒言，纳呆，食后腹胀，大便溏泄不止或滑泄日久不止，下痢脓血白多赤少而缠绵难愈或见肛门脱出，子宫脱垂，胃下垂，肾下垂等症状。气陷还包括宗气下陷。

4. 气闭 是指因情志内伤，气郁之极，或痰浊食滞内停，气机受阻，或外邪侵袭，阻遏气机等原因，导致气机壅塞，清窍不利，以昏迷和脏腑功能闭塞不通为主要表现的证候。临床可见昏迷或突然昏仆，呼吸气粗，或短暂屏息气闭，牙关紧闭，两手握固，肢体强痉，大小便闭。舌见舌质青紫晦暗，舌苔薄白。脉沉弦或伏等症状。

5. 气脱 是指由于急病邪盛，正气大伤；或久病正气耗伤；或大出血、大汗、大吐、大泻亡血伤液，气失依附，导致气不内守而外脱，以及脏腑功能虚衰为主要表现的证候。临床可见昏迷或忽然昏仆，呼吸微弱，面色苍白、口开目合，全身软瘫，二便失禁，大汗淋漓、脉微弱等症状。

六、血的失常

血的失常包括血虚、血运失常及血寒、血热。

（一）血虚

血虚是指血液不足，血的营养和滋润功能减退，以致脏腑百骸组织器官失养的病理状态。血虚的形成，主要有两方面的原因，其一，血损过多，新生之血来不及补充，如各种急性或慢性出血；或温热久羁，耗损营血，或误用汗吐下之法，耗津伤血；或用药不慎，直接损伤营血。其二，生化不及，如饮食营养摄取不足，或脾胃虚弱，运化无力，则水谷精气化生太少，血液生化乏源；或化生血液的功能减退，如气虚，脾脏功能减退，则即使化源不匮乏，亦难生化成血液。

临床可见面白无华或萎黄，毛发萎黄或枯黄，唇爪甲色淡苍白，头晕，两目干涩，视物模糊，心悸失眠，手足麻木不仁，屈伸不利，妇女经血量少色淡，延期或闭经，舌淡苔白，脉细无力等症状。

（二）血运失常

血运失常包括血瘀、出血。

1. 血瘀 血瘀是指血液运行迟缓或运行不畅的一种病理变化。形成原因：气滞或气虚，血寒（凝）或血热（煎熬），湿热，痰火，外伤，跌仆等。血瘀和瘀血二者互为因果。血瘀证的一般临床表现见表4-1。

表4-1 血瘀证的一般临床表现

疼痛	性质多为刺痛，亦可发为绞痛；部位固定不移，疼痛拒按
肿块	固定不移，在体表局部青紫肿胀（外伤性）；在体内多为癥积（质硬、压痛）
出血	血色紫暗，夹有血块
望诊	面部、口唇、爪甲青紫；舌质紫暗或有瘀点瘀斑；皮下紫斑；面色黧黑、肌肤甲错
脉象	涩、迟、弦、结、代

整理归纳中医对"血瘀"的认识，主要有《金匮要略》的"内结为血瘀"说，明代王肯堂在《证治准绳》中从"百病由污血者多"的观点出发所提出的"污秽之血为血瘀"说，清代唐容川《血证论》的"离经之血为血瘀"说及清代王清任《医林改错》的"久病入络为血瘀"说。"内结为血瘀"主要与血栓形成性疾病有关。"内结为血瘀"的主要病理生理学基础是血液循环障碍，与动脉粥样硬化、血栓形成等缺血性疾病的病理变化相似。"离经之血为血瘀"主要与出血有关。"久病入络为血瘀"主要与因长期慢性疾病而导致微血管或微循环障碍有关。"污秽之血为血瘀"可能与血液成分异常变化有关。"污秽之血"的共同特点是血液处于高度浓、黏、凝、聚状态，其结果都会引起血流不畅和微循环障碍。

2. 出血 是指血液逸出脉外的病理变化。形成原因包括血热、气虚、外伤、瘀血内阻等。大量出血可致气随血脱而引起全身功能的衰竭。

（三）血寒

血寒是指局部脉络寒凝气滞，血行不畅所表现的证候。常由感受寒邪引起。临床可见疼痛，多见于手足、肤色紫暗发凉，喜暖恶寒，得温痛减，或少腹疼痛，形寒肢冷，月经延期，经色紫暗，夹有血块。舌淡暗苔白，脉沉迟涩等症状。

（四）血热

血热是指血内有热，使血液运行加速，脉道扩张，或使血液妄行而出血的病理状态。血热多由邪热入于血分，或外感寒邪，入里化热，伤及血分等所致。另外，若因情志郁结，五志过极，郁久化热伤及血分，亦可导致血热。血热病变，临床以既有热象，又有动血、出血、扰神等为其特征，可见面红目赤、身热夜甚，舌质红绛，心烦或躁扰发狂、谵语，甚则昏迷，或衄血、吐血、尿血、皮肤斑疹、月经提前量多、脉数等症状。

七、津液代谢失常

津液代谢的失常主要包括津液不足和津液输布排泄障碍。

(一)津液不足

津液不足是指机体津液的数量亏少,使脏腑、形体、官窍等得不到充分的濡润和滋养,因而产生一系列干燥枯涩的病理状态。形成原因:①热盛伤津。②津液丢失太多,如严重的吐泻、大汗、大面积烧伤等。③生成不足,如体虚久病脏腑功能减退等。④慢性疾病的耗伤。伤津与脱液的区别:伤津主要是水分的丢失,伤津未必脱液;脱液不但丢失水分,更损失精微营养物质,脱液必兼津伤。伤津的临床表现:肺津不足,则口鼻、唇、舌、咽喉干燥,声嘶或失音,甚或肤燥便干,胸满气逆,干咳无痰,苔干而燥等。胃津不足,则口干唇燥,知饥而不欲食,食则干涩难咽,干呕,肌肉瘦削,面色萎黄,大便秘结,脉细数等。大肠津液耗伤,则大便燥结,坚硬难出等。热病后期或久病耗伤可导致脱液,临床上常出现形瘦骨立,大肉尽脱,肌肤毛发枯槁,或手足震颤、肌肉瞤动、唇焦、舌光红无苔或少苔等症状。

(二)津液输布排泄障碍

(1)湿浊困阻:多由脾虚运化水液功能减退,因而津液不能转输布散,久则聚积而成湿浊,形成湿浊内困病变。临床可见胸闷呕恶,脘腹痞满,头身困重,口腻不渴,腹泻便溏,面黄肤肿等症状。

(2)痰饮凝聚:痰与饮,都是由于脏腑功能失调,津液代谢障碍,以致津液气化失常,因而水湿停聚凝结于机体某些部位而成的病理产物,且又是多种疾患的致病因素。水聚而成饮,饮凝而成痰,即可形成多种痰证或饮证。痰可随气升降,无处不到,病及不同的脏腑经络或滞留于机体某些部位,可表现为多种病理反映。饮邪为病,随其停聚部位之不同而有不同的名称。

(3)水液潴留:此多由肺、脾、肾等脏腑功能失调,水液代谢障碍,水不化气,因而潴留于肌肤或体内,发为水肿或腹水等病变。

八、气血津液关系失调

(一)气血关系失调

气血关系失调主要包括气滞血瘀、气虚血瘀、气不摄血、气随血脱、气血两虚。

(二)津液与气血关系失调

1. 水停气阻 是指水液停贮,导致气机阻滞的病理状态。

2. 气随津脱 指由于津液大量丢失,气失其依附而随津液外泄,从而导致暴脱亡失的病理状态。其多由于高热伤津,或大汗伤津脱液,或严重吐泻,耗伤津液等所致。

3. 津枯血燥 指津液亏乏,甚则枯竭,从而导致血燥虚热内生,或血燥生风的病理状态。

4. 津亏血瘀 指津液亏损,血液运行郁滞不畅的病理状态。津液充足是保持血脉充盈,血液运行通畅的重要条件。若因高热、烧伤、吐泻、大汗出等因素,从而使津液大量消耗,则津液亏少，血容量不足，血液循行滞涩不畅，即可发生血瘀之病变。临床上即可在原有津液不足的基础上，出现舌质紫绛，或见瘀点、瘀斑，故则斑疹显露等临床表现。故《读医随笔》曰："夫血犹舟也，津液水也""津液为火灼竭，则血行愈滞"。此即说明津亏可以导致血瘀的机理。

5. 水停血瘀 指津液输布代谢障碍导致血液运行郁滞不畅的病理状态。外感六淫、内伤七情、饮食失宜等，引起肺、脾、肾及三焦功能失调，使津液不得正常输布与排泄，遂停聚于体内形成水湿痰饮。其中痰湿易于胶结凝固，留滞不去，若注入血脉，壅塞脉道，则直接影响血液的正常运行，导致血瘀为患。水饮虽为清稀之物，澄澈清冷，由于津血同源，相互渗透为用，故津液渗于脉内，水阻经隧，亦会使经脉不通，血液运行阻滞而瘀水相混，形成血瘀。《素问·调经论》云："孙络水溢，则经有留血。"《灵枢·刺节真邪》云："津液内溢，乃下流于睾，血道不通，日大不休，俯仰不便，趋翔不能"。此外，水湿痰饮易阻遏气机，气机不畅，势必导致血行不畅而产生瘀血。《灵枢·百病始生》云："汁沫与血相搏，则并合凝聚不得散，而积成矣。"李用粹在《证治汇补》中云："胃脘之血，为痰浊所滞，日积月累，渐成噎膈反胃。"

6. 血瘀水停 是指因血脉瘀阻导致津液输布障碍而水液停聚的病理变化。张仲景在《金匮要略·水气病脉证并治》中曰"血不利则为水"，意即妇女月经当行不行或行而不畅，继而出现水肿，这种水肿病之本并不在水，而在经血不利所致，病在血分。治当调畅经血，经血畅行则水肿自除。唐容川在《血证论》中曰："瘀血化水，亦为水肿，是血病而兼水也。"瘀血引起水肿是因血中有水，血瘀不行则令水液停聚而发生水肿。唐容川认为："气即水也，血中有气即有水……是水与血并行不悖，失血家，其血既病则亦累及于水。"再如，心病日久，心阳不足，血行不利，则可瘀阻于皮下、脏腑组织间而成为水肿，类似于现代医学临床上所谓的心源性水肿。

临 证 备 要

专题一　宗气理论与临床

宗气居于胸中，贯心脉而行呼吸，而心之鼓动与肺之呼吸时刻不能停息，因此宗气始终处于一种持续的劳作中，无以休养。若稍有供养不足或耗伤太过则会出现宗气虚，甚则陷，再甚而危。喻嘉言在《医门法律》中云："五脏六腑，大经小络，昼夜循环不息，必赖胸中大气斡旋其间。大气一衰则出入废，升降息，神机化灭，气立孤危矣。"张锡纯在《医学衷中参西录》中曰："肺司呼吸，人之所共知也，而谓肺之所以能呼吸者，实赖胸中大气"，"此气（指宗气）一虚，即觉呼吸不利。"

一、宗 气 下 陷

张锡纯在《医学衷中参西录》中对宗气下陷的病因病机论述得很详细，他认为宗气下陷，或因力小负重，或空腹劳作，或病后气力未复而过度活动，或因泄泻日久，或服破气药太过，或因气分虚极等而形成。

（一）宗气下陷的症状

张锡纯认为：宗气一虚，呼吸即觉不利，而且肢体酸懒，精神昏愦，脑力心思为之顿减。若其气虚极而陷，或下陷过甚者，其人呼吸顿停，昏然罔觉。《医学衷中参西录》云："其病之现状，有呼吸短气者，有心中怔忡者，有淋漓大汗者，有神昏健忘者，有声颤身动者，有寒热往来者，有胸中满闷者，有努力呼吸似喘者，有咽干作渴者，有常常呵欠者，有肢体痿废者，有食后易饥者，有二便不禁者，有癃闭身肿者，有张口呼气外出而气不上达肛门突出者，在女子有下血不止者，更有经水逆行者，种种症状，实难悉数。"

（二）宗气下陷的脉象

《医门法律》认为，右寸当候宗气。《医学衷中参西录》对宗气虚和宗气下陷的脉象作了具体描述，如"其脉关前（即寸部）微弱不起"，或"其脉象沉迟微弱，关前尤甚，其剧者，或六脉不全，或参伍不调"，或"其脉两寸微弱，毫无轩起之象"，或"其脉乍有乍无，寸关尺或一部独见，或两部同见，又皆一动而止，此病之危已至极点"。故寸脉微弱沉迟，当为宗气虚之脉象，至于其脉乍有乍无，六脉不全，参伍不调，一动而止者，皆为宗气下陷或外泄，病情危重至极之象。

（三）鉴别诊断

张锡纯认为，宗气下陷之喘与气逆之喘不同。胸中大气主司呼吸，若宗气下陷过甚，呼吸之动力丧失，肺脏勉强鼓舞，努力呼吸以自救，则出现"似乎喘"，但必"不抬肩"，这是因为"大气下陷者之呼气难也"，且脉象沉迟微弱，或结代；而气逆之喘，必张口抬肩，"因喘者吸气难"，脉多数，或浮滑，或尺弱寸强。宗气下陷后常感胸中满闷、气短，这是由于胸中大气空虚，"外气必来排挤"，肺失去呼吸之动力，即感胸闷、气短。然而，这并不是气郁之满闷，而是胸中大气亏虚所致。治疗应升举大气，若误用理气开胸之药，则大气愈虚愈陷，严重者有性命之忧。宗气下陷，必见短气，然须与阳虚寒饮结胸之短气相鉴别。寒饮结胸之短气，"似觉有物压之"，伴有畏寒，是心肺阳虚、卫阳不宣而致；大气下陷之短气，常觉上气与下气不相接续，且不畏寒冷，是由于大气虽陷，全身阳气未必虚衰，临证时当辨别清楚。

（四）宗气下陷的治疗

张锡纯制升陷汤一方，方中黄芪既善补气，又善升气，为君药；佐以凉润之知母监制黄芪之温热，辅以升麻、桔梗以助黄芪上升之功；柴胡为少阳之药，以引大气下陷者自左上升；升麻为阳明之药，能引大气下陷者自右上升；桔梗为舟楫之剂，载诸药之力上达胸中，故用之为向导。如气分虚极下陷，可酌加人参补气，或再加山萸肉以收敛气分之耗散；如大气下陷过甚，导致少腹下坠疼痛，宜加大升麻用量，以增强升提之力。若宗气下陷兼心肺阳虚，其人心冷，背紧恶寒，常觉短气，则用回阳升陷汤（黄芪、干姜、当归身、桂枝尖、甘草）；若兼气分郁结，胸中满闷，时或作痛，脉迟无力者，则用理郁升陷汤（生黄芪、知母、当归身、桂枝尖、柴胡、乳香、没药）；若兼脾气虚极下陷，则用醒脾升陷汤（黄芪、白术、桑寄生、川续断、山萸肉、煅龙骨、煅牡蛎、川萆薢、炙甘草）；若素体偏热者加生地、玄参，体质偏寒者加干姜、桂枝。

二、宗气痹阻

宗气位居胸中而行于周身，又与人体气机的升降出入关系密切，如果宗气被邪气或某些病理产物所堵塞，就会发生痹而不通的病理变化。

引起宗气痹阻的原因，或为情志抑郁不舒，或为痰、湿、食积、瘀血等有形之邪阻碍气机，或为外邪侵犯，抑遏气机，或为脏腑功能障碍，亦有因气虚，运行无力而滞者。其中尤以邪气阻滞胸中，气机不利而出现的胸痹、心痛、胸闷、咳喘、短气等表现为最常见。《灵枢·刺节真邪》曰："宗气留于海，其下者注于气街，其上者走于息道。故厥在于足，宗气不下，脉中之血，凝而留止，弗之火调，弗能取之。"杨上善说："厥，谓逆冷。胸之动气（指宗气），不循脉行下至于足，故日浃而止也。"《金匮要略·水气病脉证并治》曰："心下坚，大如盘，边如旋杯，水饮所作，桂枝去芍药加麻黄附子细辛汤主之。"喻昌认为这是指水饮久积胸中不散，伤其蕴之气，乃至心下坚大如盘，遮蔽大气不得透过，从旁边辘转，如旋杯之状，空旷之位被水饮占据为患。

对于宗气痹阻的治疗，应祛除痹阻宗气之邪气，达到"大气一转，其气乃散"的效果。临床上针对邪气的不同性质而采用豁痰散结、活血化瘀、行气利水、温阳散寒等治法，瓜蒌薤白白酒汤及类方、半夏麻黄丸、枳术汤、小半夏加茯苓汤、半夏厚朴汤等均为常用方剂。张锡纯在《医学衷中参西录》中认识到宗气痹阻可致宗气下陷的情况，认为大气初陷，郁而不畅，气机失调，可出现胸中满闷、时或作痛、脉迟无力等症状，并在升陷汤的基础上酌加以行气活血之品，创制理郁升陷汤进行治疗。

专题二 气机升降理论及其临床运用

一、气机升降理论概述

气机升降学说是中医学从动态角度出发，对脏腑特性、气化功能及整个人体生命活动的高度概括。《素问·六微旨大论》曰："气之升降，天地之更用也……升已而降，降者为天，降已而升，升者为地。"其认为天气下降，地气上升，天地之气，呼应交感，阴阳和合，可起到生化万物的作用。升降是天地变化的规律，同样也是人体生命活动的根本。"故非出入则无以生长壮老已；非升降，则无以生长化收藏。是以升降出入，无器不有。故器者，生化之宇，器散则分之，生化息矣。故无不出入，无不升降"（《素问·六微旨大论》），"出入废则神机化灭；升降息则气立孤危"（《素问·六微旨大论》），气的升降出入运动一旦停止，就意味着生命的终结。

《黄帝内经》奠定了气机升降理论的基础。①用升降理论阐述人体的生命活动。如《素问·经脉别论》曰："饮入于胃，游溢精气，上输于脾，脾气散精，上归于肺，通调水道，下输膀胱；水精四布，五经并行。"②用升降失常阐释病理变化。如《素问·阴阳应象大论》曰："清气在下，则生飧泄；浊气在上则生䐜胀。"《素问·生气通天论》曰："大怒则形气绝，而血菀于上，使人薄厥。"③用升降平衡理论制定治法。如《素问·至真要大论》曰："高者抑之，下者举之""疏其气血，令其条达，而致和平"。

气机升降体现了脏腑的生理特性。心位于上焦，君火宜降，降则下温肾水，使肾水不寒；肺主宣发肃降，升降有序，呼吸通畅，但总以下降为主；肝主疏泄，其性升发，升则疏通全身气机；脾主运化，其气宜升，升则气血化源充足；肾位于下焦，肾水宜升，升则制约心火，使心火不亢。脏腑气机的升降趋势具有升中有降，降中有升，升已而降，降已而升的多种形式。如六腑传化水谷过程中，小肠吸收精微是为降中有升；肾之气化可将水液之清者升至心肺再次利用，但同时将水液之浊者下降至膀胱排出体外，此为升中有降。总之，脏腑的气机升降运动与脏腑生理特性是基本一致的（图4-7）。

肝升肺降是气机升降的关键。肺居上焦，其气肃降。肝居下焦，其气以升发为畅。

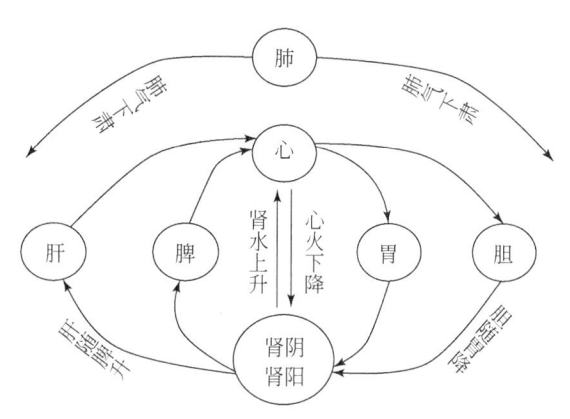

图4-7 黄元御脏腑气机升降图

肝肺之升降，关乎全身之气的上升与下降。人体的气机，其升发者则沿肝气升发之道上行，其下降者则沿肺经肃降之道下降，故肝升肺降对全身气机之升降起着引动、制约及调节作用，在人体气机升降中占据着主导地位。气血的运行、津液的输布、脾胃的纳运、水火的升降均依赖于肝和肺的升降协调。

脾胃是气机升降的枢纽。脾与胃同居中焦，脾气主升，胃气主降，通上彻下，斡旋阴阳，升清降浊。朱丹溪曰："脾具坤静之德，而有乾健之运，故能使心肺之阳降，肝肾之阴升，而成天地交泰矣。"《医碥》则明确指出："脾胃居中焦，为上下升降之枢纽。"脾气升清，才能将精微物质源源不断输送至心肺。胃气降浊，水谷才得以正常消化吸收。肝气从左升发，肺气从右下降，肝升肺降以位居于中的脾升胃降为枢纽。"水火既济"、"心肾相交"亦赖脾胃气机的协调。

气机升降失调是脏腑病变的基本病理之一。各种致病因素常可导致气机升降的不及、太过和反作。如胃气以通降为顺，胃失和降则出现脘胀、食少等症。胃气上逆还可致嗳气、呃逆、恶心、呕吐。脾气以升清为职，脾气不升则运化无权，出现腹胀、肠鸣、便溏、泄泻。日久则气血生化无源，头目营养不足而出现面色少华、头昏眼花、耳鸣乏力等清阳不升之证。若脾气下陷，升举无力则见脏腑下垂、脱肛等症。肝为刚脏，主动主升，其气易亢易逆，若肝气逆上则出现头痛而胀、面红目赤、急躁易怒；若血随气逆，络破血溢，则为咯血、吐血，甚则血壅于清窍而突然昏厥，不省人事。胆为"中精之腑"，主降，若胆气上逆，临床可见目痛、胸胁胀满或两胁疼痛，或目黄、口苦咽干、食欲减退、小便黄，甚则恶心呕吐、周身黄染等。肾主纳气，助肺呼吸，若肾气不足而摄纳无权，可致气逆不降，出现呼吸表浅、动辄气喘等症。肺主宣发肃降，若宣降失常，不相协调，则出现咳嗽、气喘等症。肺与大肠相合，肺气失于肃降则可影响大肠传导功能的发挥，可见大便干结或便秘。大肠腑气不通亦可影响肺气的宣降，发生胸满、气短等症。肝升肺降，肝中气火升发太过，灼伤肺阴，可导致肃降失常，出现面红目赤、急躁易怒、咳嗽、胸痛，甚则咯血等症。若肺失肃降，影响及肝，使肝失疏泄，气机不畅，则在咳嗽的同时，可出现胸胁胀痛等症。

二、气机升降理论的临床运用

（一）源流概述

张仲景首先将气机升降理论运用于临床。如《伤寒论·辨阳明病脉证并治》云："阳明病，无汗，小便不利，心中懊憹者，身必发黄。"《伤寒论·辨太阳病脉证并治》云："伤寒表不解，心下有水气，干呕，发热而咳，或渴，或利，或噎，或小便不利，少腹满，或喘。"《金匮要略·痰饮咳嗽病脉证并治》曰："心下有支饮，其人苦冒眩。"《金匮要略·呕吐哕下利病脉证治》曰："病人胸中似喘不喘，似呕不呕，似哕不哕，彻心中愦愦然无奈者"、"呕而肠鸣，心下痞者，半夏泻心汤主之"。《金匮要略·腹满寒疝宿食病脉证治》曰："下利不欲食者，有宿食也，当下之，宜大承气汤。"《伤寒论·辨太阳病脉证并治》云曰："太阳与阳明合病者，必自下利，葛根汤主之。"清代喻昌用"逆流挽舟"法治痢即源于此。

张元素依据《黄帝内经》关于药物"味厚者为阴，薄为阴之阳；气厚者为阳，薄为阳之阴"的论述，进一步探讨药物作用于人体的升降浮沉趋向，创制了"气味厚薄寒热阴阳升降之图"，将常用的105味分为5类，即"风生升"20味，"热浮长"20味，"湿化成"21味，"燥降收"21味，"寒沉藏"23味，成为临床用药的指南。此外，张元素还发明了"引经报使"理论，即是利用某些具升降特性的药物作为舟楫，以载药直达病所。也就是说，药物升降浮沉的药理作用可随着配伍的不同而转化，体轻之药可借质重下沉之品引药下行，体重之药可借轻升上浮之品引药上升。李东垣在《黄帝内经》气机升降理论的启发下，又受张元素以升降浮沉分析药物的熏陶，主要阐发了脾胃升降的理论。认为五脏六腑的升降运动是以脾胃升降为枢纽，治疗偏于升发脾胃阳气。朱丹溪认为阴阳的升降运动，既有阴升阳降，也有阳升阴降；还倡导以升降法治疗六郁之病。《丹溪心法》曰："气血冲和，万病不生，一有怫郁，诸病生焉。"其认为凡郁多在中焦，他所创制的越鞠丸，用药大法属降中有升，升中有降，为斡旋中焦气之妙法。明清时期，吴东旸在《医学求是》中指出："肝木不升则克脾土，胆木不降则克胃土"、"坎水温升，则肝木舒其疏泄之性；离火清降，则肺金行其收敛之政"。叶天士从临床实践中认识到湿热为病，必须从宣展气机立法，即通过宣开肺气而达化湿透热的目的。吴鞠通则创制三仁汤、宣痹汤等宣开肺气以治湿热的方剂，临床疗效显著。黄元御在《四圣心源》中指出："血之失于便溺者，太阴脾之不升也；亡于吐衄者，阳明胃之下降也。治血热妄行者，泻实降气，不损中州脾土；治气虚不摄者，补虚升阳，无犯至高之气。"唐容川在《血证论》中曰："上者抑之，必使气不上奔。斯血不上溢，降其肺气，顺其胃气，纳其肾气，气下则血下，血止则气亦平复。"故其治吐血、咯血等上行性出血，总以降气为大法。

（二）基本原则

1. 顺应脏腑特性 治疗气机失调所致的病证时，首先应根据病证表现，细察气机失调之所在，明辨脏腑病势趋向，然后顺应脏腑气机升降规律，应用药物的升降浮沉不同作用趋势，对病势趋向或因势利导，或逆向调整，使异常的升降状态恢复正常。如《医经余论》曰："脾以健而运，胃以通为补。健脾宜升，通胃宜降。"

2. 重视整体辨证 注重分析脏腑间的联系，多角度选择治疗途径。如气机不畅所致的大便不通或小便癃闭，治疗不应只一味通利，而应宣通气机，尤宜宣降肺气，使肺气宣通而能肃降下行，以助腑气的通降，使大便通、小便利。如肾不纳气之气喘欲脱之证，选用黑锡丹以固肾纳气回逆；唐容川用泻心汤加牛膝、白茅根降火止血等，均是升降理论在"上病下取"中的应用。对脾肺气虚所致脱肛，采用升举脾、肺之气之法治疗，即是病陷于下、治从上举的体现。此外，临床上根据脏腑的病证，选用辛开苦降之法，辛开以祛湿，苦降以泄热。开上、宣中、导下"分消上下之势"以利升降而转气机。如采用"提壶揭盖"法治疗癃闭；叶天士在《外感温热篇》中，对病在气分，邪留三焦之证，提出分消走泄之法，选用杏、朴、苓等类或温胆汤。

3. 升降方药的合理配伍 在中药的质地、性味、功用等方面都可表现出升降特点。一般而言，质地轻者多主升，重者多主降。但亦有例外，如诸花皆升，旋覆独降；葛根在用量不同时，可表现出升降的双向作用。金代医家张元素根据药物的气味厚薄建立了升降浮沉理论。如"风升生，热浮长，湿化成，燥降收，寒沉藏"，根据药物气味厚薄，升降浮沉之性，并结合生长化收藏之理进行了药物分类。升降理论体现在方剂组成上，如对于脾胃内伤的各种病证，李东垣非常重视升降浮沉之理，治法重在补益脾胃、升发元气、滋降阴火等，代表方剂有补中益气汤、调中益气汤、升阳散火汤等。此外，诸如橘皮竹茹汤、丁香柿蒂散、交泰丸等都是根据升降理论制定的名方，同时也丰富了阴阳升降理论。

由于脏腑气机往往是升降相因、相反相成的，所以临床上升降之法往往并用。通常将不同升降作用的药物进行合理的配伍，使方药的作用与脏腑气机升降相因的规律相顺应，以升促降，以降促升，使气机顺畅，疗效提高。前人在长期的临床实践中，归纳出多组升降药对，如麻黄宣肺平喘，沉香降气纳气，合用以止咳平喘；葛根升发清阳，大黄通降腑气，二者合用升清降浊以治痢疾；桔梗升散肺气，琥珀通降利尿，取提壶揭盖之法共治癃闭；木蝴蝶升散利咽，柿蒂顺气降逆，两药上散下降以治梅核气等[1]。《本草纲目》曰："酸咸无升，甘辛无降，寒无浮，热无沉，其性然也。而升者引之以咸寒，则沉而直达下焦，沉者引之以酒，则浮而上至巅顶……是升降在物亦在人也。"

此外，在用药上根据辨证需要权衡方内升降药物的比例。如调整脾胃清浊升降失调的方剂中，升清的药量总是大于降浊药量。李东垣清暑益气汤以补药及升散药为主力，只用少量的青皮、黄柏、泽泻降浊。

4. 重视脾胃的枢纽作用 脾胃气机的升降对维持整体气机升降平衡协调起着重要的枢纽作用。《脾胃论》曰："其治肝心肺肾有余不足，或补或泻，唯益脾胃之药为切。"《医权初编》亦指出："治病当以脾胃为先。若脾胃他脏兼而有病，舍脾胃而治他脏，无益也。"如治不寐，《备急千金要方》磁朱丸（又名神曲丸）在用磁石与朱砂重镇安神，交通心肾的同时运用大量神曲，消谷健脾，斡旋中焦，既有助于心肾相交，水火既济，又可防金石之品质重碍胃。再如治君相火动，心肾不交之遗精，《沈氏尊生方》之黄连清心饮，方中以黄连清心火，生地滋阴凉血，当归、枣仁和血安神，茯神、远志养心宁志，交通心肾，兼以人参、甘草、莲子益气和中健脾，协调心肾，以助交通。对于上下皆热，壮热充实于上、下所致遗精者，《医学衷中参西录》用坎离互根汤，方中鸡子黄、玄参滋肾补阴降火，生石膏清热泻火，茅根"下五淋，除客热在肠胃"（《本草别录》），参、草、山药调理脾胃，和济水火。

参 考 文 献

[1] 徐作桐.气机升降理论的临床应用.山东中医学院学报，1994，18（1）：14-16.

专题三　气血治法与气分血分用药

"气"的意义，在中医理论概念中颇为广泛。一是指构成人体和维持人体生命活动的精微物质如"谷气""宗气""元气"等；二是指脏腑的功能活动，如脏腑之气（胃气、脾气、肺气等），经脉之气（经络的功能）。前者（精微物质）是后者（功能活动）的物质基础，而后者则是前者的功能表现。气机，是脏腑功能活动的整体运行趋势，表现为发散、内敛、上升和趋下。气血之间存在着密切关系。一般来说，包括气能行血摄血生血，血可以载气养气。气血，二者从一定程度上反映了阴阳之间互根互用的关系，更多体现是一种共荣而没有制约的关系。《素问·调经论》曰："人之所有者，血与气耳""血气不和，百病乃变化而生""血气者喜温而恶寒，寒则泣不能流，温则消而去之""血气未并，五脏安定""气血以并，阴阳相倾，气乱于卫，血逆于经，血气离居，一实一虚"；《素问·举痛论》强调"百病生于气也"，认为气血不和是疾病发生的基本病机。《难经·二十二难》曰："气主煦之，血主濡之。气留而不行者，为气先病也；血壅而不濡者，为血后病也。"所以气具有温煦、推动、防御、固摄、气化等作用，血具有滋养全身脏腑组织器官的作用，二者紧密联系不可分割。气为动力，能生血、行血、摄血，故有"气为血帅""气行则血行"之谓。血为基础，能化气、载气，故有"血为气母""气滞则血瘀"之说。元代朱丹溪所著《丹溪心法·六郁》中认为"气血冲和，百病不生，一有怫郁，诸病生焉"。明代张景岳对气血病机作了较好的概括，在《景岳全书》里指出："盖气有不调之处，即病本所在之处也。"

一、气病治法

气病治法分为补气、疏气、升气、降气四类。气虚则补，气滞则疏，气陷则升，气逆则降。

（一）补气

心、肝、肺、脾、肾五脏皆会气虚，针对不同脏，补气时各有注意点。

（1）培补中气法：主要针对精神疲倦，面色萎黄，懒言音低，四肢无力，消化不良，大便溏泄等证。常用药：黄芪、党参、白术、炙草、茯苓、山药、扁豆。中气属于脾胃，一般所说中气虚弱证，多指脾胃薄弱而引起的功能衰退现象。

（2）补养肺气法：主要针对肺痿，久咳，声低音怯，呼吸气短等证。常用药：黄芪、山药、北沙参、麦冬、五味子、冬虫夏草。肺司呼吸而主皮毛，肺气充盛，则呼吸调畅，皮毛致密。因此，肺气不足还多出现呼吸气短，咳嗽声微，皮毛不固，多汗畏风等症，因此，在补肺益气的治法中应考虑固表收敛。

（3）补益心气法：主要针对在神疲乏力的基础上，兼见心悸怔忡，心胸憋闷，劳累后症状加重等证。治疗时以黄芪补益心气，配合当归、川芎等活血通脉。

（4）补疏肝气法：肝喜条达，肝气肝阳虽常有余，但气郁日久会暗耗肝气，常出现性情抑郁淡漠，此时需在疏肝同时加用益气方药。张锡纯推荐以山茱萸补养肝虚欲脱之气。

（5）温补肾气法：气虚重症均以附子温阳。元气虚结合人参，中气虚结合白术，卫气虚结合黄芪，即参附汤、术附汤和芪附汤。

（二）舒畅气分

疏气、调气、舒气、理气、利气、行气，名称不同，轻重不一，总的说来都是调畅气分，《黄帝内经》所谓"疏气令调"。中医重视气的作用，多数病证的处方，不论补剂、消剂、下剂，包括化痰、利湿、活血等方面，均有疏气配合，这是一个特点。气分郁滞的原因多以七情为多，其次是痰湿等阻滞引起。故一般所说的疏气，常用于肝胃两经。因肝气易被情志刺激而郁结或横逆，胃气亦易受痰湿阻滞而发生胸腹胀满等现象。疏气药大多辛香而燥，重用、久用能耗气、散气和消耗津液，对血虚、阴虚及火旺等证，均当慎用。

（三）降气

降气，是使上逆之气得以平顺，所以又称平气、顺气。多用于肝气上逆，胸膛胀闷欲绝，胃气上逆，呃逆不止，及冲气上逆和痰浊上壅，肺气不降等证。降气，宜于实证，不宜于虚证；宜于暂用，不宜于常用。

（四）升气

升气常用于中气下陷，故多在补中的基础上加入升提药，很少单独使用。升气有时作为升胃中清气之用，有时也与降气药同用，用来升降气机。升气有升提的作用，不宜用于虚火和实火上逆证候，用之反助火势上炎。

1. 升提中气法 以补脾胃为基础用补中益气汤而加重升麻用量，可以达到升提目的。凡升性的药多兼散，故又有升散法，如升麻葛根汤（升麻、葛根、芍药、甘草）的升散阳明，治伤寒中风发热口渴，头痛身疼及发斑欲出不出等证。其他如柴葛解肌汤（柴胡、葛根、羌活、白芷、黄芩、白芍、桔梗、石膏、甘草）、柴胡升麻汤（柴胡、黄芩、升麻、前胡、葛根、桑皮、荆芥、赤芍、石膏、豆豉、生姜）等，与此同类。这些多与发散退热药同用，不与补中益气药同用，所以升气与升散有根本的区别。也可体会到升提的药物有柴胡、升麻、葛根、桔梗数种，实际上均是表散解热药，因有上升的性能，利用来协助升提。

2. 升降气机法 适用于邪郁上焦，咳痰不利，胸膈痛闷等。常用药对：桔梗与枳壳，柴胡与前胡，药性一升一降。凡外感咳嗽多日不已，咳嗽不爽，胸闷隐痛，用这升降法来调畅上焦气机，胜于一般的顺气止咳。推而广之，如金沸草散（金沸草、麻黄、荆芥、前胡、半夏、赤芍、甘草）治痰多咳嗽之证，麻黄和金沸草宣肺下气同用，亦有升降意义。此外，泻利证常用升清降浊法，如以葛根升胃中清气，又以枳实降肠中浊邪，都属于升降的范围，而目的各不相同。

二、血病治法

血病治法主要分为补血、行血、止血三类。血虚则补，血瘀则行，血出则止。

（一）补血

心主血，肝藏血，补血方法以心、肝两经为主。

心为肝之子，肝为肾之子，故补心多兼补肝，补肝又多兼滋补肾阴，所谓虚则补其母。气为阳，血为阴，根据阳生阴长的理论，血虚证在严重的情况下，补血方内亦常用补气药。

补血药多滋腻，脾胃薄弱者容易引起消化不良，食呆、大便不实者慎用。一般补血方内常加补脾健胃和中之品，便是防止影响消化。

补血药内有偏于辛温的药品，血虚内热或有肝阳等证者当忌。

1. 滋肝养血法 适应证：消瘦，目眩，面色不华，不耐烦劳等一般血虚证。常用药：当归、白芍、阿胶、首乌、龙眼肉，若加入麦冬、红枣、枣仁、茯神补心安神，便是"养血安神法"，适用于心血不足，神不安舍，心悸易惊，失眠易醒；若加入熟地、山萸、枸杞子等，便是"滋肾养肝法"。

2. 益气补血法 适应证：严重贫血及血虚气分亦虚的证候。常用药：黄芪、当归、白芍、党参、熟地、阿胶。益气补血是在补血剂内加入益气药，所谓有形之血生于无形之气，亦即阳生阴长的意义。其目的仍在补血，不同于气血双补。著名方剂如李东垣的当归补血汤，黄芪用量五倍于当归，仍称补血。气血双补法如八珍汤，以四君子汤补气，四物汤补血，与益气以补血的要求不同，治法的名称亦随之不同。总之，治法根据证候，目标明确，用药才有分寸。倘然强调无阳则阴无以生，及有形之血不能速生，无形之气所当急固，随便在补血方中加入补气药，是不符合治疗法则的。

（二）止血

止血法用于出血证，首先应分别部位。因为鼻出血和大小便出血的内脏和病因不同，血出久不止者又多与中焦有关。治出血，不重在止血而重在治其出血的原因。一般以血得热而妄行，故清血法比较多用。又因气为血之帅，血随气行，故常用顺气或补气以止血、摄血。止血方内不能都用止血药，止血药也要分辨其性味及主治，前者有凉性止血、温性止血，及补血或化瘀止血，后者有用于一般止血和限用于局部出血。血证初起，禁用大剂凉血止血，防止瘀血内停；挟有紫黑血块者为已有瘀血，更忌用单纯止血剂。寒凉药久用，易伤脾阳，脾阳越伤则越不能统血归经。

1. 清热止血法 适应证：心、肺、肝、胃有热所引起的一般吐血、衄血等。

2. 益气止血法 适应证：便血久不止及妇科崩漏等。

3. 平肝止血法 适应证：肝脏气火上逆，吐血、呕血、衄血等。

4. 清肺止血法 适应证：肺虚内热引起的咳血。

5. 祛瘀止血法 适应证：跌打损伤，内脏出血，瘀血内停的胸胁刺痛等。这方法多用于呕血色紫，及内有瘀血，一方面当止血，一方面又当祛瘀。但主要在于祛瘀。因为瘀血不去则血不归经，所以伤科有许多止血药和活血药同用。《本草纲目》曰："烧灰诸黑药皆能止血"，后来有很多止血药均炒成炭，有些止血药应炒炭用，有些药炒黑后会减低作用或改变性质。前人有十灰散（大小蓟、侧柏叶、荷叶、茅根、茜草、大黄、山栀、棕榈、丹皮），也有四生丸（侧柏叶、荷叶、艾绒、生地），不可一概而论。以三七为代表的既能化瘀，又能活血的中药，是祛瘀止血的良好选择。

（三）行血

行血包括活血祛瘀，通经和络。由于血得寒则凝滞，一般多用温性药药物。又因气行则血行，气滞则血滞，故常与理气药同用。内脏癥瘕，经络痹痛，以及妇科月经闭阻，外科疮疡等证，虽然原因不一，均与营卫流行不利和气血凝滞有关。无论活血、祛瘀，多在和血的基础上进行，所以一般方剂并不峻猛；如欲大剂逐瘀，常与攻下法结合。

1. 理气活血法 适应证：脘腹刺痛，妇科痛经与月经后期等属于气滞瘀凝者。

2. 温经活络法 适应证：经络受寒，气血运行不利，四肢痹痛。

3. 攻逐祛瘀法 适应证：蓄血、癥瘕等属于血块内停者。

4. 温通气血与静通气血 因为气主温煦，血得温则行，所以一讲到通，往往联想到温通气血，作为补充，还有一种静通的治法，是在人体处于宁静、抑制、滋润的状态下达到气血流通的效果。以中医名方温经汤为例，所对应的方证是因冲任虚寒、瘀血阻滞，但同时又有阴血耗损，虚热内生之象。这时单纯用温经活血的药，会加重郁热虚热，所以温经汤中选用麦冬、当归、芍药、阿胶、牡丹皮这些宁静、滋润的药物，与川芎、人参、桂枝、吴茱萸、生姜、甘草、半夏同用，实现静通的效果。又如，热病后期，病人可见到热势已减，血分仍有瘀血，此时，以益气养阴为主，稍加活血化瘀，即可实现静通的效果。如果不分辨证，单纯以温通化瘀为主，使用辛温活血化瘀药，或虫类攻窜药，因为辛温攻窜耗气养阴，会导致病人血热妄行，加重病情。

三、气血的升降出入平衡

从气血论健康，就是气血合理地分配至五脏六腑。不要使某一个区域缺血，另外区域却过度充血，调气血是一个平衡的治疗方法。以冠心病为例，是以冠状动脉供血不足，但此时全身的气血量并不亏虚，只是局部的气血瘀滞，受情绪的刺激，受痰饮、瘀血的阻滞，所以这个时候重点是解郁舒缓为主，而不是单纯补益的方法。再比如高血压，往往表现为头晕、头痛、面红目赤等肝阳上亢的症状，是气血郁于上的表现，因此，治法上应考虑清降气血。

四、瘀血不去，新血不生

瘀血乃病理性产物，已失去对机体的濡养滋润作用。瘀血阻滞体内，尤其是瘀血日久不散，就会严重地影响气血的运行，脏腑失于濡养，功能失常，势必影响新血的生成。因而有"瘀血不去，新血不生"的说法。久瘀之人，常可表现出肌肤甲错、毛发不荣等失濡失养的临床特征。《血证论·男女异同论》曰："瘀血不行，则新血断无生理……盖瘀血去则新血易生，新血生而瘀血自去。"即在一定程度上揭示了瘀血阻滞与新血生成之间的辩证关系。

第五章

藏象学说

精要研读

一、藏象与脏腑的概念

藏象一词，首见于《素问·六节藏象论》。藏：①藏器，为具有不同功能的实质性器官。属"形藏"，也即"脏腑"。②藏气，不指实质性的藏器，而是人体一身之气运动变化状态的一种抽象，不同藏的名称只不过是机体气运动的不同状态的代名词而已。此藏但藏无形之气，并与天地之气相应，且生喜怒忧思悲惊恐等情志活动。

象：①脏腑的外在形象；②表现于外的生理病理征象；③与外在自然环境的事物和现象类比所获得的比象。"心者……为阳中之太阳，通于夏气"（《素问·六节藏象论》）、"五脏应四时，各有收受"（《素问·金匮真言论》）等。

藏象的一般性概念：藏于体内的具有不同活动规律的内脏及其表现于外的解剖形态、生理病理征象及与自然界相应的事物与现象，其中还蕴含着社会历史之象和文化哲学之象。藏象反映了内在脏腑的机能变化，并成为推论或断定脏腑机能变化的依据，《灵枢·本神》曰："视其外应，以知其内脏，则知其所病矣"。

中医脏腑的概念尽管有着古代解剖学的基础，也指具有不同功能的实质性器官，但其内涵却是一个形态结构与生理功能、病理变化及自然社会外象等相统一的综合概念。中医脏腑的名称虽与西医基本相同，但其概念并不完全一致。中医某一脏腑的功能可以包含西医数个器官的功能；而西医某一器官的功能，又可以分散在中医的数个脏腑之中，见表5-1。

表5-1　中医脏腑与西医器官（系统）

西医 中医	神经系统	心血管及血液系统	呼吸系统	消化系统	运动感觉系统
心	藏神	主血脉	主血脉	与小肠相表里	主血脉
脾	主升清	主统血	主运化、主升清	主运化	主四肢肌肉
肝	主疏泄，调畅情志	主疏泄、主藏血	主疏泄，调节气机	主疏泄，促进脾胃运化	主筋，其华在爪
肾	藏精生髓	主髓	主纳气	水火之脏，为胃之关	主骨
肺	主治节	朝百脉	主气	与大肠相表里	在体合皮

二、脏腑生理功能及相互间关系概述

脏腑生理功能及相互间关系概述见图 5-1、图 5-2。

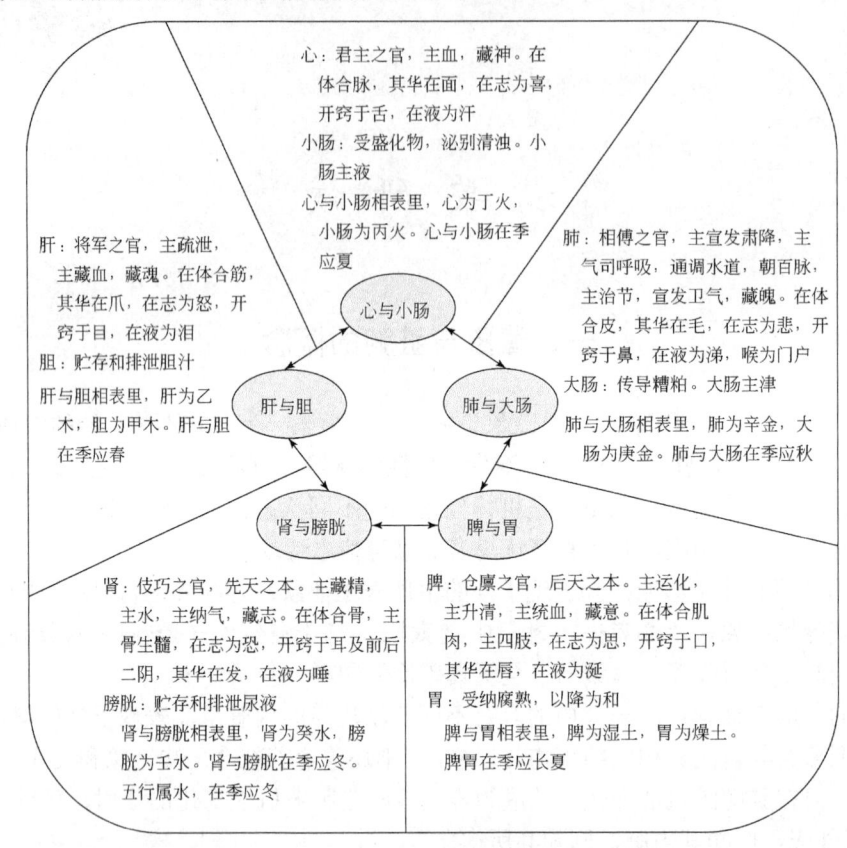

心：君主之官，主血，藏神。在体合脉，其华在面，在志为喜，开窍于舌，在液为汗
小肠：受盛化物，泌别清浊。小肠主液
心与小肠相表里，心为丁火，小肠为丙火。心与小肠在季应夏

肝：将军之官，主疏泄，主藏血，藏魂。在体合筋，其华在爪，在志为怒，开窍于目，在液为泪
胆：贮存和排泄胆汁
肝与胆相表里，肝为乙木，胆为甲木。肝与胆在季应春

肺：相傅之官，主宣发肃降，主气司呼吸，通调水道，朝百脉，主治节，宣发卫气，藏魄。在体合皮，其华在毛，在志为悲，开窍于鼻，在液为涕，喉为门户
大肠：传导糟粕。大肠主津
肺与大肠相表里，肺为辛金，大肠为庚金。肺与大肠在季应秋

肾：伎巧之官，先天之本。主藏精，主水，主纳气，藏志。在体合骨，主骨生髓，在志为恐，开窍于耳及前后二阴，其华在发，在液为唾
膀胱：贮存和排泄尿液
肾与膀胱相表里，肾为癸水，膀胱为壬水。肾与膀胱在季应冬
五行属水，在季应冬

脾：仓廪之官，后天之本。主运化，主升清，主统血，藏意。在体合肌肉，主四肢，在志为思，开窍于口，其华在唇，在液为涎
胃：受纳腐熟，以降为和
脾与胃相表里，脾为湿土，胃为燥土。脾胃在季应长夏

图 5-1　五脏六腑功能总结

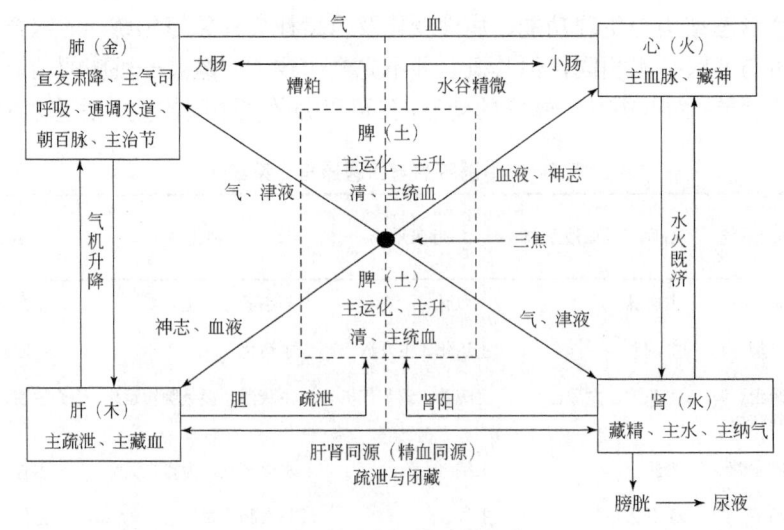

图 5-2　脏腑间生理关系

三、脏腑阴阳气血失调

（一）心与小肠病机

心病病机的主要特点为血液运行失常、神志意识改变等（表5-2）。小肠病病机的主要特点是消化吸收功能失调，临床上将之归于脾胃病变。

表5-2 心病病因病机证候

病机		病因	主要证候
虚证	心气虚	多由久病耗伤，或禀赋素虚，或年高脏气衰弱所致	心悸气短，动则尤甚，神疲乏力，或有自汗，面白舌淡，脉弱等
	心阳虚		心悸怔忡，心胸憋闷、刺痛，畏寒肢冷，面色㿠白，精神萎靡，气短懒言，或下肢浮肿，唇舌色暗，苔白，脉弱或结代等
	心阳暴脱		突然冷汗淋漓，四肢厥冷，呼吸微弱，心悸怔忡，面色苍白，神志模糊，脉微欲绝等
	心血虚	多由久病耗伤阴血，或失血过多，或阴血生成不足，或情志不遂，气郁化内，暗耗阴血所致	心悸，头晕，失眠多梦、健忘，面色淡白或萎黄，唇舌色淡，脉细等
	心阴虚		心悸心烦，失眠多梦，手足心热，潮热盗汗，颧红，头晕健忘，舌红少苔，脉细数等
实证	心火亢盛（小肠实热，心火下移小肠）	常因情志郁结，气郁化火，或火热之邪内侵，或嗜食肥甘厚味及烟酒等，久而化热生火所致	心悸心烦，失眠多梦，身热面赤，咽干口渴，口舌生疮，便秘溲黄或小便短赤涩痛，重则神识不清，狂躁谵语，或吐血、衄血，舌尖红绛，苔黄，脉滑数等
	痰蒙心窍	由湿浊酿痰，或情志不遂气郁生痰所致	神识痴呆，朦胧昏昧，或神情抑郁，举止失常，或昏不知人，喉中痰鸣，胸闷痰多，面色晦暗，苔腻脉滑等
	痰火扰心	多因精神情志刺激，思虑郁怒，气郁化火炼液为痰，痰火内盛；或外感热邪，煎熬津液为痰，痰热内扰所致	发热口渴，烦躁不寐，面赤气粗，便秘尿黄，吐痰色黄，或喉中痰鸣，胸闷心悸，或神昏谵语甚或发狂，舌红苔黄腻，脉滑数等
	心血瘀阻（气滞、寒凝、痰阻、血瘀）	常因年高体弱或病久正虚以致瘀阻、痰凝、寒滞、气郁；也可因劳倦感寒，或情志刺激诱发或加重	心悸胸闷，或胀痛、刺痛，痛引肩背内臂，甚则暴痛欲绝，肢冷汗出，或体胖多痰，身体困重，面色暗，或畏寒，胸痛遇寒痛增，得温痛减，唇舌紫暗，苔白或腻或滑，脉滑或沉紧或沉迟或沉弦或细涩或结代等
虚实夹杂	气虚血瘀		心悸气短，胸闷心痛，精神疲倦，面色紫暗，舌淡紫，脉弱而涩等
	水气凌心	脾肾阳虚，气化障碍，水液停留体内，产生痰饮，水肿等水气病。水气上逆，停聚胸膈使心阳不振所致	心阳虚兼脾肺气虚：心悸气短，形寒肢冷，头晕目眩，心下逆满，胸中憋闷，咳痰质稀色白，食少纳呆，舌淡苔白，脉沉滑。心阳不振兼肾虚水泛：心悸眩晕，小便不利，下肢浮肿，舌淡苔白滑，脉沉滑等

（二）肺与大肠病机

肺病病机的主要特点为呼吸功能失常、水液代谢失调、防御功能减退，以及气的生成、血的循行的失常等（表5-3）。大肠病病机的主要特点为传导功能失调而致大便失常等（表5-4）。

表 5-3 肺病病因病机证候

	病机	病因	主要证候
虚证	肺气虚	多因久病咳喘,劳倦过度,或气生化不足所致	咳喘无力,气少不足以息,动则益甚,痰液清稀,声音低怯,面色淡白或㿠白,神疲体倦。或有自汗,畏风,易于感冒。舌淡苔白,脉虚等
	肺阳虚	寒湿之邪伤肺,或久病咳喘,耗伤肺气,肺气虚渐进所致	咳嗽、哮喘、胸痛,少气不足以息,声音低怯,动则益甚及面色㿠白,神疲体倦、畏寒、肢冷自汗、易于感冒,痰涎清稀,舌淡胖苔白滑,脉沉细无力等
	肺阴虚	多由久咳伤阴,痨虫袭肺,或热病后期阴津损伤,或五志过极化火灼肺所致	咳嗽无痰或痰少而黏,口干咽燥,形体消瘦,午后潮热,五心烦热,盗汗,甚至痰中带血,声音嘶哑,舌红少津少苔或无苔,脉细数等
实证	肺宣发肃降失常	多由外邪侵袭,或痰浊阻肺,或肝升太过,气火上逆犯肺所致	鼻塞、喷嚏、流清涕或脓涕、咽痛或喉痒、咳吐痰稀薄或色白或有泡沫量多或色黄或黄白相兼或黄稠或带脓血或有腥臭味、恶寒恶风发热、无汗或有汗、壮热口渴、胸胁灼痛或胸闷气促、喘逆痰鸣、烦躁不安、大便干结、小便短赤,或衄血咯血,苔薄白或白滑或黄燥,脉浮紧或浮数或弦滑或滑数等
	痰湿、水饮阻肺		咳嗽痰多质黏色白易咳,胸闷,甚至气喘痰鸣,胸胁支满疼痛,倚息不得卧,舌淡苔白腻,脉滑等

表 5-4 大肠病病因病机证候

	病机	病因	主要证候
虚证	大肠液亏	多由素体阴亏,或久病伤阴,或热病后津伤未复,或妇女产后出血过多或老年精血亏虚所致	大便秘结干燥,难以排出,常数日一行,口干咽燥,或伴见口臭头晕,舌红少津,脉细涩等
	大肠虚寒	多由脾肾阳虚所致	泄泻滑脱甚至脱肛,或便秘,腹痛隐隐,喜热喜按,舌淡苔白滑,脉沉弱等
实证	大肠湿热	多因感受湿热外邪,或饮食不节等所致	腹痛,下利赤白黏冻,里急后重;或暴注下泄,色黄而臭。伴见肛门灼热,小便短赤,口渴,或有恶寒发热,但热不寒,舌红苔黄腻,脉滑数或濡数等
	大肠热结	多因邪热炽盛,汗出过多,或误用发汗,耗伤津液,或因肺移热于大肠,肠道干燥失润所致	腹胀腹痛,大便秘结或便下稀水恶臭等

(三) 脾胃病机

脾病病机的主要特点为消化吸收功能减退、气血生化不足、血液运行失常、津液代谢障碍等(表 5-5)。胃病病机的主要特点为受纳腐熟功能失常、胃失和降、胃气上逆等(表 5-6)。

表 5-5 脾病病因病机证候

	病机	病因	主要证候
虚证	脾气虚(脾不升清、脾不统血)	多因饮食不节,劳倦过度,思虑太过,或禀赋不足,素体虚弱,或年老体衰所致	食少纳呆,食后脘腹胀满,大便溏薄,少气懒言,头晕目眩,四肢倦怠,面色萎黄,舌淡苔薄,脉缓弱;或脘腹重坠或坠胀,便意频数,或久泻脱肛,或内脏下垂等,劳累后加重;或反复发作的便血或崩漏,肌肉皮肤出血等
	脾阳虚	多由脾气虚发展而来,或因肾阳不足,脾失温煦,或饮食不宜,过食生冷,或过服寒凉药物所致	脘腹疼痛而喜按喜温,畏寒,面色苍白,神疲乏力,四肢欠温,大便清稀,或肢体浮肿,小便不利,或白带清稀而多,舌质淡胖,苔白滑,脉沉细或迟弱等
	脾阴虚	多因恣食辛辣香燥、酗酒无度,或治疗失当损伤脾阴所致	食少,食后作胀,消瘦,乏力,大便秘结或溏而不爽,口燥唇干,口渴而饮水不易解渴,舌红少津,或舌光无苔,苔或腻或薄,脉细数等
实证	寒湿困脾	多由饮食不节,过食生冷,淋雨涉水,居处潮湿及内湿素盛所致	脘腹胀闷,纳呆,泛恶欲呕,口黏或口淡不渴,腹痛溏泄,头重如裹,身重或肿,面色晦黄,舌胖苔白腻,脉濡缓等
	湿热蕴脾	常因感受湿热外邪,或过食肥甘酒酪酿湿生热所致	脘腹痞闷,呕恶厌食,肢体困重,便溏不爽,或大便干结,臭秽,小便短赤,口苦口腻,或面目肌肤发黄,或身热起伏,汗出热不解,舌苔黄腻,脉濡数等

表 5-6　胃病病因病机证候

	病机	病因	主要证候
虚证	胃气虚	多因饮食不节，损伤胃气，或素体虚弱，久病胃气不复所致	食少纳呆，不思饮食，脘腹胀满、隐痛，嗳气、呃逆、恶心、呕吐等，常与脾气虚并见
	胃阴虚	多由胃病迁延不愈，或热病后期阴液未复，或平素嗜食辛辣燥热，或情志不遂，气郁化火耗伤胃阴所致	食少纳呆，食后饱胀或脘闷不适，甚则胃痛，口舌干燥，泛恶干呕，呃逆，大便干结，形体消瘦，面色不华，舌红，舌光或少苔，脉细数等。胃阴虚常与脾阴虚兼见
实证	胃寒	多因腹部受凉，过食生冷，或劳倦伤中，复感寒邪所致	脘腹胀闷，纳呆，泛恶欲呕，口黏或口淡不渴，腹痛溏泄，头重如裹，身重或肿，面色黄晦，舌胖苔白腻，脉濡缓等
	胃热（火）	多因平素嗜食辛辣肥腻，化热生火，或情志不遂，气郁化火或热邪内犯等所致	胃脘灼痛，吞酸嘈杂，渴喜凉饮，消谷善饥，或食入即吐，或纳则胃痛，口臭，或牙龈肿痛，齿衄，大便秘结，舌红苔黄，脉滑数等
	食滞胃脘证	多因饮食不节，暴饮暴食，或脾胃素弱，运化失健所致	暴饮暴食之后，突然发生脘腹胀痛，厌食、嗳气或呕吐酸腐食臭、呕吐、泄泻，泻下物有恶臭，苔厚腻或垢腻，脉滑等

（四）肝胆病机

肝病病机的主要特点为气机失调、血液运行失常、消化功能障碍、精神情志改变及水液代谢失常等（表 5-7）。胆病病机的主要特点为胆汁贮藏分泌的障碍及胆经郁热，挟痰上扰等（表 5-8）。

表 5-7　肝病病因病机证候

	病机	病因	主要证候
虚证	肝阴虚	多由情志不遂，气郁化火，或肝病、温热病后期耗伤肝阴所致	头晕眼花，两目干涩，口燥咽干，颧红，或胁肋隐痛，五心烦热，舌红少苔，脉细数等
	肝血虚	多因脾胃虚弱，生血不足，或失血、久病，营血亏虚所致	头晕眼花，视力减退，或夜盲，或肢体麻木，爪甲不荣，筋脉屈伸不利，妇女月经量少、色淡，或经闭，面、睑、爪甲、舌色淡，脉细等
	肝气虚	多因素体不足，肝气虚弱或年老体弱，肝气自衰，或忧思郁怒伤肝，或他病及肝，或恣意攻伐，损伤肝气所致	两胁胀闷，情绪低沉，疲乏气短，头晕眼花，舌淡脉弱等
	肝阳虚	可由肝气虚发展而来，也可因寒邪直中伤及肝阳所致	两胁胀闷，畏冷肢凉，头晕眼花，苔白润，脉沉迟无力等
实证	肝气郁结	多因情志抑郁，或突然的精神刺激及其他病邪侵袭所致	情志抑郁，喜叹息，胸胁乳房或少腹胀窜痛，或形成瘿瘤、梅核气、臌胀，妇女月经不调，脉弦等
	肝火上炎	多因情志不遂，肝郁化火，或邪热内犯所致	发热口渴，急躁易怒，面红目赤肿痛，失眠，头痛，或耳暴鸣暴聋，或咳血、吐血、衄血，或昏倒不省人事，舌红苔黄，脉弦数等
	寒滞肝脉	多因感受寒邪所致	少腹胀痛，睾丸坠胀疼痛或阴囊收缩，舌润滑，苔白，脉沉弦或迟等
虚实夹杂	肝阳上亢（阴虚阳亢）	多因肝肾阴虚，肝阳失潜，或恼怒焦虑，气火内郁，暗耗阴津，阴不制阳所致	眩晕欲仆，头胀头痛，肢体麻木，耳鸣，急躁易怒，面色潮红，腰膝酸软，五心烦热，舌红，脉弦等
	肝风内动	邪热炽盛，燔灼肝经，热极生风	高热、神昏、抽搐，颈项强直、角弓反张等
		肝肾阴亏，阳亢无制，肝阳化风	眩晕、震颤，甚则昏倒，半身不遂等
		阴液亏损，筋脉失养，阴虚风动	筋挛肉瞤，手足蠕动，伴阴虚证
		阴血不足，血不养筋，血虚生风	眩晕、震颤、肢麻，伴血虚证
		气虚生痰，痰瘀阻络，痰瘀生风	形体肥胖，卒中等

表 5-8 胆病病因病机证候

病机		病因	主要证候
实证	胆郁（热）痰扰	多因情志不遂，疏泄失职，生痰化火所致	烦躁不宁，胆怯心烦，惊悸不宁，失眠多梦，胸胁胀闷，善太息，眩晕，恶心欲吐，吐痰涎，或口苦，苔白腻或黄腻，脉弦缓或脉弦数等
	胆气虚寒	多因素体阳虚，或久病伤阳，或因惊吓，或因肝气虚弱等所致	胆怯气馁，时欲叹息，夜寐多梦，惊惕不安，伴有畏寒身冷等
	肝胆湿热	多因感受湿热之邪，或偏嗜肥甘厚味，酿湿生热，或脾胃失健，湿邪内生，郁而化热所致	身目发黄，发热，口苦，胁肋胀痛，或胁下有痞块，纳呆呕恶，厌油腻，尿黄，舌红苔黄腻，脉滑数等

（五）肾与膀胱病机

肾病病机的主要特点为生长发育迟缓、生殖功能减退、形体官窍失养、水液代谢障碍、呼吸功能异常及二便排泄失调等（表 5-9）。膀胱病病机的主要特点为气化功能失常而致小便异常等（表 5-10）。

表 5-9 肾虚病证病因病机证候

病机	病因	主要证候
肾精亏虚	多因禀赋不足，先天发育不良，或后天调养失宜，或房事过度，或久病伤肾所致	小儿发育迟缓，身材矮小，智力和动作迟缓，囟门迟闭，骨骼痿软。男子精少不育，女子经闭不孕，性功能减退。成人早衰，发脱齿摇，耳聋耳鸣，健忘恍惚，动作迟缓足痿无力，精神呆钝等
肾气不固	多因年高肾气虚，或年幼肾气未充，或房事过度，或久病伤肾所致	面白神疲，听力减退，腰膝酸软，小便频数而清，或尿后余沥不尽，或遗尿，或小便失禁，或夜尿频多，男子滑精早泄，女子带下清稀，或胎动易滑，舌淡苔白，脉沉弱等
肾不纳气	多由久病咳喘，肺虚及肾，或劳伤肾气所致	久病喘咳，呼多吸少，气不得续，动则喘息益甚，自汗神疲，声音低，腰膝酸软，舌淡苔白，脉沉弱等
肾阳虚	多由素体阳虚，或年高肾亏，或久病伤肾，以及房劳过度等所致	腰膝酸冷，畏寒肢冷，下肢为甚，头晕目眩，精神萎靡，面色㿠白，小便清长，大便溏泄，性欲减退，生殖功能下降，舌淡胖苔白滑，脉沉弱等
肾虚水泛	多因先天禀赋不足，后天失养，或老年体衰，或久病失养所致，多由肾阳虚发展而来	周身浮肿，腰以下尤甚，按之没指，小便短少，腰膝酸痛，或小便少夜多，并见心悸气短，咳嗽气喘，动则喘促，舌质淡胖有齿印，苔白滑，脉沉细，或沉迟
肾阴虚	多由久病伤肾，或禀赋不足，房事过度，或过服温燥劫阴之品所致	腰膝酸痛，眩晕耳鸣，失眠多梦，男子阳强易举，遗精，妇女经少经闭，或见崩漏，形体消瘦，潮热盗汗，五心烦热，咽干颧红，溲黄便干，舌红少津，脉细数等

表 5-10 膀胱病病因病机证候

病机	病因	主要证候
膀胱湿热	多由感受湿热，或饮食不节，湿热内生，下注膀胱所致	尿频、尿急、尿痛甚则尿血，尿有砂石，伴小腹胀闷或伴发热腰痛，舌红苔黄腻，脉数等
膀胱虚寒	多因年高肾虚，或久病，劳损肾阳所致	小便频数、清长或失禁，夜尿多，尿有余沥，遗尿，排尿无力等

（六）脏腑间关系失调

1. 心与肺 无论是肺的气虚或肺失宣肃，均可影响心的行血功能，而导致血液的运行失常，涩迟，而出现胸闷，心律改变，甚则唇青、舌紫等血瘀之病理表现。反之，若心气不足、心阳不振，瘀阻心脉等导致血行异常时，也会影响肺的宣发和肃降，从而出现咳嗽、气促等肺气上逆的病理现象。心肺气虚：心悸咳喘，气短乏力，动则尤甚，胸闷，痰液清稀，面色淡白，头晕神疲，自汗声怯，舌淡苔白，脉沉弱或结代等。

2. 心与脾 心脾两虚：心悸怔忡，失眠多梦，头晕健忘，面色萎黄，食少倦怠，腹胀便溏，神疲乏力，或各种出血，妇女月经不调，舌淡苔白，脉细软。

3. 心与肝 心肝血虚：心悸怔忡，失眠多梦，健忘眩晕耳鸣，面色无华，目涩且糊，爪甲不荣，肢体麻木，女子月经量少色淡或经闭，舌淡，脉细弱。心肝火旺：神志不宁，心烦失眠，急躁易怒，甚则狂躁妄动等。

4. 心与肾 根据心肾相交的生理基础，心肾不交的病机主要包括阴阳精血的互损、神志的改变、君火相火的失调。

（1）肾阴虚心火旺型：肾水不足，肾阳蒸腾乏源，则肾水不升，不能共济心阴以制约心阳，使心阳相对偏盛，而致心火亢盛。此型主要临床表现：心悸失眠，健忘，耳鸣（聋），遗精梦泄，大便干燥，口舌生疮，心烦，腰膝酸痛，舌红少津，少苔或无苔，脉细数等。

（2）肾阳虚心火旺型：肾阳不足无力蒸腾肾水上济心阴，使心阳相对偏盛而致心火独亢于上。此型主要临床表现：口干咽痛，心悸怔忡，惊悸，失眠，四肢虚浮发凉，便清长或短少，大便稀溏，多为五更泻，舌淡苔润，脉沉而无力。

（3）心肾阳虚型：肾阳虚弱，不能温煦心阳，则心阳无以振奋。心阳虚不能下温肾水，则肾水更寒，以致肾中之寒水泛滥，上凌于心。此型主要临床表现：形寒肢冷，神疲乏力，心悸怔忡头眩，胸闷气喘，下利清谷，肢体浮肿，尿少，舌质淡暗青紫、唇甲青紫，或舌体胖而有齿痕，苔白滑，脉沉细微等。

（4）心肾气虚型：主要临床表现：健忘，多梦，耳鸣，心悸，胸闷气短，活动时加重，面白，神疲自汗，少气懒言，腰膝酸软，小便频数清长，或遗尿，大便失禁，男子滑精早泄，女子滑胎，白带清稀量多，舌淡苔白，脉细弱。治当心肾双补。

在心肾不交的治疗中，必须重视健运脾胃以疏利气机。脾胃为气机升降之枢纽，居中焦，为水火升降、坎离交泰的必经之地。"脾主中州，交和水火"（《中西汇通医经精义》），《四圣心源》云："脾为己土，以太阴而主升，胃为戊土，以阳明而主降……中气者，和济水火之机。"若脾胃升降枢机失运，则水火交合之路必断。所以，交通心肾必兼调理脾胃，以沟通水火升降之路。

5. 肺与脾 脾肺气虚：久咳不止，气短而喘，痰多稀白，食欲不振，腹胀便溏，声低懒言，疲倦乏力，面色㿠白，甚则面浮足肿。舌淡苔白，脉细弱。

6. 肺与肝 肝火犯肺：胸胁灼痛，急躁易怒，头晕目赤，烦热口苦，咳嗽阵作，痰黏量少色黄，甚则咳血。舌红苔薄黄，脉弦数。

7. 肺与肾 肺肾阴虚：咳嗽痰少，或痰中带血，口燥咽干，或声音嘶哑，形体消瘦，腰膝酸软，骨蒸潮热，颧红盗汗，男子遗精，女子月经不调。舌红少苔，脉细数。

8. 脾（胃）与肝 肝脾不调：胸胁胀满窜痛，喜太息，情志抑郁或急躁易怒，纳呆腹胀，便溏不爽，肠鸣矢气，或腹痛欲泻，泻后痛减。舌苔白或腻，脉弦等。肝胃不和：脘胁胀闷疼痛，嗳气呃逆，嘈杂吞酸，烦躁易怒，舌红苔薄黄，脉弦或带数象；或巅顶疼痛，遇寒则甚，得温痛减，呕吐涎沫，形寒肢冷，舌淡苔白滑，脉沉弦紧等。

9. 脾与肾 脾肾阳虚：面色㿠白，畏寒肢冷，腰膝或下腹冷痛，久泻久痢，或五更泄泻，或下利清谷，或小便不利，面浮肢肿，甚则腹胀如鼓。舌淡胖，苔白滑，脉沉细等。

10. 肝与肾 肝肾阴虚：头晕目眩，耳鸣健忘，失眠多梦，咽干口燥，腰膝酸软，胁痛，五心烦热，颧红盗汗，男子遗精，女子经少。舌红少苔，脉细数等。

11. 胆胃不和 脘痛胁痛并见，或胸闷，嗳气频作，泛吐酸（苦）水，重者呕吐胆汁，或干呕，胃中嘈杂，舌红，脉弦等。

12. 奇恒之腑病机

（1）脑病病机：脑的生理功能分属五脏，并依赖精气血津液的濡养。脑病病机的主要特点是精神意识思维病变及感觉运动功能失常，临床上多反映在五脏病变之中。

（2）骨和髓病机：主要病机特点是骨髓空虚、骨质异常及化生血液失常。

（3）脉病病机：主要病机特点是脉道失于通畅，或脉道失于约束。

（4）女子胞病机：主要病机特点是经、带、胎、产的异常。

（5）精室病机：主要病机特点是精子生成与排泄的异常及生育功能的减退。

临 证 备 要

专题一 脾胃枢纽论及其临床运用

一、脾胃是人体气机升降出入的枢纽

气机的升降出入，是人体生命活动存在的前提和基本方式，各脏腑组织器官的功能活动都离不开气机的升降出入，脾胃为后天之本，气血生化之源，又位居中焦，通连上下，因此，脾升胃降是人体气机升降出入的枢纽。李东垣在《脾胃论·天地阴阳生杀之理在升降浮沉之间论》曰："盖胃为水谷之海，饮食入胃而精气先输脾归肺，上行春夏之令，以滋养周身，乃清气为天者也；升已而下输膀胱，行秋冬之令，为传化糟粕，转味而出，乃浊阴之地者也。"

脾胃对各脏之间气机的运转和协调，起着重要的中轴转枢作用。朱丹溪在《格致余论》中曰："脾居坤静之德，而有乾健之运，故能使心肺之阳降，肾肝之阴升，而成天地之交泰，是为无病之人。"黄元御在《四圣心源》中论述：人秉天地之阴阳而生，阴阳之交，是谓中气。中气左旋，则为己土，己土为脾，脾土左旋，谷气归于心肺，升发之令畅，肾水温生而化肝木，肝藏血，肝血温升，升而不已，温化而为心火；中气右转，则为戊土，戊土为胃，胃土右转，谷精归于肾肝，收敛之政行，心火清降而化肺金，肺藏气，肺气清降，降而不已，清化而生肾水。其中中气为阴阳升降的枢轴，肝心肺肾为四维，四脏的生理功能在脾胃中气的协调作用下，使得脏腑、气机、阴阳升降有序，从而脏气相互滋生，功能相互引发。"脾为己土以太阴主升，胃为戊土以阳明主降，升降之权，则在阴阳之交是谓中气。胃主受盛，脾主运化，中气旺则胃降而喜纳，脾升而喜磨，水谷腐熟，精气滋生，所以无病。脾升肾肝亦升，故水木不郁；胃降则心肺亦降，故金火不滞。火降则水不下寒，水升则火不上热，平人下温而上清者，中气之善运也"。若中气衰，则脾胃不运而湿盛，水泛土湿，肝木横塞而不达，戊土不降，火金上逆，己土不升，则水木下陷[1]。

张琦在《素问释义·玉机真脏论》中注云："五脏相通，其气之旋转本有一定之次……其左右之行，则水木左升，火金右降，土居中枢，以应四维……中枢旋转，水木因之左升，火金因之右降。"彭子益在《圆运动的古中医学》一书中提出圆运动为自然、生命正常运化的基本模式，《易经》八卦图八卦循环为其圆运动的基本规律。人与天地之气相应，脏腑功能活动亦为一圆运动。彭氏认为"中气"对沉浮升降圆运动起到调控作用，提出"中气四维轴轮互运而成圆运动"。脾胃中气如轴，四维如轮，中气左旋，则木火（肝心）左升，中气右转，则金水（肺肾）右降，轴轮协同作用，轴运则轮行，轮运则轴灵，二者作用密不可分，共同维系圆运动的正常进行。若中气不运，火气宣通于上，水气封藏于下，木气疏泄于左，金气收敛于右，四方的作用各走极端，则内之轴不旋转，外之轮不升降，而不成其圆运动，故造化隧息，疾病相生。彭子益将圆运动理论进一步发挥，提出："人身十二脏腑之经气，行于身之上下左右，左升右降，如轮一般。中气在人身胸之下脐之上，居中枢之地，如轮之轴一般。中轴左旋右转，轮即左升右降。"十二经脾、肝、三焦、小肠、肾、大肠六经由左上升，胃、胆、心包、心、膀胱、肺六经由右下降。升由左而右，降由右而左。即中气如轴，脏腑之经气如轮，中气与经气轴轮互运以成圆运动。

李东垣认为脾胃是心肺肝肾四脏生理功能的中心。脾胃健旺则四脏安，脾胃虚则病及四脏。脾胃同居中州，是气机升降出入的枢纽；在中焦的气机升降中，脾主升，胃主降，形成斡旋，且脾胃为后天之本，为全身气化之动力源泉。它既可引肾水上济心火，又可引心火下温肾水，以助心肾相交；还可引肝升之气克制肺降之气，亦可引肺降之气克制肝升之气。故《医门棒喝》云："升则赖脾气之左旋，降则赖胃之右转。"《脾胃论》曰："脾全借胃土平和，则有所受而生荣，周身四脏皆旺，十二神守职，皮毛固密，筋骨柔和，九窍通利，外邪不能侮也""若胃气一虚，脾无所禀受，则四脏及经络皆病"。黄元御认为脾胃中气乃五脏生理功能之源。土气升降周旋，而化生五味、五情、气血、阳神、阴精。土气中郁传于四脏，而作酸苦辛咸诸味。土气回周而变化，应于四脏，升为得位，降为失位，得位则喜，未得则怒，失位则恐，将失则悲。水谷入胃，经脾阳磨化，精华上奉，而生气血。肝藏血，肝血温升，则化阳神；肺统气，肺气清降，则产阴精。脾胃受纳运化功能正常，水谷精微充盛，营卫方能协调，五脏始得安和。

故清阳上升则耳目聪明，腠理固密，筋骨劲强；浊阴下降则湿浊渗泄，下窍通利，脏腑调和。肝之升发，肺之肃降，心火下降，肾水上腾，肺主呼气，肾主纳气等，无不配合脾胃以完成其升降运动。若脾胃的升降出入失常，则清阳之气不能敷布，后天之精不能归藏，饮食水谷无法摄入，废浊糟粕无法排出，继而可变生多种病证。黄元御在《四圣心源》中曰："中气衰则升降窒，肾水下寒而精病，心火上炎而神病，肝木左郁而血病，肺金右滞而气病……四维之病，悉因于中气。中气者，和济水火之机，升降金木之轴。"

二、临床实践指导意义

李东垣认为，脾胃虚损，阴火乘土，阳气不得升发，为脾胃劳伤而致诸证的主要病机。对此类病证李氏认为应从其脏气法时论升降浮沉补泻法，以补阳气、泻阴火为其立法处方之主旨。李氏概括其组方原则及治疗目标："泻阴火以诸风药，升发阳气以滋肝胆之用，是令阳气生，上出于阴分，末用辛甘温药接其升药，使大发散于阳分，而令走九窍也。"即用味薄风药羌活、独活、防风等，升发以伸阳气，阳旺则阴退，阴不病矣。以升麻、柴胡为升药，行阳明、少阳二经，使精气行春升之令，清气发散，上奉于耳、目、口、鼻。以辛甘温之剂黄芪、人参、甘草等，补中升阳，与升药相佐。

黄元御根据脏腑的寒热及其气机升降属性，提出"脾升则肾肝亦升，故水木不郁；胃降则心肺亦降，故金火不滞。火降则水不下寒，水升则火不上热"。在临证治疗中，黄氏创立了多首方剂，如黄芽汤、地魄汤、天魂汤及乌肝汤等，以调整脏腑气机的逆乱及脏腑间功能的失衡。针对不同脏腑的虚实寒热，黄氏总结了诸多特色的对药配伍，如对于脾胃中气治疗，以人参、干姜崇阳补火；以茯苓、甘草培土泻水；肾水下寒，以附子、川椒温肾；肝血左郁，以桂枝、牡丹皮疏肝；肺气右滞，以陈皮、杏仁理肺；君相火升泻，以麦冬、芍药双清君相之火；肝郁胆火，以柴胡、黄芩、芍药清泻肝胆；血枯木燥，以首乌、芍药、阿胶、当归、生地养血滋肝等。人身中气如轴，四维如轮。轴运则轮行，轮运则轴灵。彭子益认为治法无非三法：一是运轴以行轮，二是运轮以复轴，三是轴轮并运。临证当体察病者身体整个气机的圆运动如何不圆，进而推导病机，定方以补救其圆满。若中气大虚，中土不运，湿寒内盛，则以理中汤，温中燥湿，运轴以行轮；若中气虚，肺经金气不降，以麦门冬汤，补中润肺降逆；若中气虚，胆经相火不降，以小建中汤，补中气，降胆经相火，轴轮并运；若肝血虚，肝经木气不升，以当归生姜羊肉汤，温润胆经，以复中气；肾经水气不升，肝失疏泄，以肾气丸，补水中之火，补肾滋肝除湿；若心经火气不降，动而上逆，则以泻心汤，降心火，肃肺气，复中气，运轮以复轴[1]。

基于脾胃是人体气机升降出入的枢纽，脾升胃降失常常可影响其他脏腑功能，进而使人体整体气机失调。黄元御在《四圣心源》中曰："中气衰则升降窒，肾水下寒而精病，心火上炎而神病，肝木左郁而血病，肺金右滞而气病。神病则惊怯而不宁，精病则遗泄而不秘，血病则凝瘀而不流，气病则痞塞而不宣。四维之病，悉因于中气。中气者，和济水火之机，升降金木之轴。"周慎斋在《慎斋遗书》中曰："诸病不愈，必寻到脾胃之中，万无一失。"五脏气机升降失常的病证，往往可以通过治疗脾胃而获效。

（1）温补中州，交通心肾：李东垣《医学发明·两肾有水火之异》中三才封髓丹（天冬、熟地、人参、黄柏、砂仁、甘草）为"降心火，益肾水"而设，而制方则苦寒与辛甘温并用，用黄柏之苦寒坚肾清火，天冬、熟地滋肾阴，人参、甘草温补脾胃，用砂仁行脾胃之气。其人参、砂仁、甘草的用药目的，在于通过脾胃之气的健运，使肾精下泄之证得以治疗。本方不单可治遗精、下泄之证，凡属心肾不交，水火不济的病证，皆可使用[2]。

（2）脾主交通心肾，"升降之机者，在于脾土之健运"（《医门棒喝》），"脾土上交于心，下交于肾"（《孳溪医论选》）。脾属土位，居于中央，交通上下，与心肾有密切关系。心肾上下相交，脾胃居中协调。心肾水火阴阳升降交通，除赖脾胃气机升降为之转枢外，还与脾胃运化布散水谷精气的功能密切相关。"阴阳水火之枢纽，土也"，"脾阳苟不运，心肾必不交……则已不能摄肾气归心，而心阴何所赖以养，此取坎填离者，所以必归之脾也"（《医宗金鉴删补名医方论》）。脾胃功能异常，导致心肾不能变通，其病理机制可以概括为以下两个方面：一是水湿、痰浊、食积、燥屎、蓄血、实热伏火等有形之实邪，困阻损伤脾胃，清气不升，浊阴不降，中枢转运失常，水火不得升降，交通受阻，因致心肾不交。二是诸病脾胃气虚，或中气下陷，或气血不足，则心肾无资，水火变通无源，因而心肾不交[3]。脾健运行清气正常，其清气通于肺，营气行于心，肺得清气则能生肾水，所以脾能生肺，能生金即能壮水，水足则能济火，水足即能涵木，木平则脾气易升，水火既济。所以，心阴赖脾阳以养，脾能生金即能壮水，水足则龙雷肯安于本宫，不仅肾中水火两平，本气亦平，脾气易升，心阴得养，心君之火不虚，包络膻中相火何须妄动，自然卫君助胃，而脾亦得肾中命火之温煦，自然火土合德水火既济[4]。

历代医家于失眠证治，无不得秘于脾胃的调治。举例如下[5]。

诸观《医宗必读·不得卧》所论：不寐之故大约有五：一曰气虚，六君子汤加酸枣仁、黄芪；一曰阴虚血少心烦，配枣仁一两，生地黄五钱，米二合，煮粥食之；一曰痰滞，温胆汤加南星、酸枣仁、雄黄末；一曰水停，轻者六君子汤加菖蒲、远志、苍术，重者控涎丹；一曰胃不和，橘红、甘草、石斛、茯苓、半夏、神曲、山楂之类。上论气虚、痰滞、水停、胃不和皆为中枢运转不利而致心肾不交而失眠。张聿青曰："气弱则脾少运，生湿生痰。痰生于脾，贮于胃，胃为中枢，升降阴阳……经云：胃不和则卧不安，古圣人于不寐之病，不曰心肾，独曰胃不和，岂无意哉？"中枢邪阻，治当激浊扬清，披荆斩棘，为心肾交通开辟道路。《灵枢·邪客》半夏秫米汤以"千里流水"，"扬之万遍"，煮半夏、秫米为汤，和胃气祛痰浊，协调阴阳，交通心肾，故《黄帝内经》云"阴阳已通，其卧立至"。

热留胸膈，亦可阻遏脾胃升降，影响心肾交通。心不交肾则烦恼不眠，治疗则泄其胸膈热邪，开通阳明中枢，仲景栀子汤为其主方。脾气不足，胃气不和，痰湿内阻，孙思邈《备急千金要方》之千里流水汤取法于《黄帝内经·灵枢》半夏秫米汤，原方加人参、茯苓、甘草升中焦清气，萆薢、黄芩祛中阻浊气；辅枣仁、麦冬、远志、桂心引心气入肾，则虚烦不眠可治。孙氏又有泻热半夏千里流水汤及温胆汤，皆可认为是调治中枢疗虚烦不寐的方剂。

脾为心肾升降之枢纽，补脾运脾以交通上下，有助于水火升降。妙香散治疗惊悸悲怖，悲忧惨凄，虚烦难寐，饮食乏味。是方以人参、黄芪、茯苓、炙甘草、广木香补中运脾，"补脾，以脾上交于心，下交于肾故也"（《证治准绳》）。茯神、远志交通心肾，山药补脾益肾，固摄下元，辰砂色赤上行镇心降火，桔梗为舟楫载药上行，合而为之，脾气健运，水火阴阳上下交通自如。

《摄生秘剖》中天王补心丹，主治心肾不交、火灼心阴之失眠。方中生地黄、玄参取径足少阴以滋水，水盛可以伏火；人参、茯苓健脾益气生心血，斡旋中焦，协调升降；酸枣仁、五味子敛心气；二冬滋阴清心火；丹参、当归补心血；柏子仁、远志、朱砂交通心肾、养心安神；共奏交通心肾、滋阴养血安神之功。又如交泰丸，为交通心肾法治疗心肾不交、虚阳上扰之失眠的代表方剂，众多医家在此基础上，配以运脾和胃之品，使转枢有权，沟通水火。"补健中气，俾斡运有权，既可疗击扰于上者而使之下，又可疗郁陷于下者而使之上，上下旋周，如道河车覆转然"。如《古方汇精》之坎离既济丹中配炙甘草、蜂蜜；《辨证录》之心肾两交汤配人参；亦如《医学碎金录》之心肾两交汤中配山药、芡实；"黄连、肉桂并投，则两相赞颂和美，有不赋胶漆之好者乎"（《辨证录》）。

对于水不济火，心阳偏亢，心肾不交者，在重镇安神方中常配伍健脾消食药。如神曲丸（磁朱丸）（《备急千金要方》）由神曲四两，磁石二两，朱砂一两组成。神曲养脾胃，化积滞，使脾胃健能交通心肾，即"上交心神，下达肾志以生意志"（《删补名医方论》），所以方中神曲用量独重,倍于其他二味。王子接称其"微妙在乎神曲,非但生用化滞,发生气,熟则敛暴气,今以脾经之药配入心肾药中,犹之道家黄婆媒合婴姹,有相生相制之理"(《古方选注》)。本方又炼蜜为丸,米汤送服,是取其和胃补中,有利于药力运行,如张秉成谓:"用米饮下者,取谷气以和脾胃,使朱砂之入心,磁石之入肾,婴儿姹女,藉中土以既济之耳。"方以神曲命名,即示人在交通心肾之时,不可忽视脾胃斡旋之功。《太平惠民和剂局方》金箔镇心丸中用人参、茯苓、山药、甘草;《内外伤辨惑论》朱砂安神丸配炙甘草亦是此理。

（3）畅达脾胃,升降金木:汪韧庵在《医方集解》中载七气汤,治疗"七情气郁,胸满喘急"证,即肝气郁结不升、肺气失降的喘证,但其用药为半夏、厚朴、茯苓、紫苏、生姜、大枣。根据1990年版《中药大辞典》,方中除紫苏、生姜,其余均非升肝气、降肺逆之品,而是皆入脾胃之经。考其用药目的,亦不外通过脾胃之气的调畅,而使木气得疏,金气得降。其他如《伤寒论》用桃花汤治疗少阴虚寒、下利脓血,用甘草、粳米补益中气,柯韵伯在《伤寒来苏集》中曰:"故此制方,不清火,不利水,一惟培土,又全赖干姜转旋,而赤石脂、粳米得收平成之绩也。"《太平惠民和剂局方》所载逍遥散,本为肝郁气滞所设,而方中用茯苓、白术、生姜、甘草等温补中土。罗天益在《卫生宝鉴》中载人参蛤蚧汤治疗肺虚气逆咳喘,用了大量补益脾气的人参、茯苓、甘草。茵陈蒿汤治疗的黄疸证,后世医家皆以"土壅侮木"分析其病机,认为湿热熏蒸肝胆,使肝胆疏泄失常,胆汁外溢,形成黄疸,如黄元御曰:"黄疸者,土湿而木郁,木主五色,入土则化黄……风木不郁不成黄疸也。"治以清热利湿、健脾调肝。张仲景在《伤寒论》中不仅将黄疸归入阳明经病中,而且在治疗的主要方药茵陈蒿汤中用大黄行胃腑之气等,其原理皆为通过调脾胃之气治疗五脏气机运行失常[2]。

（4）脾与肺在五行中属相生关系,即土生金。脾气散精上输于肺,脾气旺盛则肺气充足;肺虚气津不足,多脾肺双补,故治肺也要治脾。如玉屏风散、参苓白术散等的应用。

参 考 文 献

[1] 张宏瑛. 以脾胃中气为中心的生理病理观三家言. 浙江中医杂志, 2011, 46（9）: 666-668.
[2] 贺娟. 论"脾胃为人体气机运行的枢纽"的理论与实践意义. 北京中医药大学学报, 2010, 33（4）: 234-236, 256.
[3] 张作记, 王洪图. 调脾胃交通心肾法的理论与运用. 浙江中医杂志, 1990, 25（9）: 401-402.
[4] 韩晓娟, 张成新. 升发脾阳说临证发挥. 新疆中医药, 2005, 23（1）: 2-3.
[5] 孙明瑜, 刘平, 孙琳, 等. 脾（胃）主交通心肾理论在方剂配伍中的运用. 新疆中医药, 2007, 25（增刊）: 147-149.

专题二　论肝病治法用药

五脏之中,肝藏血、主疏泄,具有调控气血、调畅气机等作用。肝脏本身体阴而用阳,性刚而急,在生理情况下,阴阳气血和调,刚柔相济,舒畅条达。当发生疾病时,由于阴阳的偏盛偏衰,气血的有余不足,即可产生种种病理变化。

肝脏病变,发病急,传变快,病证广,因而有"肝病十居六七"、"肝病如邪"、"肝病贼五脏"之说，从肝论治一直受到历代医家的重视，历代医家对肝病治法的探讨积累了丰富的资料，值得我们研究效法。但是由于肝为五脏之贼，本身又可上犯心肺、横逆犯脾或下劫肾精，病情多且杂，所以古今医家观点宏杂，言论参差。伤寒学家刘渡舟说："究之古代医家对治肝方法的分类，存在一个名异而实同，或名似而义异的问题，或定名不够明确，名目繁多，反不切实用。"近代医家张山雷云："肝气乃病理之一大法门，善调其肝，以治百病，胥有事半功倍之效。"国家名老中医张珍玉亦提出"五脏六腑，肝最为要，内伤杂病，肝病首当其冲""诸病皆可从肝治"。因此探讨治肝法，对于发扬中医的特色和优势，更好地指导临床实践，具有重要的现实意义。

一、治肝法古今文献研究

对于肝病，根据《黄帝内经》中的论述："肝欲酸"、"肝苦急，急食甘以缓之"、"肝欲散，急食辛以散之，用辛补之，酸泻之"，主要有甘缓、辛散、酸收三大治法。

所谓的酸、甘和辛均是指药物的味，即用酸收、甘缓和辛散的方法来调整并恢复肝的正常功能。肝之所以"苦急"，主要是由肝阴、肝血亏虚，体不足而用有余所致。阴血的不足，可以引起肝阳偏亢，甚至肝风扰动。肝居右胁下，经脉布于两胁，在五体主筋。肝体失养，经脉筋膜不得滋养，失其柔和之质，于是出现胁肋疼痛、筋膜挛急，以及瘛疭抽搐等一些"急"的症状。《素问·至真要大论》曰："急者缓之。"五味之中，唯甘能缓急，故"急食甘以缓之"。如临床对于肝（或兼肾）阴不足，肝气郁结的胸胁疼痛，伴见口燥咽干、舌红少津，脉细弱或虚弦等，临床常用一贯煎治疗。

此外，《伤寒论》用芍药甘草汤治伤寒过汗，阴伤筋脉失养的"脚挛急"；《金匮要略》用甘麦大枣汤治因忧思过度、心肝受损的"妇人脏躁"。所用药物也都是甘缓之例。又如温病，热邪劫灼下焦肝肾之阴，虚风内动而见厥逆、瘛疭、脉细虚弱、舌绛苔少等，用大定风珠、小定风珠以滋阴养血、平肝息风。方中阿胶、地黄、麦冬、甘草等甘药，也含有"甘以缓之"之义。

"肝欲散"，是由于肝气郁结，失于条达，而其疏泄之用受到抑制。气行不畅，则肝体不舒，经脉阻滞，故临床常见胁肋胀痛，嗳气频作，或精神压抑，自言自语，此即《素问·宣明五气》所谓"肝为语"。姚止庵在《秦问经注节解》中说："语者，所以畅胸中之郁也。肝喜畅而恶郁，故为语以宣畅其气之郁。"此等疾患，每欲借语言以图自我抒发顺达郁结之气。从药治而言，辛味能散，故宜"急食辛以散之"。肝郁临床多见，常用逍遥散、柴胡疏肝散解之。一般理气解郁药，亦多具辛味，充分说明辛散的治疗作用。所谓"用辛补之，酸泻之"，张介宾在《类经·疾病类》中曾指出："顺其性者为补，逆其性者为泻。"有利于肝脏本能的即为补，不利于肝脏本能的即为泻。可见，这里的辛补酸泻，非补虚泻实的"补泻"。辛散是随肝的疏泄之用，顺其条达之性，但若辛散太过，则又可耗伤阴血，损害肝体，故佐以酸寒之芍药，敛肝柔肝，使其散而有制。

历代医家在参照前人的基础上，在治肝要法上又各有发挥。如《难经·十四难》云："损其肝者缓其中"。东汉张仲景在《金匮要略·脏腑经络先后病脉证》中指出："夫肝之病，补用酸，助用焦苦，益用甘味之药调之。酸入肝，焦苦入心，甘入脾……此治肝补脾之要妙也。肝虚则用此法，实则不在用之。"指出"肝病实脾"大法。元代朱丹溪的相火理论阐述了肝专司相火的重要生理机能，从而为温肝提供了理论依据。

明代孙一奎考古人"肝主小便淋溲，妇人经未绝年，皆厥阴肝经用事，肝主谋虑者"之论，提出妇人淋闭当从肝论治，如其在《赤水玄珠》"淋闭余论"中说："妇人之性，多于偏鄙，郁而不觉，气道因涩，郁久成火，凝滞浊液，渐结成粒，名曰砂石淋是也。"其遂提出了"妇人淋闭当从肝论治"的思想，但前人治淋闭过用淡渗利窍之剂而夺肾气，使阴血日亏，郁火日炽，进而加剧病情。对此，他认为当以开郁火，养阴血，兼以导气，如此可使"阴血旺、气道滑，病自瘳矣"。对于肝气郁结之胁痛，《黄帝内经》言："木郁则达之"或"有余则泻之"，王冰主张以吐法令肝气调达，而孙一奎对此不完全赞同，正如他在《医旨绪余》"气郁胁痛"论中所说："达，是通达之达，非独止于吐也"，他认为"若木郁于下，以柴胡、川芎之类升而发之……皆达之之义也"。肝实胁痛，当以泻法，孙一奎分为"正治"和"从治"两大法则，他认为辛酸苦寒之剂是泄肝气之冲逆、肝血之沸腾，此为正治法；辛甘苦平之味升发肝胆之清气以降浊阴，使木郁达之，此为从治法。

清代叶天士把肝病分为"郁，肝风，肝火"进行分证论治，《临证指南医案》中提出"治肝不越三法：辛散以理肝，疏泄以体肝，甘缓以益肝。肝宜辛甘温润之补，盖肝为刚脏，必柔以济之。"如治郁病"每以苦辛凉润宣通，不投燥热敛涩呆补"；治胁痛"辛温通络、甘缓理虚、温柔通补、辛泻宣瘀等法"；治积聚"著而不移，是为阴邪聚络，大旨以辛温入血络治之"，"初为气结在血，久则血伤入络，辄仗蠕动之物，松透病根"。

清代李冠仙在《知医必辨》中提出治肝十法：辛散；酸敛；甘缓；心为肝之子，急则泻其子；肾为肝之母，虚则补其母；清金降肺以平之；平胆火和肝气；养阴潜阳；肝病先实脾；肝有实火，轻则左金丸，重则龙胆泻肝汤。分别从五行生克制化，脏腑表里络属，肝脏阴阳分治三大角度对肝之治法进行阐述，这十法对于肝病的治疗大体齐备。清代费伯雄创立治肝十九方，包括理血调气、清肝温肝、肃肺、平肝息风、健脾益气、滋补肝肾等八类，立足于肝，着重病机转化，善于理血调气，不离扶助中州。

清代余国珮在《婺源余先生医案》中说："风木善动，治之以缓，以柔，以静，方合正治"，又言："屡经情志郁怒之伤，行经育孕之耗，化枯化燥极易，断非滋润壮水生木不足遂其畅达之机"，所以其在临床上治肝多以柔法治之。

清代程文囿在《杏轩医案》"鲍禹京翁夫人厥证治法节略"论中从肝论治气厥，强调妇人之厥，当以开郁为先，在继承新安叶天士治肝证"用苦泄热而不损胃，用辛理气而不破气，用滑润濡燥涩而不滋腻气机，用宣通而不揠苗助长"思想的基础上，概括为"胃为阳土，宜凉宜润，肝为刚脏，宜柔宜和"；水生木，肾藏精，肝藏血，精能生血，血可化精，程氏强调"虚则补其母，肝肾同治，乙癸同源，乃治肝第一要诀"。

"风、劳、臌、膈"是历代医家公认的难治四大病证，臌胀作为其中一种临床常见的中医肝病，其病机虚实寒热难分，清代吴谦在《医宗金鉴·杂病心法要诀》中说："欲投诸攻下之药而又难堪，然不攻之终无法也。须行九补一攻之法，是用补养九日，待其可攻之机，而一日用泻下药攻之……其后或补七日，攻一日，补五日，攻一日，补三日，攻一日，缓缓求之，以愈为度。"吴谦此番见解将攻补之说融为一体，并提出攻补兼施的治法，为临床提供了可靠的思路。

清代王旭高为总结肝病证治的集大成者，他以肝气、肝风、肝火三者为纲，分立诸法为目，对后世肝病论治影响深远。其专著《西溪书屋夜话录》制订治肝三十法：一为疏肝理气，二为疏肝通络，三为柔肝，四为缓肝，五为培土泄木，六为泄肝和胃，七为泻肝，八为抑肝，九为息风和阳，十为息风潜阳，十一为培土宁风，十二为养肝，十三为暖土以御寒风，十四为清肝，十五为泻肝，十六为清金制木，十七为泻子，十八为补母，十九为化肝，二十为温肝，二十一为补肝，二十二为镇肝，二十三为敛肝，二十四为平肝，二十五为散肝，二十六为搜肝，二十七为补肝阴，二十八为补肝阳，二十九为补肝血，三十为补肝气。中西汇通派代表人物张锡纯在《医学衷中参西录》中专门有论治肝病专篇，张氏治肝立论独具创见，遣药别具一格，如黄芪之温补肝气，山萸肉之酸敛固脱，肝不升胃不降之用生麦芽，肝失柔和之用柏子仁等，寓意深邃，足堪后世师法。比如张氏认为，大凡肝病急迫之时，宜重用甘缓之品缓肝之急，使肝气不得过于忿激，"有人过服燥热峻烈之药，骤发痉厥，角弓反张，口吐血沫……但重用甘草一味，连煎服，数日全愈"（《论肝病治法》）。

近现代医家秦伯未在肝病的治法上强调首先应考虑肝病本身的虚实寒热。其次要考虑病证的变化发展及其兼证，比如肝血虚、肝热均能引动肝阳。再次要考虑肝脏和其他内脏的关系，如水能生木、缓中可补肝等。并基于肝病的临床表现提出治肝十一法：补肝、柔肝、敛肝、镇肝、搜肝、舒肝、平肝、抑肝、清肝、泻肝、温肝。岳美中以补泻和三法论治肝病，和肝法包括舒肝、调肝、柔肝、化肝，补肝法包括养肝、镇肝、摄肝、敛肝、温肝、缓肝，泻肝法包括凉肝、平肝、破肝、抑肝、清肝、散肝、搜肝等。刘渡舟提出治肝十法：疏肝理气解郁法、清热解毒利湿法、疏肝解郁通下法、疏肝温肝止利法、清胆利湿退黄法、理气消胀除湿法、养阳通络柔肝法、行气利尿消肿法、滋阴平肝息风法、扶土固本抑木法。刘老强调，肝病表现复杂，变化多端，然从发病来看，多从肝气郁结开始，进而可以及血、化火、伤阴、阳亢以至动风，要注意脏腑病机及发展规律，切忌将一证一方孤立起来。

二、治肝法的临床应用研究

现代许多医家多通过调肝来论治疾病，取得良好效果。从肝论治不仅限于肝本身疾病，而且范围涵盖内、外、妇、儿、五官科，可以扩展到功能性消化不良、哮喘、糖尿病、慢性结肠炎、血管性痴呆、慢性肾炎、乳腺增生病、月经不调、月经前后诸症、惊泻、遗尿、厌食、慢性荨麻疹等。

当前学者对治肝法的理论研究，多以《黄帝内经》治肝三法为依据，采用上联病证诊断，下系方药配伍的系统治法。在诸医家肝病用药过程中，"肝体阴用阳"是指导治肝法组方的重要理论依据。肝体阴而用阳，主藏血而司疏泄，以血为体，以气为用。血属阴，为物质基础，充养肝体；气属阳，为功能活动，是肝之用。"体阴用阳"是对肝脏最主要生理功能的高度概括。正因为肝具有这样的生理特性，因此在病理情况下，两方面常相互影响，故而在治肝之时，方药配伍力求"体用兼顾"。不同治肝法在选药组方时要根据"肝体阴用阳"之特性，把肝体阴和肝用阳结合起来考虑，做到既不伐肝伤阴，又不抑制肝气之升发。如补肝之法，多以甘温益气温阳、酸甘化阴养血，配之以疏肝理气，以助肝用疏肝之法，以辛香之品疏理调畅肝气，佐以养血补肝之品顾护肝体清肝之法，以苦寒降泄之品为主，佐以滋阴养血、疏肝理气，体用兼顾平肝之法，以咸寒重镇之品为主，伍以升发肝气，意在防止降逆重镇之品抑制肝用温肝之法，多用甘温、辛热之品，温阳散寒且能升发肝气，配之以滋阴养血之品，防止温燥诸药劫伤肝体。总之，治肝诸法谨守"肝体阴用阳"之说，遣药组方力求"体用兼顾"。

总之，不同的治肝法有其不同的适应证，有不同的组方法度，但任何一种治肝法都不是依一法而成，补肝之中有疏肝，疏肝、温肝之中有补肝，清肝、平肝之中有疏肝。治肝法既有原则性、又具有灵活性，组方时要充分考虑肝脏本身气血阴阳的对立统一关系，理气不忘补血以实肝之体，滋阴不忘理气以助肝之用，同时还要重视肝与其他脏腑相互资生与相互制约的关系，滋水以涵木，扶土以抑木，力求各种治法相得益彰，互相配合。

专题三 心肾相交与心肾不交

一、心肾相交理论渊源

心肾相交又称"水火既济"。"既济"一词出于《易经》，即坎上离下相济之意。既济卦象不但指出水火相济因其"刚柔正而位当也"，所以能保持中和平衡的正常运动，同时还指出这种平衡是相对的。水火二者相交不可能永远势均力敌，故云"享小利贞，初吉终乱"，并提醒要"思患而豫防之"。《周易》的既济卦、未既卦、泰卦、否卦所表示的阴阳水火升降之哲理，对"心肾相交"理论的形成具有重要的启迪作用。

古代医家根据《周易》、《尚书》关于阴阳、水火及其相互关系的论述，并以类比的方法，将水、火配肾心。心肾相交理论主要是从"阴阳"、"五行"、"水火"、"升降"等理论发展而来。《素问·阴阳应象大论》曰："天地者，万物之上下也；水火者，阴阳之征兆也"，"升已而降，降者为天，降已而升，升者为地。天气下降，气流于地，地气上升，气腾于天。故高下相召，升降相因，而变作矣"（《素问·六微旨大论》）。《黄帝内经》虽无"心肾相交"一词，但已用阴阳水火升降、五行生克制化来阐述心肾二脏的依存对立关系。《黄帝内经》首先确定了阴阳、水火、心肾的关系：心在五行属火，位居于上而属阳；肾在五行属水，位居于下而属阴。从阴阳、水火的升降理论推理演变，位于下者以升为顺，位于上者以降为和，间接地反映了心肾、水火之间的关系。《伤寒论》虽无心肾相交之专论，但立方论治已开心肾同治之先河，少阴病的黄连阿胶汤证已寓意其中。

宋代严用和首次提出了"心肾不交"这一病理术语，《济生方·遗浊》云："肾藏精，藏精者不可伤。皆由不善卫生，喜怒劳逸，忧愁思虑，嗜欲过度，起居不常，遂至心火炎上而不息，令人遗精、白浊；肾受病者，亦令人遗精、白浊。此皆心肾不交，关键不牢之致也，"《济生方·虚损》又云："水欲升而沃心，火欲降而温肾，如是，则坎离既济，阴阳协和，火不炎而神自清，水不渗而精自固。"

金元医家在讨论心肾关系时多从水火立论。刘完素在《素问病机气宜保命集》指出"坎中藏真火，升真水而为雨露也。离中藏真水，降真火而为利气也"，认为肾水不足，不能上济于心，致使心火暴亢，是内伤杂病的主要病机。朱丹溪《格致余论·房中补益论》认为心肾相交对维持人体正常的生命活动具有重要的意义："人之有生，心为火居上，肾为水居下，水能升而火能降，一升一降，无有穷已，故生意存焉"，《丹溪心法》曰："水火宜平而不宜偏，水火既济而心肾相交。水就下而火炎上，水火上下，名之曰交，交为既济，不交为未济。"

明代周慎斋在《慎斋遗书》中首次提出了"心肾相交"这一名词，并论述到："心肾相交全凭升降，而心气之降，由于肾气之升，肾气之升又因心气之降……欲补心者须实肾，使肾得升，欲补肾者须宁心，使心得降……乃交心肾之法也"，"心肾相交，全凭升降……肾属水，水性润下，如何而升？盖因水中有真阳，故水亦随阳而升至心，则生心中之火。心属火，火性炎上，如何而降？盖因火中有真阴，故火亦随真阴而降至于肾，则生肾中之水。升降者水火，其所以使之升降者，水火中之真阴真阳也"。

张景岳在《类经附翼》中曰："易者易也，具阴阳动静之妙；医者意也，合阴阳消长之机。虽阴阳已备于《内经》，而变化莫大乎《周易》。故曰天人一理者，一此阴阳也；医易同源者，同此变化也……以疾病言之，则泰为上下之交通，否是乾坤之隔绝。既济为心肾相谐，未济为阴阳各别。"《类经·摄生类》云："坎为月为水，在人为肾，肾藏精，精中有正阳之气，炎升于上；离为火为日，在人为心，心藏血，血中有真一之液，流降于下—此言坎离相交之交构也。"李中梓在《内经知要》中云："水润下而寒，故为阴；火炎上而热，故为阳。炎上者，欲其下降；润下者，欲其上升，谓之水火交而成既济。火不制其上炎，水不禁其就下，谓之水火不交而成未济。肾者水也，水中生气，即真火也。心者火也，火中生液，即真水也。阴中有阳，阳中有阴，水火互藏，阴阳交体，此又不可不知者也。"明末汪绮石的《理虚元鉴》主要从精气神的角度论述心肾相关，认为虚劳初起，多由心肾不交所致。

清代傅山在《傅青主女科》中曰："肾无心火则水寒，心无肾水则火炙，心必得肾水以滋润，肾必得心火以温暖。"清代冯兆张在《冯氏锦囊秘录·调护水火论》中曰："水之精为志，火之精为神，然水火宜平不宜偏，宜交不宜分。"清代沈金鳌在《杂病源流犀烛》中云："心与肾连，经曰心舍脉，其主肾经，不以其克而反以为主，故必肾水足而后心火融，肾水不足，必至心火上炎，而心与肾百病蜂起矣。"清代陈士铎在《石室秘录》中云："心肾虽相克，其实相须。无心之火，则成死灰，无肾之水，则成冰炭，心必得肾水以滋养，肾必得心火而温暖。"清代唐大烈在《吴医汇讲》中指出："心本火脏而火中有水，肾本水脏而水中有火。火为水之主，故心气曰欲下交；水为火之源，故曰肾气欲上承。"

此外，道家"坎离交济（水火既济）、心肾交合"的内丹修炼得道心法，对中医心肾相交理论的形成也具有非常重要的影响。道家的炼丹术源于《周易》卦象之说，尤其是坎离二卦。炼丹术分为"外丹"和"内丹"。外丹，又称"金丹"，是指用炉鼎烧炼矿石药物所得的化合物；内丹又称"还丹"，是指人体气功养生术。它是把人体当作炉鼎，以体内的元精和元神为药物，运用元气来蒸炼，最终使元精与元神凝聚而成的结合物。东汉炼丹家魏伯阳在《周易参同契》中，以铅代表人体的肾（精），以汞代表人体的心（神），又以心肾应《周易》坎离二卦（坎为水，离为火），心肾代表人体两个重要的生命本原即元神和元精，认为二者反复的交互作用，主导着人体健康的生命活动。唐代医家孙思邈援道入医，《备急千金要方》云："心者火也，肾者水也，水火相济。"后世医家尤其是明清医家，将其进一步发挥，以说明人体的阴阳互藏、阴阳升降及阴阳交感，最终使中医心肾相交理论形成。

二、心肾相交与心肾不交的概念

"交"的含义："交感""交通""和谐"。火、水是心、肾的代名词，在一些古代文献中，根据上下文及语境，心火和肾水就是心、肾的同义复指。在一些具体情况下，心火可以指代心阳，肾水可以指代肾阴。

广义的心肾相交是指心肾之气相交，它涵盖了心肾之间的所有协调关系，可以理解为心肾阴阳、精神、气血的全面交通和和谐。心肾相交反映的是心与肾两脏互相制约平衡的一种生理状态，是对心肾两脏生理功能互相影响的概括。狭义的心肾相交是指心火下交于肾，以助肾阳温煦肾阴，使肾水不寒；肾水上济心火，使心火不亢，心火与肾水上下交通，维持二者生理功能的平衡。心肾不交是指心肾之间的交通不协调而产生的各种病理表现。精神、气血、阴阳之间的病理改变是导致心肾不交的病理基础。

三、心肾相交的生理基础

（1）心为火脏主血，肾为水脏藏精，心血肾精同源相济。

（2）心藏神，肾藏精，心神肾精相互为用。"心主血而藏神者也，肾主志而藏精者也。以先天生成之体质论，则精生气，气生神。以后天运用之主宰论，则神役气，气役精"（汪绮石《理虚元鉴》）。

（3）心为君火，肾主相火，相资相助，相得益彰。《素问·天元纪大论》曰："君火以明，相火以位。"《医学源流论》云："心火为火中之火，肾水如水中之火，肾火守于下，心火守于上，而三焦为火之道路，能引二火相交。"《医门棒喝·六气阴阳论》云："人之心火，名为君火，而其运用施为，生化气血者，相火之功也。"《吴医汇讲》云："命门之火，即心火之根；肾水之精，即心精之源。"

（4）心血、元气相互为用。元气是人体生命活动的原动力，元气是以肾所藏的精气为主，依赖肾中精气所化生。心主血脉，不仅需要心气的推动，还赖于元气的激发。

（5）心阳、肾水相互为用，相互制约。生理状态下，心火下降于肾，与肾阳共同温煦肾阴，使肾水不寒；肾水上济于心，使心火不亢。

（6）经络相连：心肾同为少阴经所属，经络循行路线上心肾互相交通。足少阴肾经循行，一分支从肺出入心注胸中，足少阴肾经夹舌本，舌为心之苗，肾经连心，肾阴可靠元阳温煦气化，通过经脉上升至心。唐容川云："足少阴肾，其支出络心，以见心肾相交坎离互济之义耳。"

心肾相交需要依靠其他脏腑的协调配合，如脾升胃降、肺主宣发肃降、肝主疏泄等，但与脾胃的枢纽作用关系最为密切。朱丹溪在《格致余论》中云："心肺阳也，居上；肝肾阴也，居下。脾居中，亦阴也……脾具坤静之德而有乾健之运，故能使心肺之阳降，肝肾之阴升，而成天地交泰。"清代李用粹在《证治汇补》中曰："五脏之精华，悬运于脾，脾旺则心肾相交。"清代黄元御在《四圣心源·劳伤解》中云："中气者，和济水火之机，升降金木之轴，道家谓之黄婆。婴儿（心）姹女（肾）之交，非媒不得，其义精矣。"其强调脾胃为人体气机升降之枢，在人体之气阴阳升降的循环往复中，脾胃的作用至关重要。

三焦主持诸气，总司全身气机并为水液循行之道路，因而成为心肾相交的途径。心肾相交的完成主要靠心肾之气的升降出入，《素问·六微旨大论》云："升降出入，无器不有"；"心肾相交，全凭升降。而心气之降，由于肾气之升，肾气之升，又由心气之降……乃交心肾之法也。"也可能通过经络途径。至于相交时间，张锡纯在《医学衷中参西录》中云："每在呼气外出之时也，盖在呼气外出之时，其心必然下降，其肾必然上升，此际之一升一降而心肾交矣。"

四、心肾不交的病机证治

根据心肾相交的生理基础，心肾不交的病机主要包括以下内容。

（一）阴阳、精血的互损

沈金鳌在《杂病源流犀烛》中云："肾水不足，必至心火上炎，而心与肾百病蜂起矣"，"肾阴既衰，心血必不足。以精即是血，心血虚本于肾虚，肾虚必至于心虚也"。《吴医汇讲·石芝医话》云："水不升为病者，调肾之阳，阳气足，水气随之而升；火不降为病者，滋心之阴，阴气足，火随之而降。则知水本阳，火本阴，坎中阳能升，离中阴能降故也。"

（二）神志改变

李中梓在《医宗必读》中云："《内经》之原健忘，俱责之心肾不交，心不下交于肾，则火乱其神明。肾不上交于心，精气伏而不用。火居上则因而为痰，水居下则因而生躁。扰扰纭纭，昏而不宁，故补肾而使之时上，养心而使之善下，则神气清明，志意常治，而何健忘之有。"清代石寿棠在《医原》中云："水火未济，致生虚烦、心热、不寐等证，是心气不得归肾也。或曰心属火，火性炎上，如何下降；肾属水，水性就下，如何上升？曰：心属火，而心中有血，是火中有真阴，故心火随真阴下降，以交于肾水；肾属水，而肾中有气，是水中有真阳，故肾水随真阳上升，以变心火。"

（三）君火相火失调

朱丹溪在《格致余论》中指出心火会引动相火，"主闭藏者，肾也；司疏泄者，肝也。二脏皆有相火，而其系上属于心，心君火也。为物所感则易于动，心动则相火翕然而随"，张景岳在《景岳全书·杂证谟·遗精》认为"遗精之始，无不病由乎心，正以心为君火，肾为相火，心有所动，肾必应之。故凡以少年多欲之人，或心有妄思，或外有妄遇，以致君火摇于上，相火炽于下，则水不能藏，而精随以泄。"《理虚元鉴·心肾不交论》云："虚劳初起，多由于心肾不交，或一念之烦，其火翕然而动，天旌摇摇，精离深邃，浅者梦而遗，深之甚者，漏而不止。"

心肾不交的证治主要包括以下内容。

（一）肾阴虚心火旺型

肾水不足，肾阳蒸腾乏源，则肾水不升，不能共济心阴以制约心阳，使心阳相对偏盛，而致心火亢盛。严用和在《重订严氏济生方·白浊赤浊遗精论治》中曰："心火上炎而不息，肾水散漫而无归，上下不得交养，心肾受病……此皆心肾不交。"元代危亦林在《世医得效方》中曰："肾水枯竭，不能上润，心火上炎，不能既济。煎熬而生，心烦燥渴，小便频数，白浊，阴痿弱。"清代冯兆张在《冯氏锦囊秘录》中云："百病皆生于心，百病皆根于肾，天一生水，地二生火，肾水不上，则气不固而阴虚；心火不下，则妄动，而相火从之，梦遗所由来也。"清代蒋宝素在《问斋医案》中曰："肾水下亏，心阳上亢，阳跻脉满，不成寐。"此型主要临床表现：心悸失眠，健忘，耳鸣（聋），遗精梦泄，大便干燥，口舌生疮，心烦，腰膝酸痛，舌红少津，少苔或无苔，脉细数等。治当滋阴降火，方选黄连阿胶汤（清代王晋三《绛雪园古方选注》云："芩、连，泻心也；阿胶、鸡子黄，养阴也；各举一味以名其汤者，当相须为用也。少阴病烦，是君火热化为阴烦，非阳烦也，芩、连之所不能治，当与阿胶、鸡子黄交合心肾，以除少阴之热。"）知柏地黄丸、《重订广温热论》之心肾交泰汤（北沙参、细生地、麦冬、当归身、生白芍、川连、肉桂、茯神、远志，所谓"滋益肾水真阴，镇伏心火大热"）、六味地黄丸、天王补心丹等。

（二）肾阳虚心火旺型

肾阳不足无力蒸腾肾水上济心阴，使心阳相对偏盛而致心火独亢于上。此型主要临床表现：口干咽痛，心悸怔忡，惊悸，失眠，四肢虚浮发凉，便清长或短少，大便稀溏，多为五更泻，舌淡苔润，脉沉而无力。治宜补肾壮阳，清心降火。方选《韩氏医通》交泰丸，本方以黄连清心火，制心阳之偏亢；以肉桂导心火下交于肾，温补肾阳；达到心肾阴阳水火相交的目的。

（三）心肾阳虚型

肾阳虚弱，不能温煦心阳，则心阳无以振奋。心阳虚不能下温肾水，则肾水更寒，以致肾中之寒水泛滥，上凌于心。此型主要临床表现：形寒肢冷，神疲乏力，心悸怔忡头眩，胸闷气喘，下利清谷，肢体浮肿，尿少，舌质淡暗青紫、唇甲青紫，或舌体胖而有齿痕，苔白滑，脉沉细微等。治当温补心肾之阳，方选真武汤或苓桂术甘汤或右归丸或清代郑寿全《医法圆通》之补坎益离丹或清代陈士铎《辨证录》之心肾两交通汤等，温补心肾之阳，利水消肿。

（四）心肾气虚型

此型主要临床表现：健忘，多梦，耳鸣，心悸，胸闷气短，活动时加重，面白，神疲自汗，少气懒言，腰膝酸软，小便频数清长，或遗尿，大便失禁，男子滑精早泄，女子滑胎，白带清稀量多，舌淡苔白，脉细弱。治当心肾双补。方选朱雀丸。方中以人参大补元气；沉香温肾纳气；茯神以佐人参安神益智。蜜制为丸共奏补益水火、宁神定志之效。

在心肾不交的治疗中，必须重视健运脾胃以疏利气机。脾胃为气机升降之枢纽，居中焦，为水火升降、坎离交泰的必经之地。"脾主中州，交和水火"（唐宗海《中西汇通医经精义》），《四圣心源》云："脾为己土，以太阴主升，胃为戊土，以阳明主降……中气者，和济水火之机。"若脾胃升降枢机失运，则水火交合之路必断。所以，交通心肾必兼调理脾胃，以沟通水火升降之路。

心神肾精失调常可导致梦交失精，白浊带下等症。此类病证，临床上往往偏重于补肾固精而忽略心神因素在疾病过程中的作用，临床疗效常常受到一定影响。"心藏神，肾藏精，心肾者，精神之根蒂也。凡男子思虑过度，则水火不交，快欲恣情，而精元失守……今人每用牡蛎、螵蛸、菟丝涩精，随止随发。唯知固肾，不知治心，殊不知神不归舍而精元无主，安能自守哉"（《慎斋遗书》）。因此，对此类病证应心肾并治，在补肾固精的同时，加用宁心安神之品，则可提高疗效。对心血、肾精失调所产生的失眠、健忘，心悸怔忡等症，临床上多偏重于补心血、宁心神，较少考虑肾精的作用，"治健忘者，必交其心肾，使心之神明下通于肾，肾之精华上升于脑。精能生气，气能生神，神定气清，自鲜遗忘之失"（清代林珮琴《类证治裁》）。"人寤则神舍于心，寐则神舍于肾"（《寿世保元》），故"心虚则神不能归舍于肾，故不能成寐，肾虚则不能纳藏心神于舍，故寐不能沉，并不能久"（《冯氏锦囊秘录》），因此，治疗此类病证时，在补心血、养血安神的同时，应重视肾精的作用，酌加补肾固精之品以交通心肾。

第六章

病因与发病学说

精要研读

病因是指导致病证发生的原因。中医病因包括六淫、疠气、七情、饮食、劳逸、痰饮、瘀血、结石、外伤、寄生虫、药邪、先天因素、医过等（表6-1）。

表6-1 中西医病因分类

中医病因	西医病因
六淫、疠气、七情、饮食、劳逸、痰饮、瘀血、结石、外伤、寄生虫、药邪、先天因素、医过等	生物病原、物理因素、化学因素、营养因素、精神因素、遗传因素等

中医认识病因的方法：①通过发病的客观条件认识病因。如风雨寒暑、情志刺激、饮食、房室、外伤等。②"取象比类"，如风、湿、寒等。③审证求因。根据疾病所表现出来的临床症状和体征，进行综合分析，来推求病因。如跌仆→某部位刺痛或肿块或瘀斑瘀点→瘀血。

一、六淫与疠气

（一）六淫性质及致病特点

六淫性质及致病特点见表6-2。

表6-2 六淫性质及致病特点

邪气	性质	致病特点	主要病证
风	轻扬开泄	易袭阳位（人体上部，如头面、咽喉、皮肤和肌表）。"伤于风者，上先受之"（《素问·太阴阳明论》）	头痛、项强、鼻塞、咽痒、汗出恶风、发热、面肌麻痹等
	善行而数变	病位游走不定，症状变化多端。《素问·风论》云："风者，善行而数变。"	如行痹之四肢关节疼痛，游走不定；风疹块之皮疹时隐时现，此起彼伏；发病急、变化快之小儿风水
	主动	肢体异常运动。《素问·阴阳应象大论》曰："风胜则动。"	如肢体动摇不定，震颤、抽搐，头目眩晕等
	为百病之长	易与他邪结合，为外邪致病的先导。《素问·风论》曰："风者，百病之长也。"	如形成风寒、风热、风湿、风寒湿等兼夹证

续表

邪气	性质	致病特点	主要病证
寒	寒为阴邪	易伤阳气，《素问·阴阳应象大论》曰："阴胜则寒"，"阴胜则阳病"	全身或局部有明显的寒象。如形寒肢冷、脘腹冷痛等
	凝滞	气血运行迟滞甚至凝结不通	不通则痛。《素问·痹论》云："痛者，寒气多也，有寒故痛也。"如寒痹之关节冷痛，伤寒之头身疼痛，中寒之脘腹冷痛等
	收引	腠理汗孔收缩，筋脉牵引拘急。《素问·举痛论》曰："寒则气收。"	如恶寒、发热、无汗、四肢拘急、屈伸不利或冷厥不仁等
暑	炎热	为阳邪，形成实热证	高热、汗出、烦渴、面红、目赤、肌肤灼热、脉洪大等
	升散	上犯头目，上扰心神，腠理开泄，伤津耗气	伤暑：头昏、目眩。中暑：突然昏倒，不省人事。多汗口渴多饮，尿少津赤，舌红少津，气短乏力等
	多夹湿	暑热夹有湿邪	身热不扬，烦渴，身重倦怠，胸闷脘痞，呕恶，便溏不爽，苔黄腻等
湿	重浊	沉重感，重着不移；分泌物排泄物秽浊不清	头身困重，四肢发沉，关节重着疼痛，面垢眵多，小便混浊，大便溏泄，下痢黏液脓血等
	黏滞	症状的黏滞性，病程的缠绵性	大便黏滞不爽，小便涩而不畅，苔腻。湿痹、湿温、湿疹等的病程长，反复发作
	为阴邪	阻遏气机，损伤阳气（尤其是脾阳）	脘腹胀满，纳呆；腹泻、水肿等
	趋下	伤及人体下部，症状多见于下部。"伤于湿者，下先受之"（《素问·太阴阳明论》）	淋浊、带下、泄泻痢疾、下肢水肿、阴部湿疹等
燥	干涩	易伤津液，出现各种干燥症状，《素问·阴阳应象大论》曰："燥胜则干。"易伤肺阴	鼻咽口唇干燥，皮肤皲裂，小便短少，大便干结。干咳少痰或痰黏难咳，痰中带血
火	炎热升腾、灼燔、躁动、燔灼腐物	为阳邪，形成实热证；炎上，症状多见于上部；易伤津耗气；易生风动血；易扰心神；易致肿疡	高热，烦渴，尿赤，脉洪；头昏头痛，面红目赤，咽喉红肿疼痛，口舌糜烂；口渴喜饮，咽干唇焦，舌质红绛，体倦乏力少气；四肢抽搐，角弓反张，吐血、咯血、衄血、尿血，皮肤发斑等；狂躁，神昏谵语；痈肿疮疡，局部红肿热痛，化脓等

附：疠气

疠气是一类具有强烈传染性的外邪，又称"疫气""疫毒""戾气""乖戾之气"等。疠气引起的疾病称为"疫病""瘟病""瘟疫病"。疠气致病的种类很多，如"大头瘟""疫痢""白喉""天花""霍乱""鼠疫"等，实际上包括了现代许多传染病和烈性传染病。

二、情志内伤

（一）七情的概念

《礼记·礼运》曰："何谓人情？喜怒哀惧爱恶欲七者弗学而能。"《素问·阴阳应象大论》云："人有五脏化五气，以生喜怒悲忧恐。"《素问·举痛论》云："怒则气上，喜则气缓，悲则气消，恐则气下，寒则气收，炅则气泄，惊则气乱，劳则气耗，思则气结。"《三因极一病证方论》云："喜、怒、忧、思、悲、恐、惊，七者不同，各随其本脏所生所伤而为病"、

"七情，人之常性，动之先自脏腑郁发，外形于肢体，为内所因也"。七情，即喜、怒、忧、思、悲、恐、惊，是指人类的基本情绪，是对人外在情绪变化的总结，并且是先天性的、本能的。一般而言，"思"是指思考、思维，属于心理活动和认知系统和过程，但"思"在七情概念中的含义不是指思维活动，不是认知，而是指在所思问题不解、事件未决时所处的一种思（忧）虑不安的复合情绪状态。

（二）情志的概念

情志本属于中国古代文化中的问题，是指情感与志趣。中医学对情志的系统论述，首见于《黄帝内经》。《素问·阴阳应象大论》曰："人有五脏化五气，以生喜怒悲忧恐"；"肝……在志为怒，心……在志为喜，肺……在志为忧，脾……在志为思，肾……在志为恐"。由此创立了"五志"概念，将人的情绪心理概括为五种基本的情志，并论述了五志与人体生理、病理的关系。对情志的并称则首见于明代张景岳《类经》中的"情志九气"，并提出了"情志病"的病名。由此，情志学说已基本定型成熟，成为中医学基本理论的重要组成部分。所谓情志是指机体以脏腑、经络、精、气、血、津液为物质基础，以相互协调的脏腑经络功能活动为内在条件，在外界环境的刺激和影响下，通过内外综合作用，对客观事物能否符合自身需求做出判断时所产生的体验的一种个体的特殊反映形式。它包括了现代医学心理学中所论述的情感、情绪过程，也包含认知和行为过程，涉及心理和生理的复杂反应，并与个性心理特征有关。

尽管情志与情绪的概念和内涵有很多共同之处，但情志并不等于情绪，情志亦不同于七情。中医学认为情志活动是五脏功能的体现，五脏于精而生五志，即七情由内而发；情志失调可扰乱心神，引起气机失调而发病；疾病又可导致情志异常，同时强调个体差异与情志失调及和健康、疾病的关系。因此，情志已不仅仅包括七情、五志。

（三）情志与脏腑气血关系

情志是以心神为主导的，与五脏活动（气血）有关，是相互协调的脏腑功能活动的一种表现形式（图6-1）。《素问·灵兰秘典论》曰："心者，君主之官，神明出焉。"《类经·疾病类》云："心为五脏六腑之大主，而总统魂魄，兼该意志，故忧动于心则肺应，思动于心则脾应，怒动于心则肝应，恐动于心则肾应，此所以五志唯心所使也。"

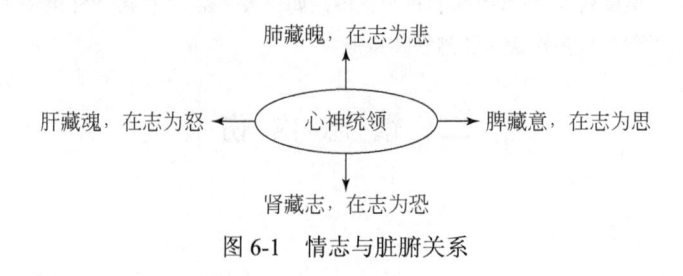

图6-1 情志与脏腑关系

（四）情志致病的条件

情志致病的条件见图6-2。

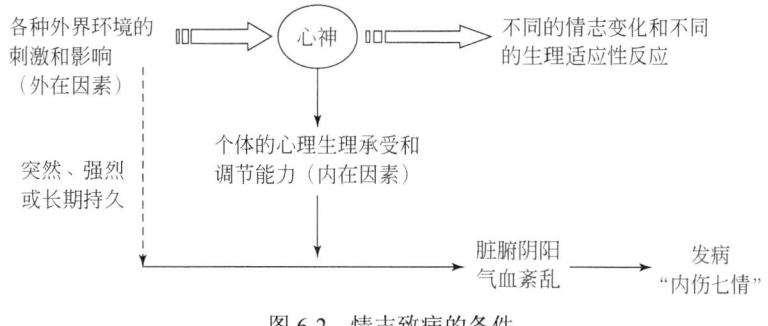

图 6-2 情志致病的条件

（五）情志致病的特点

①直接伤及内脏。首先影响心神；伤及相应脏腑：喜伤心、怒伤肝、思伤脾、悲伤肺、恐伤肾，以心、肝、脾三脏为多见。②影响脏腑气机。喜则气缓、怒则气上、悲则气消、恐则气下、惊则气乱、思则气结。③多发为情志病。④情志变化影响病情。

（六）情志异常与情志病证

"情志异常"是指外界环境的刺激和影响过于突然或强烈或长期持久，个体心理应对能力不足，机体脏腑经络组织功能失衡所产生的一种以心理和生理异常反应为主的病理状态。"情志病证"是指以精神心理异常为主要症状表现的一类疾病，以及在疾病发生、发展、转归和防治过程中，情志因素起重要作用的一类疾病。具体而言，中医学所论的情志疾病主要包括：①情志异常所致的以精神心理症状为主的一类疾病。如郁证、厥证、脏躁、不寐、癫、狂、痫病等，亦包括现代医学中的人格障碍与情感障碍、重型精神病、精神发育迟滞、神经症、创伤后应激障碍等各种精神心理疾病。②情志异常所致的以形体症状为主的一类疾病。如哮喘、噎膈、泄泻、阳痿、痛经等，这类疾病基本等同于现代医学中的心身疾病，涉及范围较广，包括内、外、妇、儿各科的多种疾患。③由于形体病变所致的以精神心理症状为主的一类疾病。如《伤寒论》中的太阳蓄血证、妇科绝经前后诸证等，亦包括现代医学中的卒中后抑郁症等。"情志异常"强调的是一种病理状态或过程，而"情志疾病"所强调的是一些具体的精神心理疾患和心身疾病。

三、痰饮、瘀血、结石

痰饮、瘀血、结石既是病理性产物又是致病因素。

（一）痰饮

痰饮是机体水液代谢障碍所形成的病理变化及其病理性产物。稠浊者为痰，清稀者为饮。痰饮作为一种新的致病因素作用于机体，导致新的病变，则为继发病因（图 6-3）。

痰饮是由外感六淫，或饮食失常，或七情内伤，或劳逸太过等原因，导致肺、脾、肾、三焦等脏腑对水液的气化功能失常，津液代谢障碍，以致水液停滞而生成。痰可随气机的升降流行，内而脏腑，外达筋骨皮肉，无处不到，病位广泛。清代沈金鳌在《杂病源流犀

```
          ┌→ 有形之痰：实质性痰浊和水饮
   痰 饮 ─┤
          └→ 无形之痰：是痰饮导致的特殊的病理变化和症状
              体征，用治痰饮方法能获得疗效
```

图 6-3　痰饮

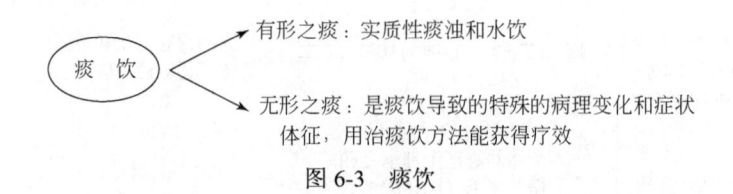

烛·痰饮源流》中曰："其为物则流动不测，故其为害，上至巅顶，下至涌泉，随气升降，周身内外皆到，五脏六腑俱有"，并指出："痰为诸病之源，怪病皆因痰成也"。《景岳全书·非风》亦云："痰在周身，为病莫测。"古代医家总结为"百病多由痰作祟"。

1. 致病部位及主要病证举例　见表 6-3。

表 6-3　痰饮致病部位及主要病证举例

部位	主要病证
饮停于肺	胸闷、咳喘不能平卧、其形如肿、吐清稀痰液（支饮）
饮在肠胃	脘腹胀痛、肠鸣漉漉有声、呕吐清水痰涎（痰饮）
饮在胸胁	胸胁胀满、咳嗽引胁作痛（悬饮）
饮溢肌肤	水肿、身重无汗、尿少（溢饮）
饮停腹中	腹胀大如鼓、尿少、腹壁青筋显露（腹水）

2. 致病特点　①阻滞气机，阻碍气血。如痰阻于肺，则胸闷、咳嗽、喘促；湿困中焦，则脘腹胀满，恶心呕吐；痰阻经络，则肢体麻木，屈伸不利；痰聚于局部，则生痰核、瘰疬、阴疽流注等。②致病广泛，变化多端。痰饮在不同的部位可表现出不同的症状，其临床表现可基本归纳为咳、喘、满、肿、悸、痛、眩、呕八大症。③病势缠绵，病程较长。如咳喘、眩晕、瘰疬、胸痹、癫痫、流注、中风、痰核、阴疽等病证。④易扰乱神明。如出现神志失常的病证：精神不振，失眠易怒，喜笑不休，甚则发狂等病证。⑤多见滑腻舌苔。

（二）瘀血

瘀血是指体内血液停滞，包括离经之血停积于体内的病理性产物，以及血液运行不畅而阻滞于脏腑经络之中的病理变化。血液停滞于体内又能导致新的病变，而成为继发病因。

1. 形成　瘀血的形成见图 6-4。

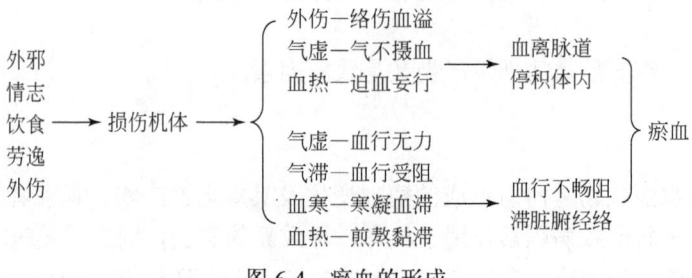

```
                           ┌ 外伤—络伤血溢 ┐
                           │ 气虚—气不摄血 │→ 血离脉道 ┐
外邪                        │ 血热—迫血妄行 │  停积体内 │
情志                        │               │          │
饮食 → 损伤机体 →          ┤                           ├ 瘀血
劳逸                        │ 气虚—血行无力 │          │
外伤                        │ 气滞—血行受阻 │→ 血行不畅阻
                           │ 血寒—寒凝血滞 │  滞脏腑经络
                           └ 血热—煎熬黏滞 ┘
```

图 6-4　瘀血的形成

2. 瘀血致病的共同特点 参见专题四。

（三）结石

凡体内湿热浊邪，蕴结不散，或久经煎熬，形成砂石样的病理产物，称为结石。结石的形成与体质、饮食不节、药物服用不当、水质及外感六淫和过度安逸等因素有关。结石致病的特点：①多发于肾、胆、胃、膀胱等脏器。②病程较长，症状不定，发作与缓解交替。③易阻滞气机，损伤脉络引起出血。④多发生绞痛。

四、发病原理

中医学认为疾病的发生和变化虽然错综复杂，但从总体而言，主要是正气和邪气两个方面。发病就是机体处于正、邪双方的斗争过程，邪正相搏是疾病从发生、发展等病理过程中最基本的原理。中医学的发病原理，可以概括为三个方面：正气不足是疾病发生的内在因素；邪气是发病的重要条件；正邪斗争的胜负决定发病与否。

正气，是指存在于人体中的具有抗邪愈病作用的各种物质和功能的总称。它涵盖了人体一切正常的结构和功能。正气的作用主要表现在以下三个方面：①抗邪入侵。②驱邪外出。③自我修复。

邪气统指一切致病因素。邪气对机体的损害作用主要通过三个方面体现出来：①损伤脏腑组织的形质。②导致生理机能异常。③使抗病修复能力下降，以及改变体质类型。

发病类型决定于病邪和正气的强弱。由于人体正气强弱有差异，病邪性质种类各不同。因此，发病可以划分为感邪即发、徐发、伏而后发、继发、合病与并病、复发等不同类型。其中，引起复发的机理是余邪未尽，正气未复，同时有某种诱因的存在。复发的诱因归纳起来有以下几个方面：①重感致复；②食复；③劳复；④药复；⑤情志复等。

临 证 备 要

专题一 痰饮理论的临床应用

一、痰饮病证的分类及其临床特征（表6-4）

表6-4 常见的痰证及其临床特征

名称	临床特征
风痰	眩晕，恶心欲吐，咳出痰量多，喉中痰声漉漉，四肢麻木，舌苔白腻，脉弦滑等
热痰	咳痰黄而黏稠，有痰块，面赤烦热，口干舌燥，大便干结，小便色黄，舌质红，苔黄腻，脉滑数等
寒痰	咳痰色白而清稀，形寒怕冷，背冷，小便清长，舌苔白滑，脉沉迟等

续表

名称	临床特征
湿痰	痰色白稀而黏，量多易于咳出，可伴有胸脘痞闷，食欲不振，疲乏嗜卧，大便稀溏，舌苔厚腻，脉缓滑等
燥痰	痰量极少，黏稠而不易咳出，痰细如线，间带血丝，口干咽燥而痒，或干咳无痰，舌苔干燥少津，脉滑数等
气痰	痰郁结于咽喉，有异物感，咯之不出，咽之不下，伴有胸膈痞闷，中医又称为"梅核气"
食痰	痰多而黏如桃胶。伴有胸腹胀闷不安、嗳气、苔腻、脉滑等
酒痰	因酒积而生痰，痰量多而黏腻，痰唾呕恶，清晨咳嗽。苔腻脉滑等

关于饮证的分类，至今仍基本沿用张仲景《金匮要略》中关于四饮的分类方法。即痰饮、悬饮、溢饮、支饮。参见前述内容。

二、痰饮病证的治疗

张仲景在《金匮要略》中指出："病痰饮者，当以温药和之。"《金匮要略》中痰饮病的治法方药可归纳为[1]：①温化（温阳化饮）：温肺化饮（小青龙汤），温中健脾（苓桂术甘汤），温肾化气（肾气丸）。②宣散（宣肺散饮）：发汗兼清郁热（大青龙汤），发汗兼化里饮（小青龙汤）。③通利（通阳利水）：健脾利水（泽泻汤、苓桂术甘汤），化气利水（五苓散），泻肺开闭（葶苈大枣泻肺汤），前后分消（己椒苈黄丸），益气通阳、清热利水（木防己汤）。④攻逐（攻下逐饮）：峻下遂水（十枣汤、甘遂半夏汤）。

《金匮要略》治疗痰饮病的方法也可以用"行消开导"四个字加以概括，即治本以温行的方法消除痰饮，治标以开泄的方法导邪外出[1]。温药能振奋脏腑的功能，肺脾肾三焦气化正常，则水饮难以停留，即便水停一时，也会很快消除。一旦水饮留伏、难以消除，则应用发汗、利尿、通便的方法尽快将其排除干净。清代医家芬余氏将其总结为："《金匮》论饮重在阳衰，治法重在逐水。逐水之法，贵因势利导。或使之外出，而从汗解，或使之内泄，而从利解，无多歧也……发汗以身重疼痛四字为关键；利小便以支满眩冒四字为关键；利大便以痞坚满痛四字为关键。见证虽错出不一，立主方虽轻重有殊，然能握此意为治饮心法，已恢恢乎游刃有余矣。"

痰饮致病，为咳，为喘，为痞，为痛，为呕，为渴，为眩，为悸，为肿，为利，表现多端。如咳嗽上气、奔豚气、胸痹心痛、腹满寒疝、小便不利、水气、惊悸、呕吐等病证均与痰饮有关。

《金匮要略》中尚有如下治法方药[1]。

（1）化饮平喘（药用麻黄、桂枝、细辛、干姜、半夏、芍药、五味子、杏仁、厚朴、紫菀、款冬花、石膏）：射干麻黄汤（治咳喘，喉中有水鸣声），厚朴麻黄汤（治咳喘，胸满，烦躁，脉浮），越婢加半夏汤（治咳喘，目如脱状，脉浮大），小青龙加石膏汤（咳喘，烦躁，脉浮），泽漆汤（治咳而脉沉，身肿）。

（2）化饮止痛（药用瓜蒌、薤白、半夏、桂枝、枳实、厚朴、乌头或附子）：瓜蒌薤白半夏汤（治喘息咳唾，胸背彻痛），桂枝生姜枳实汤（治心中痞，诸逆心悬痛），赤丸（治寒气厥逆之腹痛、呕逆、肢冷）。

（3）化饮止悸（药用茯苓、桂枝、甘草、大枣、半夏、麻黄）：苓桂草枣汤（治脐下悸动，欲作奔豚），半夏麻黄丸（治心下悸）。

(4) 化饮消痞（药用枳实、白术、桂枝、生姜、麻黄、细辛、附子）：枳术汤（治心下痞坚），桂枝去芍药加麻辛附子汤（治心下痞，腹满，肠鸣，畏寒，肢冷）。

(5) 化饮止呕（药用半夏、生姜或干姜、茯苓、桂枝、人参、白术、泽泻、厚朴、紫苏叶）：小半夏汤（治诸呕吐），生姜半夏汤（治心胸中郁闷不适），半夏干姜散（治干呕、吐逆、吐涎沫），干姜人参半夏丸（治妊娠呕吐不止），半夏厚朴汤（治咽中如有炙脔），茯苓泽泻汤（治胃反，吐而渴欲饮水）。

饮证的证候与治法方药，见表6-5。

表6-5 饮证的证候与治法方药

证型		证候	治法方药
实证	饮留胃肠	主症：脘腹胀满而痛，胃中时有振水声，或肠间辘辘有声，脉沉弦有力	攻下逐饮，甘遂半夏汤加减
	饮停胸胁	主症：胸胁胀满疼痛，以胁下部位为主，呼吸、咳唾、转侧时疼痛加重，气短息促，舌苔白，脉沉弦	攻逐痰饮，十枣汤或葶苈大枣泻肺汤加减
	饮犯胸肺	主症：咳喘胸满，不能平卧，呼吸困难，痰如白沫量多，久咳则面目浮肿，舌苔白腻，脉弦紧，遇寒即发，初起可兼恶寒、身痛等表证	开肺化饮。外寒引动宿饮，用小青龙汤加减；若症见咳逆倚息，短气不得卧，形肿胸满，喉中如水鸡声，用射干麻黄汤加减；若咳喘胸满，痰涎壅盛，用葶苈大枣泻肺汤加减
	饮溢四肢	主症：四肢沉重或关节疼痛，甚则肢体微肿，无汗恶寒，口不渴，或兼见咳喘，痰多白沫，苔白，脉弦紧	解表化饮。小青龙汤加减；如表寒外束，饮邪滞而化热，伴有发热、烦躁，苔白而兼黄，用大青龙汤加减
虚证	脾胃阳虚	主症：胸胁支满，头晕目眩，不欲饮水，或热饮不多，或饮入易吐，泛吐清水痰涎，或背部寒冷如掌大，舌苔白滑，脉弦细而滑	温脾化饮。苓桂术甘汤加减
	肾阳虚弱	主症：怯寒肢冷，少腹拘急不仁，小便不利，脐下动悸，心悸气短，舌体胖大，苔白腻，脉细弱	温肾化饮。金匮肾气丸加减；若症见小便不利，四肢沉重疼痛，恶寒腹痛或水饮凌心，而见心下悸动不安，真武汤加减

痰证的证候与治法方药，见表6-6。

表6-6 痰证的证候与治法方药

证型		证候	治法方药
实证	痰浊壅肺	主症：胸闷，咳嗽喘促，喉中痰鸣，痰多或白或黄，苔腻，脉滑	祛痰肃肺。杏苏散加减
	痰阻中焦	主症：胃脘痞闷，嘈杂不饥，泛吐痰涎，头目眩晕，肢体沉重，苔白腻，脉滑	和胃化痰。二陈汤加减
	痰郁互结	主症：心悸失眠，易怒善惊，胸痛脘闷，善太息，或精神失常，或突然昏仆，呕吐痰涎，或进食发噎，或咽喉不利，似有物梗塞，吐之不出，咽之不下；或发瘰疬瘿瘤。舌红苔厚腻，脉弦滑	解郁化痰，镇心宁神。温胆汤加减
	风痰闭阻	主症：口眼㖞斜，半身不遂，肢体麻木，或突然昏仆，不省人事，喉中痰鸣，苔腻，脉弦滑	祛风通络，豁痰开窍。风痰阻络以牵正散加味；风痰闭窍以涤痰汤加减
虚证	肺虚痰恋	主症：咳喘日久，动则益甚，痰黏难咳或痰稠量多，自汗，畏寒，易于感冒，或潮热颧红，舌淡红，苔薄白，脉细滑而无力	补肺化痰。补肺阿胶散合半贝丸加减
	脾虚痰盛	主症：纳呆恶心，泛吐痰浊，神疲乏力，面色萎黄不泽，腹胀便溏，舌苔腻，脉细软	健脾化痰。六君子汤加减
	肾虚痰凝	主症：久病痰喘气促，呼多吸少，动则更甚，痰多而稀薄，浮肿畏寒，腰膝冷痛，晨泻尿频，舌淡苔薄，脉沉细无力	温肾化痰。金匮肾气丸加减。若偏肾阴亏损，以金水六君煎加减；若肺肾阴虚者，可与生脉散合治

三、痰饮病证治疗要则

（1）治疗痰饮，首先辨别痰饮部位，查明痰饮之所在。

（2）必须辨明病证性质：属寒、属热、属虚、属实，各司其属。

（3）善于抓住痰饮病证的一些临床特征：如沉重、眩晕、呕恶、肿胀、满闷、顽麻、痹痛；嗜睡、打鼾；便秘或利而不爽，便黏浊而油脂感；心悸怔忡、心痛、胁痛；眼睑水肿，尿少，或下肢水肿，或朝肿暮消，或暮肿朝消；思迟语笨，甚则痴呆；形盛肥胖；眼睑灰烟如瘤状，类似黄色素瘤、睑黄疣；周身上下结块如瘤，不痛不痒；脉弦或滑或缓或沉或紧或涩或结代；苔滑腻而厚、色白、黄、灰、黑、燥、裂纹。皮肤、头皮脂溢，面部油垢；好发年龄在中年以上。

（4）痰证分虚实两类。痰之所生由肺、脾、肾功能失调，三焦气化不利，本于正虚；而痰之已成，停于体内，多现实证，故临床上以本虚标实为多见。若但见其痰，治以攻之，或只虑其虚，治以补之，都不够全面。另外，痰饮本为阴邪，治痰之药多偏温燥，用之不当，每易耗气伤阴，故痰之寒热，需要辨清。遵循热痰则清之，湿痰则燥之，风痰则散之，郁痰则开之，顽痰则豁之，食痰则消之等原则。《丹溪心法》曰："痰在胁下，非白芥子不能达；痰在皮里膜外，非姜汁、竹沥不能导达；痰在四肢，非竹沥不开；痰结核在咽喉中，燥不能出入，用化痰药，加咸药软坚之味，瓜蒌仁、杏仁、海石、桔梗、连翘，少佐朴硝……枳实泻痰能冲墙倒壁，天花粉大能降膈上热痰，韭汁治血滞不行。"就古人治痰之药，其有效而常用者有白芥子、胆南星、半夏、瓜蒌、薤白、橘皮、大黄、枳实、杏仁、厚朴、苍术、葛根、山楂、昆布、海藻等。收涩、酸敛、凝滞之品，应慎重使用，以防碍邪，延误病情。

（5）必用行气、理气。严用和指出："人之气道贵乎顺，顺则津液流通，决无痰饮之患。若调摄失宜，气道闭塞，水饮停于胸膈，结而成痰。其为病也，症状非一。古方治痰饮用汗、吐、下、温之法，愚见不若以顺气为先，分导次之。"《丹溪心法》曰："善治痰者，不治痰而治气，气顺则一身之津液亦随气而顺矣。"在祛痰剂中，常配伍善理脾胃气滞的陈皮、枳实等药物。如丹溪常称"一身之痰，无所不治"的二陈汤，又如《金匮要略》中的枳术汤。

（6）重视扶正。张景岳指出："治痰之法无他，但能使元气日强，则痰必日少。即有微痰，亦不能为害，而且以充助胃气。若元气日衰，则水谷津液，无非痰耳！随去随生，有能攻之使尽，而保元气无恙者，吾不信也。故善治痰者，惟能使之不生，方是补天之手"，"故治痰者，必当温脾，强肾，以治痰之本，使根本渐充，则痰将不治而自去矣"。

（7）痰瘀常互结交阻，化瘀药的配合将提高疗效。唐容川提出："须知痰水之壅，由瘀血使然，但去瘀血，则痰水自消。"

（8）注意情志和饮食调养。

参 考 文 献

[1] 张再良. 痰饮治法方药刍议. 上海中医药杂志，2002，（3）：37-39.

专题二 痰瘀相关理论的临床应用

一、痰瘀相关理论概述

津液和血均由饮食水谷精微所化生，津液又是血液的重要组成部分，津液进入脉中与营气相合化生成血液，血液中的津液与营气分离而渗出脉外便成津液。故有"津血同源""津血互化"之说。

作为津液代谢和血液运行障碍的病理产物，痰与瘀在病理上关系密切，常相互影响，朱丹溪倡窠囊之说，他认为"痰和瘀均为阴邪，同气相求，既可因痰生瘀，亦可因瘀生痰，形成痰瘀同病"。他提出"自气成积，自积成痰，痰挟瘀血，遂成窠囊"的论点。

瘀血形成过程中常同时出现水液代谢障碍而导致水湿停聚成痰。在水液代谢障碍时亦可导致气血失调，运行不利而形成瘀血。如气滞可致血瘀，亦可引起水湿不行，聚而成痰。再如火郁则蒸湿炼液为痰，火郁亦可耗损津液导致血行瘀滞不畅而成血瘀。瘀血、痰浊均为有形之邪，停滞在脏腑经络组织之中，必然会阻滞气血之正常运行，影响津液之输布排泄。痰瘀之间的关系主要表现在互化和互结两方面。

痰瘀互化又可分为因痰致瘀和因瘀致痰。根据痰的病证特点，作为有形的病理产物，痰一旦形成可阻滞气机，影响脏腑气机的升降，又可流注经络，影响气血的运行。气行血行，血的运行靠气的推动，故痰可致气机不畅，气血运行受阻形成瘀。同时由于是津液代谢障碍的产物，痰致病则具有湿邪致病之重浊黏滞的特性，造成病势缠绵，病程较长，其病多反复发作而缠绵难愈，久之则从瘀，可见痰浊在瘀血的形成中起了重要作用。对于由瘀致痰，《景岳全书·痰饮》曰："痰涎皆本气血，若化失其正，则脏腑病，津液败，而血气即成痰涎。"清代唐容川《血证论》曰："血积既久，亦能化为痰水""瘀血化水，亦发水肿，是血病而兼水也"。

痰瘀互结则是以痰瘀互化为基础。痰瘀病理上同为阴邪，且互化中互为因果，从而痰瘀交结，纠缠不清。如痰中挟瘀、瘀中挟痰。痰瘀互结使病情更加复杂，迁延难愈。痰瘀互结是疑难病证的主要病理基础。

临床治疗中要治痰兼顾化瘀，治瘀不忘祛痰，做到见瘀之证而防痰之生，见痰之象而防瘀之结，及早地化解和防止痰瘀互化与互结，防止疾病向纵深发展。

二、临床应用

《金匮要略·胸痹心痛短气病脉证并治》曰："胸痹之病，喘息咳唾，胸背痛，短气，寸口脉沉而迟，关上小紧数，瓜蒌薤白白酒汤主之。"此外，鳖甲煎丸证、大黄䗪虫丸证、大黄牡丹汤证、桂枝茯苓丸证等均是痰瘀互治病证。《金匮要略》涉及痰瘀同治的病种几近1/3以上，如中风、虚劳、胸痹、肺痈、肝着、黄疸等。痰瘀同治原则的临床应用范围广泛，凡病情具有慢性迁延性、顽固性、增生性等特点的，一般都有不同程度的痰瘀同病的表现。常见于如心脑血管疾病，包括缺（出）血性脑中风急性期和后遗症期、脑血管病性痴呆、冠心病、心律失常、高血压、动脉粥样硬化症等；精神情志疾病包括精神分裂症、抑郁、癫痫、睡眠障碍等；增生性疾病包括乳腺、前列腺、骨等各部位增生，以及囊肿（卵巢囊肿、甲状腺囊肿）及各种肿瘤等；迁延性疾病、多种疾病的慢性期，如慢迁肝、肝硬化、慢性呼吸系疾病、泌尿系疾病（如慢性肾炎、肾小球肾病）及免疫系统疾病等；还有代谢性疾病如糖尿病、肥胖、甲状腺疾病、高脂血症、高血黏症、痛风及月经病（月经不调、闭经、痛经）和生殖系统疾病（如不孕不育症）等。

痰瘀互阻是胸痹的重要病因。《症因脉治》言胸痹之因"痰瘀血滞"。《古今医鉴》谓心痹"素有顽痰血"。说明胸痹心痛由痰瘀所致。《金匮要略》治胸痹心痛用瓜蒌薤白半夏白酒汤，即痰瘀同治的体现。清代曹仁伯在《继志堂医案》中选用全瓜蒌、薤白、旋覆花、桃仁、红花、瓦楞子合二陈汤。柳宝诒按语评点"方法周到，不蔓不支，拟加参三七磨冲"，皆为祛痰化瘀治胸痹之典范。中风手足不仁，久致经络中有湿痰死血，见腿臂痛、经络及肢体挛痛，屈伸不利，或游走疼痛，选用温经宣痹、祛风除湿、祛痰逐瘀最妥之大活络丹。方中川乌、草乌温经活络；南星燥痰活络；乳香、没药活血化瘀；地龙通经活络；陈酒引各药直达病所，尤显痰瘀同治之效。噎膈、积聚等内科杂症，究因不外气郁痰阻，瘀结交杂，更需行气化瘀，活血通络，痰瘀同治。如辨治噎膈选启膈散和通幽汤，前者开郁、润燥、化瘀为功，主痰气交阻者；后者重在滋阴养血，破结行瘀，主瘀血内结者。

由于痰瘀互结，舌质多见暗红、青紫、红绛；舌苔多见白腻、黄腻、白滑；舌下络脉多见迂曲、粗大。痰病脉象，可见滑、弦、沉、迟。痰热内盛，脉象多见弦滑，顽痰痼疾凝结于里，则现沉迟之候。瘀血脉象，可见涩、紧、弦、迟。痰瘀同病时，以上脉象可单独出现，也可兼见。此外，促结代脉也多由痰瘀阻滞、脉道不利所致，临证时宜详辨之。

痰瘀同治运用的基本原则如下所述。

（1）区分主次轻重："因痰而致者，先治其痰，后调余病；因病而致痰者，先调其病，后逐其痰"，或"治宜导痰破血，先用导痰汤，次用芎、归、桃仁等以破其血"，或"治宜先破其血而后消痰"。临证之时应辨别痰与瘀之先后、轻重、标本，再根据临床辨证确定具体治法。

（2）辨清病位：痰瘀同病致病广泛，临床表现错综复杂。在运用痰瘀同治法治疗疾病时应辨清痰瘀所阻滞的部位而选用相宜的方药。若痰瘀交阻于肺，蒙蔽于心，交杂于脑，出现喘肿妄言、昏迷而为肺胀者，可与抵当汤合葶苈大枣泻肺汤；若痰瘀壅滞心中，心脉痹阻而为冠心病、心肌梗死、心肌炎、心绞痛时，可用瓜蒌薤白剂加檀香、五灵脂、蒲黄、丹参、红花等；若痰瘀伏肺，哮喘反复发作，属风寒凝痰停瘀者，可用小青龙汤加葶苈子、陈皮、茜草、赤芍、当归尾、地龙；属风热煎熬成痰，继与瘀交阻者，可用麻杏石甘汤加竹沥、胆南星、贝母、丹参、土鳖虫、地龙、赤芍、红花；若痰瘀停留于骨骼，出现关节肿胀疼痛、麻木、畸形时，可用蠲痹汤加白芥子、半夏、陈皮、胆南星、天竺黄、水蛭、僵蚕、红花、桃仁、三七等；若痰瘀与邪毒共犯脏腑气血、经络肌肤而出现坚硬肿块，或皮肤结节，或腹中癥瘕，皆可用消痰软坚合活血散结之品，如海藻、昆布、黄药子、白芥子、鳖甲、牡蛎、贝母、半夏、胆南星、水蛭、虻虫、穿山甲、三棱、莪术、地龙等。

（3）分清虚实：痰瘀同病见于老年病、慢性病或消耗性疾病时，常见虚实夹杂，当兼顾扶正补虚，不宜一味攻伐。王清任曰："元气既虚，必不能达于血管，血管无气，必停留而瘀。"痰瘀阻滞经络，气虚无以疏运，当益气活血，化痰祛瘀，正气充盛，气血流通，痰化瘀消，则诸症自除。

（4）注重调理气机：气为血之帅，气为津之主。尤其是肝脾之气在由痰致瘀过程中起着关键的作用，气机通畅有利于痰瘀之邪的消除，故运用痰瘀同治法时当注重调畅气机。《丹溪心法》云："善治痰者不治痰者而治气，气顺则一身津液也随气而顺矣。"亦如《血证论》所言："凡治血必调气，使气不为之病，而为血之用，斯得之矣。"故临床上治疗痰瘀同病，当注重健脾理气和疏肝行气之法的运用。

专题三　论毒、浊之邪及其因机证治

一、毒、浊之邪的概念

毒邪，又称毒，泛指一切强烈、严重损害机体结构和功能的致病因素。《说文解字》曰："毒，厚也，害人之草。"厚，指"多""重""剧"等含义。清代尤怡在《金匮要略心典·百合狐惑阴阳毒病证治》中说："毒者，邪气蕴蓄不解之谓。"《素问·五常政大论》说："夫毒者，皆五行标盛暴烈之气所为也。"由此可见，邪气亢盛而剧烈，或蕴结日久皆可化为毒。

浊是相对于清的概念，原意指水不清、浑浊，有不洁净的意思。在中医古代文献中浊有多种含义。如"浊"是指水谷精微中稠厚的部分，如《黄帝内经》所云"清者为营，浊者为卫"；浊表示病邪，如《金匮要略·脏腑经络先后病脉证》所云："清邪居上，浊邪居下"；浊是指病理性的分泌物和排泄物，如"浊唾腥臭""时时吐浊""吐浊涕"等。后世对于涉及不洁不清之物之邪，常多加浊字。浊邪，即秽浊之邪，乃指无论外感、内伤，脏腑功能失调，使气血津液运行失常，并停留阻滞于肌体组织器官所形成的具有致病作用的病理产物，包括浊气、瘀血和痰、饮、水、湿等[1]。此外，如果病证是由于体内某类物质（如代谢废物、病理产物等）多余堆积所引发，或表现出秽浊重浊之象的，或用化浊、泄浊、祛浊、降浊、导浊之法能取得显著疗效的，都可认为是浊邪作祟[2]。

二、毒、浊之邪的产生

毒邪的产生主要与以下几方面有关。

（1）外来之毒：是指由外侵入人体的毒邪，多由天时不正之气感人、环境污染伤及人体，或因感染秽毒，或被虫兽所伤所致。侵入途径多从皮毛、口鼻等由外而入，与时令、气候、环境等有关。每当气候发生异常变化，如"至而不至""至而不及""至而太过"，就会产生与之相应的反常之气。若此时人体正气不足，正不胜邪，六气化为六淫，重者长期蕴结不解，可以化而为毒。《素问·五常政大论》王冰注："夫毒者，皆五行标盛暴烈之气所化也。"如寒毒、湿毒、热毒、清毒、燥毒等。六淫中凡是能够引起局部乃至全身红肿、斑、疹、痘、痧、化脓、溃疡等使形体组织器官损伤者，能够引起生风、动血、厥脱、神智异常等全身严重病变乃至危及生命者，能够引起痈、疔、疖等外科疮疡者，皆为毒邪。疫毒是一类具有强烈传染性的致病因素，触人即病，毒性猛烈，变化多端。既可散在发生，也可形成瘟疫流行，具有一定的特异性和选择性。具有传染性的毒有疫毒、时气化毒、苛毒、风热时毒、瘟毒、瘴毒等。各种虫类、兽类动物所含的毒性物质，一般通过咬伤或侵入机体而致病，如蛊毒、蛇毒、虫兽毒等。随着经济社会的发展、气候变暖、环境污染、各种辐射波等均构成新的毒，称为环境毒。包括气毒、水毒、食毒、土毒、声毒、漆毒等。

药毒有广义和狭义之分。广义是泛指药物，"毒药"是古代医药文献中对药物的总称，凡药都可称为"毒药"。《周礼·天官》曰："掌医之政令，聚毒药以供药事。"张景岳云："毒药者，总括药饵而言，凡能除病者，皆可称为毒药。"狭义是指药物的毒性、偏性和峻烈之性。在一定情况下可成为致病因素，如误服、过服、久服、炮制或配伍不当、用法不当等。《儒门事亲》云："凡药皆毒也，非止大毒、小毒谓之毒，虽甘草、人参，不可不谓之毒，久服必有偏胜。"药毒致病除经口服外，还可通过皮肤、呼吸、黏膜等途径。

（2）内生之毒：是指七情内伤或五志过极化毒、饮食不节所致脾胃功能受损生毒、劳逸失度所致脏腑功能失常化毒、先天因素遗传或胎传之毒、代谢产物化毒等。长期的饮食不节，脾胃功能受损，运化失权，脾阳不升，浊阴不降，酿生痰浊、湿热、粪尿，不易及时化解、排出，产生食毒、湿毒、便毒等。或长期的劳逸失度，气血津液运行失调，脏腑功能失常，使机体内的生理产物或病理产物不能及时排出，产生气虚、气滞、火热、血瘀、痰浊等，蓄久积成瘀毒、火毒、尿毒、浊毒等。如《三因极一病证方论》曰："积热者，脏腑燥也。多因精血既衰，三焦烦壅，复饵丹石酒炙之属，致肠胃蕴毒，阳既炽盛，阴不能制，大便秘涩，小便赤淋，口苦咽干，涎稠眵泪，饮食无度，皆阴虚阳盛之所为也。"或先天禀赋不足，久病失养或年老体衰，脏腑功能减退，气机壅滞，痰瘀内生，蕴积日久而化毒。如胎毒、痰毒、瘀毒等。如《中藏经·论疗治有下汗吐补交错致于死候》曰："不当灸而灸，则使人重伤经络，内蓄痰毒，反害于中和，致于不可救。"代谢产物化毒是指那些本为人体正常所需生理物质，由于代谢障碍，转化为致病因素而形成毒，如糖毒、脂毒等。

浊邪的形成主要与以下几方面有关：①生活环境和季节气候的改变。②嗜食膏粱厚味。③长期嗜烟好酒。④不良的情志刺激。

三、毒、浊之邪致病特点

（一）毒邪的致病特点

不同的毒邪，虽具有不同的性质，但也有共同的致病特点。

（1）发病急骤，病势凶险：毒邪致病，来势凶猛，发病急骤、重笃、善变，传变迅速。或直中脏腑，变化多端，易成险证危候。如毒气、蛇毒等。

（2）兼夹它邪，致病广泛：指毒邪极少单独致病、外来者常依附六淫；内生者常附着于痰浊、瘀血、积滞等病理产物。致病面广，发病部位不一，累及多部位、多脏腑，临床表现多样。如风寒湿毒、瘀毒等。

（3）毒邪深伏，败坏脏腑：指毒邪内伏，营卫失和，气血亏损，败坏脏腑，损其形质，影响功能，变化多端，导致复杂病证。如瘀毒、痰毒、热毒等。

(4)顽固性：毒邪致病，病程较长，易于反复，难以根治。

(5)易于传染流行：指毒邪可在动物之间，人与动物之间，人与人之间相互传染。在气候变化异常或恶劣的环境条件下，还会造成疾病流行。如疫毒等。

综上所述，毒邪致病，多复杂而广泛、顽固而难治，早期多留于肌肤，晚期多伤及脏腑，不仅耗损正气，还易损伤形体。归纳临床常见表现有疼痛、烦闷、肿痛、生疮、下利、发热、出血、斑疹、吐哕、痉厥、溃疡、腹满痞大、麻痹、呼吸不利等诸多症状。毒邪致病尽管临床表现各异，但由于毒邪致病有其共同的病理基础，所以临床症状多有类似。如邪气入侵脏腑、反应剧烈时，可见脏腑功能失常或神志异常之症；当邪气侵入皮肤肌肉或黏膜时，可见局部红、肿、热、痛、斑、疹、溃烂、脓腐等症状。

（二）浊邪的致病特点

(1)浊邪常为代谢废物或病理产物，或体内异物。浊邪性质秽浊，多见其分泌物排泄物增多，色状浑浊污秽，味臭。

(2)浊邪易阻遏气机。浊邪停滞体内，容易扰乱气机，使脏腑气机失调，经络气血运行失畅。何梦瑶在《医碥》中曰："气本清，滞而痰凝，血瘀则浊矣。"

(3)痰、湿、瘀浊常相兼为患。湿、痰、饮、瘀，同出一源，皆津液所化，故易互见并存。唯气血浊，则津液不清，停聚凝结，为痰为饮；反之，痰饮内停，气机阻滞，血行受阻，亦为血瘀。《圣济总录》认为痰饮形成的主要原因是"脉道闭塞，津液不通"，《诸病源候论》认为"诸痰者，此由血脉壅塞，饮水积聚而不消散，故成痰也"，《景岳全书·杂证谟·非风》指出："凡经络之痰，盖即津血之所化也……津凝血败，皆化为痰耳。"瘀阻气滞，水津失布，则停而为湿，凝而为痰，正所谓"血积既久，亦能化为痰水"（《血证论·瘀血》）。而痰阻气滞，血行不畅，亦可郁而成瘀。因此，湿浊、痰浊、瘀浊常相互影响，相互兼夹。

(4)浊邪缠绵：浊邪往往是在复杂严重的疾病中或疾病的严重期互见为患、缠绵难除。浊邪郁久可以化毒。毒浊一旦形成，会严重损伤机体，对脏腑组织造成不可逆的伤害，而且缠绵难愈，形成顽症痼疾。

(5)浊邪害清：浊邪既是病理产物，又可以作为新的致病因素，导致人体气血津液运行失常。浊邪能阻塞脏腑经络，导致气滞血瘀及蒙蔽窍道（包括五官九窍、头、脑等）。如痰浊蒙蔽清窍，出现头目不清、昏迷或痴呆等症状；浊邪阻滞下窍，可发为淋浊、癃闭等。

四、毒、浊证治

对毒邪为病，有学者提出了具有代表性的治疗思路[3]。

(1)在疾病演变过程中，应根据证候的不同鉴别一般意义上的邪和毒邪，相应地运用祛邪或解毒之法。如邪毒侵肺证，其证初起时当属邪热犯肺，宜选用银翘散、桑菊饮等辛凉宣肺、解表祛邪；若热毒壅肺者则应选用清金化痰汤等以清热解毒；寒邪积滞者宜选用温脾汤等温中导滞，寒毒内结则宜用药力峻猛之品如三物备急丸以攻逐寒毒积滞；血瘀证可选用桃仁红花煎等以活血化瘀；若瘀久化毒，症见面色黧黑、肌肤甲错时可用大黄䗪虫丸以化瘀解毒；出现癥积则选用鳖甲煎丸等以软坚化积。毒邪多具秽浊之性，易耗气伤阴、阻滞气血，病程缠绵难愈。因此，临证应根据病情，适当选用芳香辟秽、益气养阴、理气活血之品。

（2）毒由邪甚而致，并依附于邪气，故尽可祛邪，一则邪弱而产毒减少，二则邪少而毒少依附，易于分解。如热盛致毒者，可选用大剂石膏、知母、黄芩、黄连等苦寒直折，清其热邪，杜其产毒之源，少其致病依伴；亦可选用解毒药，进行针对性解毒治疗。如"酒毒"选用葛花、枳椇子、苏叶、生姜解鱼蟹之毒；甘草、泽泻解毒蕈中毒等。

（3）由于毒可随邪而解，故可根据病位，因势利导，引邪毒外出。如热毒蕴咽，咽喉肿痛较甚者，治拟辛凉解毒、透表达邪等。慢性肾衰竭至"关格"阶段，复方中伍用肉桂等，旨在温复肾阳，复其蒸化之职，使溺毒能下泄膀胱，从尿而出；合用大黄，通腑泄浊，使溺浊之毒从大便而出，从而避免浊毒凌心犯肺等危候的发生。

（4）由于正、邪相关，正气旺而能达邪、祛邪，故扶助正气，调理脏腑功能等，利于对"毒邪"的治疗。如"热毒"炽盛者，伍用养阴药，以减轻热毒对阴分的损伤，并利于"热毒"的消减。

（5）毒旺可以伤正，内损脏腑，耗散气血与阴阳，使机体步入损途，故培养气血阴阳，可减轻毒邪对机体的伤害。

（6）毒的来源不同，依附性质不同，故毒邪性质亦有区别，诸如热毒、瘀毒、湿毒、癌毒、痰毒等，由于传统中草药中具有解毒功效的药物较多，可选择相应功效的中草药，进行针对性治疗。

如何解毒和排毒，很多学者提出了各自的观点，对临床实践都具有一定的指导意义和参考价值。主要观点包括[4]以下几方面。

（1）解毒和排毒须密切配合。解毒要注意去其依附，使毒分解；排毒要针对毒的不同部位，就近引导，给毒出路。要注重调整自身的抗毒能力。

（2）毒存体内的过程，都是在"管道不通"或"管道欠通"的状态下实现的，故以"打通管道"作为总的治疗原则，临床具体治法是"排毒解毒调补"。"排毒"就是打通管道，排泄毒素，截断毒对人体的损害，恢复排毒系统的功能状态。"解毒"是化解转化"毒素"。"调"是调畅、协调的意思，即指调理人体阴阳、气血、脏腑等，恢复排毒系统的功能。"补"是补益的意思。适当进补，既有利于排毒又有利于排毒系统功能恢复。

（3）温病学中所言毒，是指热邪亢极或热邪蕴结不解。解毒当指祛除蕴结不解或亢盛已极之热邪。

（4）毒邪或毒证不能只以清热解毒一法论治。性属阴、寒、虚者必振奋或扶助阳气以升阳解毒，其中阴毒实证治宜辛温散寒、升阳解毒，阴毒虚证治宜甘温补益、升阳解毒。

（5）根据毒邪所在部位、邪正盛衰情况，由浅至深地分为浮层、动层、沉层、伏层四层进行辨证治疗。浮层用透表解毒以达邪；动层或苦寒消毒，或攻下逐毒，直折其毒；沉层中若毒伤阴血，则祛毒为主，兼凉血化瘀，毒伤元精者则滋补败毒托邪；伏层则拔毒与扶正并施。

（6）在治疗上，祛除原有病因，缓解病损程度，即为"解毒"治疗，具体体现在用药的味数、剂量上，较一般治疗时味多而量大。如热邪亢盛，导致高热、面赤、喉蛾肿痛等，此时热邪已成为"热毒"，用大剂清热，味多量重，即寓"解毒"之意。

浊邪为有余之邪，当"损其有余"，化浊、泄浊为治疗大法。治疗浊邪尤重理气，庞安时曰："善治痰者，不治痰而治气，气顺则一身之津亦随气而顺矣。"此外，尚须辨清浊邪的寒热属性，分施温化和清热之法。

参 考 文 献

[1] 郭明冬，周文泉，袁兵，等. "浊邪"新论. 中国中医基础医学杂志，2006，12（11）：805-806，849.
[2] 张大明. 试论"浊邪". 中医药信息，2008，25（5）：7-9.
[3] 赵智强. 略论毒邪的致病特点、界定与治疗. 南京中医药大学学报，2003，19（2）：73-75.
[4] 冯学功. 毒邪研究概述. 山东中医药大学学报，2001，25（6）：475-477.

专题四　论伏气为病

一、伏气学说的理论源流

伏气理论最早起源于《黄帝内经》。《素问·生气通天论》曰："春伤于风，邪气留连，乃为洞泄；夏伤于暑，秋为痎疟；秋伤于湿，上逆而咳，发为痿厥；冬伤于寒，春必病温。"此外，在《灵枢·五变》《灵枢·百病始生》《灵枢·贼风》《素问·阴阳应象大论》及《灵枢·论疾诊尺》等篇中，明确提出了病邪留止、久留而不去、邪留而未发、邪气留连等伏邪观点，并指出邪伏的部位有腠理、血脉、分肉等的不同，为伏气学说的产生奠定了基础。但《黄帝内经》并没有从概念上明确区分伤寒与温病的不同。

最早明确提出伏气病这一概念的是东汉张仲景，《伤寒论·平脉法》云："师曰：伏气之病，以意候之，今月之内欲有伏气。假令旧有伏气，当须脉之。"但仲景所言之伏气，概念不清。后世医家所论的伏气，本义基本与《黄帝内经》相同。

随着对外感热病的认识不断深入，古代医家逐渐认识到在外感热病中还存在着与伤寒完全不同的一种疾病，即温病。晋代王叔和基于《伤寒论》用伏气理论解释了温病的成因，《伤寒论·伤寒例》中云："冬令严寒……中而即病者，名曰伤寒；不即病者，寒毒藏于肌肤，至春变为温病，至夏变为暑病，暑病者，热极重于温也；是以辛苦之人，春夏多温热者，皆由冬触寒所致，非时行之气也。"后世尊王叔和为伏气温病的创始人，伏气温病理论就此萌发。王氏的"伏寒化温"论虽然从病机上比较清楚地把伤寒与温病区分开来，但并未突破《伤寒论》的理论框架，因而也未提出不同于伤寒的治法。至宋代，医家对伏气温病的病因有了新的认识，认识到"时令之气"在温病中的作用（朱肱《伤寒类证活人书》）及"伏热"病因（王安道《医经溯洄集》）。金元医家刘完素发前人之未发，认为伏气温病四时皆有，不只发生于春夏两季，扩大了伏气温病的范围。如《伤寒医鉴》引其说："冬伏寒邪，藏与肌肉之间，至春变为温病，夏变为暑病，秋变为湿温，冬变为正伤寒。"明清时期是伏气温病发展的鼎盛时期。明代医家戴思恭明确地把温病分为伏气温病、新感温病和伏气兼新感三类。明代汪石山明确提出新感温病的观点，从病因上把温病分为三型：①伏气温病；②新感引动伏气，而以伏气为主者；③新感温病。汪氏对温病成因的认识，一直为后世医家普遍接受和采用。清代叶天士、吴鞠通、王孟英等医家充分发挥，逐步构建出较为完整的伏气温病的理论体系。此外，对伏邪的性质，叶天士提出"伏暑"观点；对伏邪的部位，明代吴又可在《温疫论》中提出"邪伏膜原"论。对伏气温病引起的疾病，又补充了风温、温热、温毒、伏暑等，并详细论述了这些病证的临床表现、病因病机及治法方药。

《黄帝内经》中提出四季之风寒暑湿皆可伏而不发成为伏邪。至清代，温病以外的伏气理论得到发展。清代叶子雨在《伏气解》一书中指出："伏气之为病，六淫皆可，岂仅一端。"清代刘吉人所著的《伏邪新书》对伏邪的概念内涵作了更大的拓展："感六淫而不即病，过后方发者总谓之曰伏邪，已发者而治不得法，病情隐伏，亦谓之曰伏邪；有初感治不得法，正气内伤，邪气内陷，暂时假愈，后仍复作者亦谓之伏邪；有已发治愈而未能尽除病根，遗邪内伏后又复发亦谓之伏邪"，又曰："夫伏气有伏燥、有伏寒、有伏风、有伏湿、有伏暑、有伏热"。叶子雨《伏气解》一书，强调了伏邪发病与人体阴阳的关系，认为"重阴必阳，重阳必阴，感阳则阴病，感阴则阳病"；同时重点指出伏邪与五脏的关系，认为五脏皆有伏邪，并详细论述了五脏伏邪的原因、临床特征及治疗方法。

总之，自清代以来，伏气温病理论得到了巨大发展。伏气病的范围由伏气温病扩大到所有外感六淫，从"感而不发，过后方发"扩展到"感而已发，后隐伏复发"；伏气理论与六淫、六经、脏腑、阴阳、气血等理论充分结合，伏气学说的理论体系更加完整。此外，在临床实践中产生了许多伏气温病的具体病名（如前述），以及温病以外的病名，如《伏气解》中列举的消渴、疟疾、痿证、痹证、泄泻等，《伏邪新书》中列举的奔豚气、哮喘、鹤膝风、阴癣等。清末何廉臣的《重订广温热论》是伏气温病一部集大成的著作，明确地提出了一个较为完整的伏气温病辨证论治体系，可概括为一因、二纲、四目。一因为共同病因，即"伏火"，从"伏寒"发展为"伏火"，这是伏气温病病因学的一大突破。二纲即燥火、湿火两大纲领。何氏详述了湿火与燥火的证治，但鉴于湿火、燥火尚不能概述伏气温病治疗的全貌，何氏又纬以兼、夹、复、遗四目，并进行了深入详尽地探讨。如此纲举目张，重点突出，兼赅无遗，层次分明，形成了伏气温病较为完整的辨证论治理论体系。

伏邪学说起源于《黄帝内经》，创立于叔和，成熟于明清。归纳历代医家有关伏气的研究，伏气学说的主要内容包括以下几方面：①伏气学说主要是作为温病发病过程与分类的一种学说。②所谓伏邪"是指感受外邪，伏藏于体内过时，有说过一个季节而发者"，即《素问·阴阳应象大论》所说的从感邪到发病的"邪气留连"于体内的过程。③伏邪之"邪"，先后有伏寒、六淫伏邪与疫病伏邪等。认为伏寒或伏寒化温者最多，亦有主张暑邪（暑邪夹湿）内伏者（吴鞠通），还有主张内伏湿热者（薛生白）和内伏火邪者（何廉臣）。④伏邪之邪伏部位，有肌肤（王叔和）、肌骨（巢元方）、膜原（吴又可）、少阴肾（柳宝诒）、少阳募原或少阴血分阴分（俞根初）、虚则少阴实则肌肤（雷少逸）等。⑤伏邪之所以能在体内伏藏，与"正""邪"双方均有关系，尤其是"正"。⑥医家公认的伏气温病，有春温、伏暑、温疟、温毒、冬温等。⑦伏气温病的主要临床特点，病发即见气分热盛、气营（血）两燔之证。若外邪引发者，可同时伴有表证，即见卫气同病、卫营（血）同病之证。伏邪为病，病情多缠绵，病势较重，变证较多，病程较长，难以速愈。⑧针对热郁伤阴的病机，采取清里热、养阴透邪外出的治疗原则。

二、伏气的概念

伏气即伏邪。《中医大辞典》认为，所谓伏邪就是指藏于体内而不立即发病的病邪。人体在某种条件下（如夏季极热、冬季极寒等）感受了某种病邪，而这种病邪潜伏、隐藏在体内的某些部位，慢慢改变着人的内在体质，等到一定时期、遇到一定的外界环境时，人体就非常容易受到外邪的侵袭。这就是中医所谓的伏邪。

三、伏气为病的发病机制

伏气为病的主要特点是邪气内伏病从内发。

邪为何伏而不发？

（1）机体的正气不足是邪伏于内的前提：《素问·评热病论》曰："正气存内，邪不可干。邪之所凑，其气必虚""藏于精者，春不病温"。雷丰在《时病论》中认为："其藏于肌肤者，都是冬令劳苦动作汗出之人。其藏少阴者，都是冬不藏精肾脏内亏之辈""壮者邪不能居"。柳宝诒在《温热逢源》中曰："寒邪之内伏者，必因肾气之虚而人。"

（2）外感邪气之强弱决定伏与否：《时病论》曰："夫冬伤于寒，甚者即病，则为伤寒。微者不即病，其气伏藏于肌肤，或伏藏于少阴。"

（3）四时气候更替影响邪气潜藏：冬天人体阳气处于收藏状态，感受寒邪容易伏匿。春季阳气升发，寒邪随气外出而作。

（4）病邪性质影响邪气伏留：相对而言，阴邪具有收敛、凝滞、沉降、潜藏之性，蓄毒不流，更易伏藏。《时病论》云："盖阳暑伤气，其证多汗，感而即发，邪不能留。其留藏不去者，唯阴暑耳"。

（5）局部的正气虚弱是产生容邪之处的关键：卫表不固，六邪乘虚而入。若体内某脏腑经脉气血受阻或功能失调不足以抗邪时，外邪便容身该处。正所谓：至虚之处便是容邪之所。

（6）初感时治不得法导致遗邪内伏。

内伏之邪何时发病？①外邪触动。②伏邪更盛而正气益虚。由于外邪触动一方面损伤正气，另一方面内外合邪，使邪气相对过剩，正气更加耗损。③正气转旺祛邪外出。

发病后伏邪如何传变？伏邪为病，病从内发，故常是自里向表而传。王孟英在《温热经纬》中云："伏气瘟病自里出表，乃先从血分而后达于气分。"也有的病发后邪盛正衰，伏邪继续深入再向里传，使病情加重。刘吉人在《伏邪新书》中云："阳明伏热传入血分，周身血脉皆热。气旺者发红疹，气弱者邪深发紫斑。"还可因脏腑阴阳的变化，使伏邪的性质发生变化。总之，伏邪的传变取决于正邪的盛衰，正盛邪衰则由里出表病情好转；若邪盛正衰则病邪里传病情加重。

四、邪伏的部位

归纳历代医家的伏气理论，邪伏部位包括三焦、脏腑、经络、气血营卫、阴分、阳分、三阴三阳、膜（募）原、肌腠、骨节、骨髓、脂膜、腧穴等。古代医家对邪伏部位的各种观点，是基于以证推因，示人以辨证大法。因此，不必去细推邪伏藏于何处，而应领会其辨证大法。正如清代医家雷少逸所云："藏肌肤者，都是冬令劳苦动作汗出之人，其藏少阴者，都是冬不藏精肾腑内亏之辈，此即所谓，最虚之处便是容邪之所。"所以，所谓邪伏部位不同，乃因人体虚损部位不同所致。并非邪有固定的藏伏之地，正所谓最虚之处便是邪伏之处。

四、伏气为病的临床特征

伏气与新感既然在病机上有所不同，临床表现也必然有所差异。在临证时如何辨清是伏邪为病？有学者提出以下观点[1]。

（1）初发即以里证为主：因邪气在里病从内发，故以里证为主。反映在三个方面：其一是里证先于表证。临床上常有先发热、胸痛、咳嗽、痰黄，继有咽痛，最后遗有鼻塞、头痛、微恶风寒。其二是里证重于表证。如伏气瘟病早期即见里热炽盛，甚至生风动血、神昏谵语、斑疹紫暗等。而表证恶寒则极轻且短。其三是仅有里证而无表证。其发病明显由外感引起，但无表证。如痹证外感风寒湿邪伏于关节筋骨，遇阴雨寒冷则内外合邪引发关节疼痛，但并无发热恶寒。

（2）早期出现虚象：一是因虚而病。如产后风湿病。二是因病而虚。如伏气温病早期高热耗伤津液即出现舌干苔少或无苔。在整个病程中常是虚实并见，寒热错杂。

（3）病情反复，缠绵难愈：因正气不足邪有容身之处或治不得法，使伏邪留连难以尽除。如哮证内有伏痰，每遇外邪引动痰气交阻则哮鸣，伏痰不除则复发不止。

（4）感邪发病不尽相符：当外邪触动伏邪而发病时，内外之邪不尽相同，外感之邪仅为病之诱因，内伏之邪方是病之根本，故所感之邪与所发之病不相应。有两种情况，一是感此邪而发彼病。如虽外感风寒却见咽痛、高热等温病之症。二是感邪轻而发病重。病人只觉微感风寒甚至没有明显察觉却见高热、神昏谵语、抽搐、发斑，如流行性出血热、乙脑等。

五、伏气为病的治疗

宋代韩祗和将伏气温病分为阳盛阴虚和阴阳俱有余两大证型，分别以消阳助阴、清热益阴兼以解表为治法，依据发病的时令及证候表现，灵活运用清、宣、透、滋四法和制温六方施治。明代吴又可采用宣透膜原、遣邪外出治法，并创制名方达原饮。清代俞根初认为邪伏膜原者病浅而轻，治疗上以祛邪为主；邪入营血，则病深而重，应先滋阴宣气，使津液外达，再凉血清营以透邪。清代柳宝诒提出慎用温散解表药以护阴、清热养阴并用、缓下养阴并用、助阴以托邪等"步步顾护阴液"的辨证用药思路。清代王孟英曰："伏气温病，自里出表，乃先从血分而后达于气分，故起病之初往往舌润而无苔垢，但查其脉软而或弦或为数，口未渴而心烦恶热，即宜投以清解营分之药。"其主张开始便宜直清里热，即应用"清解营阴""大清阴分"之法。王孟英率先提出了"先治血后治气"的治则。清末医家何廉臣认为邪伏既久，血气必伤；故灵其气机，清其血热，为治伏邪第一要义。而几乎同时代的雷少逸在《时病论》中强调春温、风温、温病、温毒、晚发者俱有"伏气"，而其中以温毒最甚，主张温毒的治疗必先着手于凉血凉营、清热解毒。

一般而言，对伏气为病的急性期应给邪以出路，所谓急性期是指邪盛而正不衰，正邪相争激烈，应顺其势开门逐寇，祛邪外出，尽除其根。所谓给邪以出路包括：①应用解表、泻下、利尿等法；②引导邪气向外，如邪伏营血可透营转气，邪伏在脏可利其腑，如湿邪留于肝可利胆。慢性期宜攻补兼施。所谓慢性期是指正虚而邪不盛，正邪相争不激烈，正气不足以祛邪。邪气时伏时动，留恋不去，致使病情虚实夹杂时好时坏。若纯以扶正恐助其邪，单予祛邪怕伤其正，故应攻补兼拖。针对伏邪的性质、部位，正虚较突出的以扶正为主兼以祛邪；邪实突出的以祛邪为主兼以扶正。缓解期勿忘扶助正气。扶正乃是治本之法不可贻误[1]。

六、伏气为病的发挥

（1）现代临床实践证明，现代医学的许多病，从病因和临床特征方面与伏气病有许多相似之处，一些反复发作的感染性疾病、部分传染性疾病、免疫缺陷性疾病、部分呼吸道和泌尿道慢性炎症等，如流行性脑脊髓膜炎、流行性出血热、流行性乙型脑炎、流感、系统性红斑狼疮、病毒性肝炎、荨麻疹、过敏性紫癜、过敏性哮喘、风湿病、肾盂肾炎、肠伤寒、败血症、白血病、艾滋病等，运用伏气学说对这些病进行治疗都取得良好疗效。

（2）伏气学说不仅是病因学说，更是有关发病的学说，是基于某些特殊温病的发病特征而提出的。伏气温病是不同于新感发病的一类具有共同发病特点和证治规律的疾病，与新感温病的区别重在发病学而不是病因学。

参 考 文 献

[1] 杨雨田，武俊青. 伏气病探讨. 中国医药学报，1998，13（3）：58-60.

第七章

病　机

精要研读

病机，即病证发生、发展与变化转归的机理，亦即病因作用于人体，致使机体某一部位或层次的生理状态遭到破坏，产生或形态、功能、代谢等方面的某种失调、障碍或损害，且自身又不能一时自行康复的病理变化。病机反映的是病证的本质属性，是辨证与治疗的关键点。

中医病机学的特点为整体观（即立足于整体联系的病理观）和辨证观（即以整体联系和运动变化的观点认识和研究病证）。中医病机学的具体内容可分为五个层次，见表 7-1。

表 7-1　病机学内容的层次划分

病机层次	基本内容
基本病机	邪正盛衰、阴阳失调、气血失常、津液代谢失常
系统病机	外感病病机、脏腑、经络、形体官窍病机
症状机理	症状发生机理，包括全身症状和各系统病变常见症状机理
证候机理	某一证候发生、发展、变化和转归的机理
疾病机理	某一疾病的发生、发展、变化和结局的基本规律

一、邪正盛衰

从一定意义上说，病证的发生发展及转归过程，就是邪正斗争及其盛衰变化的过程。

（一）邪正盛衰与虚实变化

《素问·通评虚实论》曰："邪气盛则实，精气夺则虚。"见表 7-2。

表 7-2　虚实病机比较

	邪气盛则实	精气夺则虚
含义	主要指邪气亢盛，是以邪气盛为矛盾主要方面的病理反应	主要指正气不足，以正气虚为矛盾主要方面的病理反应
特点	邪气较盛，正气未衰，正邪斗争剧烈的一系列证候	精气血津液亏少或脏腑经络功能减退，使机体抗病能力低下，正邪斗争不剧烈的一系列虚弱、不足的证候
形成	外感六淫初、中期，或痰、食、血、水滞留体内的内伤病	先天禀赋不足、病后亏虚、多种慢性病耗损、邪气损害等
表现	精神亢奋，壮热烦躁，疼痛拒按，二便不通，脉实有力等	神疲乏力，气短，自汗，盗汗，五心烦热，畏寒肢冷，脉虚无力等

（1）虚实变化：主要包括虚实错杂和虚实转化。虚实错杂：虚中夹实如脾虚所致水肿；实中夹虚如邪热炽盛灼津所致气阴两伤证。虚实转化：由实转虚、因虚致实（属病性转化）。

（2）虚实真假：《苏沈良方·说脉》曰："至虚有盛候，大实有羸状。"①真虚夹实："虚"为病机本质，"实"为假象的病理状态。由正气虚弱，脏腑气血不足，功能减退，气化无力所致。如纳食减少，疲乏无力，舌淡嫩。又兼腹满（时减）、腹痛（喜按）等假象。②真实假虚："实"为病机本质，"虚"为假象的病理状态。热结肠胃、痰食壅滞、湿热内蕴、大积大聚，使实邪结聚于内，阻滞经络，气血不能畅达于外。如热结胃肠，便秘腹痛拒按，潮热谵语。又兼面色苍白，四肢厥逆，精神萎顿等状似虚寒的假象。

（二）邪正盛衰与病势的趋向和转归

①正胜邪退：病证好转，或痊愈。②邪胜正衰：病情加重，病势恶化，甚至死亡。③邪去正虚：多见于病证恢复期，将息调养，方能康复。④邪正相持：多见于疾病中期，或慢性病迁延期。⑤正虚邪恋：多见于疾病的后期，急性转为慢性；或慢性病经久不愈；或留下后遗症。

二、内 生 五 邪

内生五邪是指由于脏腑经络、精气血津液的功能失常而产生的内风、内寒、内湿、内燥、内热（火）等五种病理变化。

（1）内风，即风气内动，是体内阳气亢逆变动所致。《素问·至真要大论》云："诸风掉眩，皆属于肝。"《临证指南医案》云："内风乃身中阳气之变动。"

（2）内寒：是体内阳气虚衰，温煦功能减退，虚寒内生或阴邪弥漫的病理变化。主要相关脏腑：心、脾、肾等。

（3）内湿：是肺、脾、肾等脏腑功能失调，导致津液代谢障碍，使水湿痰浊内停的病理变化。主要相关脏腑：肺、脾、肾等，尤其是脾。

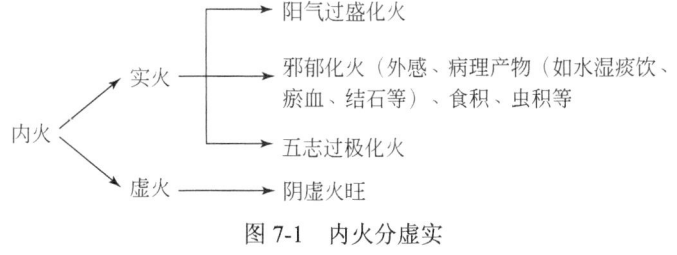

（4）内燥：是机体津液不足，各组织器官和孔窍失其濡润，出现干燥枯涩的病理变化。主要相关脏腑：肺、胃、大肠等。

（5）内火：即火热内生，是火热内扰，机能亢奋的病理变化。内火有虚实之分，见图7-1。主要相关脏腑：心、肝、肾、胃等。

```
         ┌─ 阳气过盛化火
    实火 ─┼─ 邪郁化火（外感、病理产物（如水湿痰饮、
内火      │   瘀血、结石等）、食积、虫积等
         └─ 五志过极化火
    虚火 ──── 阴虚火旺
```

图 7-1　内火分虚实

三、外感病证病机

（一）六经病机

六经病机是指外感疾病六经病证发生、发展的一般规律，见表 7-3。

表 7-3 六经病机

六经病	证型		病机
太阳病	太阳经证	太阳中风证	主要临床表现：发热、汗出、恶风、头项强痛、脉浮缓等。基本病机：风邪袭表，卫强营弱，营卫失和
		太阳伤寒证	主要临床表现：恶寒发热，无汗而喘，全身疼痛，脉浮紧等。基本病机：寒邪袭表，卫闭营郁
		表郁轻证	主要临床表现：发热恶寒，阵阵发作如疟状，身痒、面赤等。基本病机：表证日久，表有小邪闭郁不解，营卫之气不足
	太阳腑证	病在气分（太阳蓄水证）	主要临床表现：小便不利，渴欲饮水，少腹苦里急并伴有表证。基本病机：太阳膀胱气化不利而水邪内蓄
		病在血分（太阳蓄血证）	主要临床表现：如狂或发狂，少腹急结或硬满等。基本病机：表邪循经入里化热，热和血结于下焦
阳明病	阳明经表证		主要临床表现：额头剧痛，缘缘面赤，目痛鼻干，夜卧不宁，发热恶寒无汗等。基本病机：风寒邪气侵袭阳明经脉，阳明经阳气被郁。
	阳明热证	热在上焦	主要临床表现：心烦不得眠，心中懊憹等。基本病机：阳明经热误下，使邪热留扰胸膈
		热在中焦	主要临床表现：身热、多汗、烦渴、脉浮滑或洪大等。基本病机：表里俱热，阳明热盛，气津两伤
		热在下焦	主要临床表现：发热，渴欲饮水，小便不利等。基本病机：阳明经热误下，使下焦阴伤，邪热与水相结
	阳明实证	阳明腑实证	主要临床表现：既见潮热、谵语、烦躁、多汗、不恶寒反恶热等燥热内盛之象，又有不大便、腹胀满，或绕脐痛、腹满痛等阳明腑气不通之证。基本病机：邪热与阳明糟粕相结
		脾约证	主要临床表现：小便数多，大便硬结，数日不大便而无所苦。基本病机：胃阳强而脾阴弱，脾不能为胃行其津液，津液不能还入胃肠道
		津枯便结证	主要临床表现：便秘。基本病机：津液内竭，肠道失润
		阳明蓄血证	主要临床表现：喜忘，屎虽硬反易解、其色必黑。基本病机：阳明之热与阳明久有的瘀血相结
少阳病	少阳经证		主要临床表现：耳聋、目赤、偏头痛、胸胁苦满，往来寒热等。基本病机：邪入少阳，经气不利，正邪纷争
	少阳腑证		主要临床表现：口苦、咽干、目眩、心烦喜呕，默默不欲饮食等。基本病机：胆或内郁，枢机不利，影响脾胃升降。若热郁胆腑，伤津耗液，可致胆腑热实证，症见呕不止，心下急，郁郁微烦等
	少阳兼证		少阳病常有兼太阳之表，内兼阳明里实或太阴脾虚，或心胆不宁等证候
太阴病	太阴脾脏虚寒		主要临床表现：腹满时痛，呕吐，食不下，自利不渴等。基本病机：脾阳虚衰，运化失司，升降紊乱，寒湿内盛
	太阴经脉气血不和		主要临床表现：腹满时痛，或大实痛。基本病机：邪伤太阴经脉
	太阴表证		本证可自愈，如果不能自愈，治以桂枝汤
少阴病	少阴脏证	少阴寒化证	主要有阳衰阴盛、阴盛格阳、阴盛戴阳、阳虚水泛、阳虚身痛、下利滑脱、寒逆剧吐等
		少阴热化证	阴虚火旺，心肾不交或阴虚水热互结
		少阴阳郁证	少阳阳郁，不能外达，四肢厥逆
	少阴经证		即咽痛证
	少阴兼证		太少两感证，即太阳和少阴同时感受外邪而发病

续表

六经病	证型		病机
厥阴病	厥阴寒证	寒伤厥阴之经	主要临床表现：手足厥寒，脉细欲绝。或冷结膀胱关元，而见少腹冷痛。基本病机：寒邪侵袭手足厥阴经脉，伴有厥阴肝血不足
		寒伤厥阴之脏	主要临床表现：干呕，吐涎沫，头痛。基本病机：寒邪直犯厥阴之脏，进而导致肝胃两寒
		厥阴经脏两寒	以上两种病变同见
	厥阴危重证和死证		主要临床表现：手足厥逆，肤冷，其人躁无暂安时。由少阴发展而来，即"脏厥"
	寒邪郁遏厥阴相火证（本证不是以正虚为主，而是以邪盛为主，心肾真阳不衰，厥阴相火不虚，而是寒邪太盛。寒邪郁遏厥阴相火至一定程度，相火爆发，阳气来复，病情发生转折性变化）	厥阴自愈	
		厥阴热证	阳复太过，①其热上伤阳络，症见汗出、喉痹；②其热下伤阴络，症见大便脓血；③其热泛滥肌肤，症见身发痈脓
		厥阴寒热错杂证	典型的是上热下寒、蛔虫中阻及蛔厥证
		厥热进退证	医者可对比发热和厥利天数的多少，判断阳气与阴寒之邪孰占优势

（二）卫气营血病机

卫气营血病机是指运用卫气营血的病理生理变化，阐明温热病发生发展和变化的内在机制及其传变规律。

叶天士根据前人有关营卫气血的论述，在《黄帝内经》《伤寒论》等基础上，结合自己的实践经验，在《温热论》中将温热之邪侵袭人体分为由浅入深传变的四个阶段。温热病邪由卫分→气分→营分→血分，说明病情逐渐加重。就其病变部位而言，卫分证主表，邪在肺与皮毛；气分证主里，病在胸、膈、胃、肠、胆等脏腑；营分证邪热入于心营，病在心与包络；血分证则邪热已深入心、肝、肾，重在耗血、动血。《叶香岩外感温热篇》曰："温邪上受，首先犯肺，逆传心包，肺主气属卫，心主血属营""大凡看法，卫之后方言气，营之后方言血"。

1. 卫分证 常见于外感热病的初期，是温热病邪侵犯肺与皮毛所表现的证候。因肺能敷布卫气达于周身体表，外与皮毛相合，主一身之表，且肺位最高，与口鼻相通，因而卫分证候属表，病位浅。临床表现为发热、微恶风寒，或伴有头痛、身痛、咽干、咳嗽、苔白、脉浮等。据感邪气性质不同，或病人体质差异，卫分证又有多种证型：①风热犯卫：症见发热，恶寒，头痛，微汗或无汗，咳嗽，咽红或痛，鼻塞流浊涕，口微渴，舌边尖红，苔薄白或微黄，脉浮或数。②暑湿犯卫：症见发热，恶寒，无汗，头痛，身重，胃脘部痞满，心烦，口渴，舌红，苔白腻，脉濡数。③湿热犯卫：症见恶寒，身热不扬或午后热势加剧，头重如裹，肢体困重，胸脘痞闷，口黏不渴，舌苔白腻，脉濡数。④燥热犯卫：症见发热，微恶风寒，少汗，伴有皮肤及口鼻干燥，咽喉干痛，干咳少痰，舌红欠润，苔薄白而干，脉浮数。⑤风寒犯卫：症见恶风恶寒，发热，鼻塞清涕，无汗，周身疼痛，头痛，口不渴，咳嗽，苔薄白，脉浮紧。

2. 气分证 是温热病邪由表入里，阳热亢盛的里热证候。本证多由卫分证转化而来，病位较深。其基本特征为身体壮热，不恶寒，反恶热，汗出而热不解，舌红，苔黄，脉数。气分病变涉及脏腑较多，证候类型亦较复杂，如邪热壅肺，多兼汗出口渴，咳喘，胸痛，咯吐黄稠痰；热扰胸膈，多兼心烦懊憹，坐卧不安；热在肺胃，多兼汗出，喘急，烦闷，渴甚，舌苔黄燥；若肠腑燥实，多见高热，午后尤甚，腹满疼痛拒按，大便秘结，甚则烦躁神昏谵语，苔黄厚，或焦燥起刺，脉沉实有力。

3. 营分证 为温热病邪内陷营阴的深重阶段，病位多在心与心包络。以营阴受损，心神被扰为特点。营热阴伤者，症见身热夜甚，口干而不甚渴饮，心烦不寐，甚则神昏谵语，或见斑疹隐隐，舌质红绛，脉象细数。热闭心包者，症见身热灼手，时时昏谵，或昏愦不语，舌謇肢厥，舌红绛，脉细数。营热阴伤多由气热伤津逐渐发展而成，热闭心包亦可由卫分直接传入而致。

4. 血分证 为邪热深入血分而引起耗血动血的证候，是卫气营血病变的最后阶段，也是温热病发展演变过程中最为深重的阶段，累及脏腑以心、肝、肾为主。其临床特点是身热，躁扰不安，或神昏谵狂，吐血，衄血，便血，尿血，斑疹密布，舌质深绛，脉细数。若见高热神昏，四肢抽搐，颈项强直，甚则角弓反张，两目上视，牙关紧闭，舌红绛，脉弦数，为热盛引动肝风之象；若见持续低热，暮热早凉，盗汗，心烦失眠，口干咽燥而饮水不多，手足心热及颧红，舌红少津，脉细数，为邪热久留血分，灼伤肝肾之阴所致；若见手足蠕动，或微有抽搐，时有惊跳，伴有低热，消瘦，面色浮红，精神萎顿，舌干红少津，脉虚数，为虚风内动之象。

在外感温热病过程中，卫气营血的证候传变，有顺传和逆传两种形式：①顺传。外感温热病多起于卫分，渐次传入气分、营分、血分，即由浅入深，由表及里，按照卫→气→营→血的次序传变，标志着邪气步步深入，病情逐渐加重。②逆传，即不依上述次序传变，又可分为两种：一为不循经传，如在发病初期不一定出现卫分证候，而直接出现气分、营分或血分证候，即所谓"逆传心包"；一为传变迅速而病情重笃为逆传，如热势弥漫，不但气分、营分有热，而且血分受燔灼出现气营同病，或气血两燔。

卫气营血病机常与三焦病机相参合。上焦包括心肺，肺的证候相当于"卫分"的证候，肺卫的病邪深入，则传至心包而出现"营分"的证候。中焦包括脾胃，中焦温热或湿温，常表现为"气分"证候。下焦包括肝肾，多见"血分"证候。如再结合六经辨证，则太阳表证，相当于"上焦"和"卫分"证候；阳明、少阳、太阴证候，相当于"中焦"和"气分"证候；少阴与厥阴证候，相当于"上焦""营分"和"下焦""血分"证候。

临 证 备 要

专题一　论　病　势

病势即病证发展和演化的趋势或趋向。由于人体体质有强弱之分，感邪有轻重之别，临床治疗有得当与否，加之饮食、劳倦、季节气候、地理环境等因素的影响，病势亦有轻重缓急等的不同。一般而言，外感病、阳证病势较急；内伤病，阴证病势较缓。

《伤寒论》对病势的研究非常深入。"传经"是病势演化的具体体现，《伤寒论》总结概括出病势的发展变化有顺传、逆传、直中等传变形式。所谓顺传，是指病邪由表入里，由阳而阴，由经至腑，步步深入发展的传变规律。三阳经，太阳为表，阳明为里，少阳为半表半里。病邪由太阳传至阳明，为由表入里，邪入阳明经或腑，正邪斗争呈现剧烈态势，所以阳明阶段为外感热病的极盛期；少阳为半表半里，邪入少阳，正邪纷争，病势趋向或表或里。邪在三阳不解，正气已衰大半，无力抗拒，邪气因而乘势深入三阴，此为"阳去入阴"。邪入三阴，脾肝肾等脏生理功能势必受到严重的损伤与影响，多呈现一派正衰邪盛或正衰邪弱的衰势与危势。所谓逆传，就是不按六经顺序规律依次相传，而呈突进式或跳跃式地向纵深发展。比如太阳病邪不入阳明、少阳，直接内陷于太阴、少阴或厥阴，病势多呈危急。所谓直中，风寒病邪不经太阳，直接侵犯各经及所系脏腑。直中阳明、少阳，来势较猛，往往很快就热势鸱张，甚至津枯液竭，神识昏迷，所以仲景有急下存阴之告诫。若直中太阴、少阴或厥阴，病势尤为危急，阴寒弥漫，阳气衰微，或阴盛格阳，只有待阳气来复，才有一线生机，所以仲景有"不治""死"与"急温之"的告诫。

温病中的"逆传"：指外感热病不按一般规律传变。如温病邪在卫分，若不经气分，随即传入营分、血分，出现热盛神昏、舌绛、斑疹等症状，称为逆传。如叶天士在《温热论》中曰"温邪上受，首先犯肺，逆传心包"，即指温热病从卫分证迅速发展至心包证候。

《孙子兵法》云："兵无常势，水无常形；能因敌变化而取胜者，谓之神。"中医临床诊治病证特别强调对病势的辨别，进而审时度势，切合病势进行准确合理的用药。

一、辨 病 势

中医可从神、色、舌、脉等判断病势的进退。

中医望诊，凡"得神"则正气未衰，预后良好；凡"失神"则正气已衰，病情较重，预后不佳。至于"戴眼"主阳绝、"目盲"主阴绝，"头倾视深"主精神将绝，以及各种重病久病病人突然出现"假神"（回光返照）现象，均是危候，阴阳即将离绝，预后极差。通常而言，病人气色鲜明荣润，说明病情轻浅，气血未衰，其病易治，预后良好。晦暗枯槁者，精气已伤，病情重，预后欠佳。

清代杨云峰在《临证验舌法》中指出："内外杂证，无一不呈其形，著其色于舌。"凡舌苔由少变多、由薄变厚，一般说明邪气渐盛，主病进；反之，舌苔由多变少、由厚变薄，则说明正气渐复，主病退。病人舌本有苔，忽然全部或部分剥脱，剥处见底，称剥落苔。若全部剥脱，不生新苔，光洁如镜，称镜面舌、光滑舌。由胃阴枯竭、胃气大伤、毫无生发之气所致。无论何色，皆属胃气将绝之危候。若舌苔剥脱不全，剥处光滑，余处斑斑驳驳地残存舌苔，称花剥苔，是胃之气阴两伤所致。舌苔从有到无，是胃的气阴不足，正气渐衰的表现；但舌苔剥落之后，复生薄白之苔，乃邪去正胜，胃气渐复之佳兆。无论舌苔的增长或消退，都以逐渐转变为佳，若舌苔骤增骤退，多为病情暴变的征象。有根苔表明有胃气，常见于实证、热证；无根苔表明胃气已衰，见于虚证、寒证。如果有根兼薄苔，属于正常苔，表明正气未伤；若无根苔薄或厚，刮之即去，不再生成新苔，表明正气衰败。疾病初期、中期，有根苔比无根苔为深重，疾病后期有根苔比无根苔为佳。若舌面上浮一层厚苔，望似无根，而其下部生出一层新苔，属疾病趋愈的征象。

清代周学海在《读医笔记》中云："若夫病证未形，血气先乱，则脉在病先，诊脉可预知将来之必患某病也。"一般而言，若脉有胃神根者，病轻易愈，即使病重，正气尚可抗邪，预后较好；若脉无胃神根者，表明病情较重，即或暂时病轻，也将很快变重，病重者则更加危殆。《金匮要略·痰饮咳嗽病脉证并治》云："久咳数岁，其脉弱者可治，实大数者死。"病久正虚见弱脉，说明邪气亦衰，脉证相符故可治；脉实、大、数者示正衰而邪盛，脉证不符故曰"死"。临床上凡暴病见浮、洪、数、实之脉，表明正能抗邪；久病脉来沉弱、细、虚者，有邪衰正复之机。此二者脉与病情相符，治疗及时妥当，预后较好。若新病脉见沉、微、细、虚，或久病脉来浮、洪、数、实者，二者脉与病情不符，系正气不衰而衰，邪气应衰而不衰，均属逆证，预后不良。如《伤寒论·辨太阳病脉证并治》中："伤寒一日，太阳受之，脉若静者，为不传……脉数急者，为传也。"仲景就是根据"脉数急"，分析出邪气充盛，预测其疾病已有由外向内发展趋势的。

依据出现的症状判断病势进退。如《伤寒论·辨少阴病脉证并治》中"少阴病，脉紧，至七八日，自下利，脉暴微，手足反温，脉紧反去者，为欲解也，虽烦，下利必自愈""少阴病，下利。若利自止，恶寒而踡卧，手足温者，可治""少阴病，恶寒而踡，时自烦，欲去衣被者，可治""少阴病，恶寒，身踡而利，手足逆冷者，不治""少阴病，吐、利，躁烦，四逆者，死""伤寒病，厥五日，热亦五日……故知自愈"等论述，表明仲景就是根据病人姿态、手足温度及脉证，对病势进行估计，做出自愈、可治、不治、死的预后判断。

依据药后变化判断病势进退。《伤寒论·辨阳明病脉证并治》曰："若不大便六七日，恐有燥屎，欲知之法，少与小承气汤，汤入腹中，转矢气者，此有燥屎，乃可攻之，若不转矢气者，此但初头硬，后必溏，不可攻之。"《吴鞠通医案·痰饮门》载：谢氏患痰饮哮喘，前医误用苦寒。吴氏用小青龙汤加减，药后渴减咳剧，吴曰："其人本渴，服桂枝、干姜热药当更渴，今渴反止者，饮也""咳嗽反重者，是温药启其封闭也，再以温药兼滑痰，痰出自然松快"。

此外，可根据四时气候对人体的影响来推测病势，如《金匮要略·血痹虚劳病脉证并治》云："劳之为病，其脉浮大，手足烦，春夏剧，秋冬瘥。"病势的进退也有明显的昼夜时间规律，如血压有一日内周期性变化的特点——白昼升高、夜晚降低，即夜间睡眠中下降，早晨醒后血压开始升高的昼夜节律性。对高血压而言，应一早醒来服降压药，不提倡清晨运动，因为此时正是心血管意外的好发时间，可改在晚饭前运动。血压有一年内也有周期性变化的特点——热低冷高，即夏季下降，春秋冬季升高的周期性变化的特征。《灵枢·顺气一日分为四时》曰："朝则人气始生，病气衰，故旦慧；日中人气长，长则胜邪，故安；夕则人气始衰，邪气始生，故加；夜半人气入脏，邪气独居于身，故甚也。"疾病的死亡时间除与一年中的24个节气交接时间有关外，尚与一天的旦、昼、暮、夜有明显关联。所以，根据人体生命节律的年周期、月周期、日周期的生理病理状况，可以对病势进行推测。

辨病势的三要素：邪气有无出路、阳气、津液的存亡及胃气的存亡[1]。

二、因势论治

因势论治，就是根据病势的发展与变化，制定相应的治疗原则和方法及应变措施。

（一）顺势而治

顺势而治即顺应病势趋向进行治疗。《素问·阴阳应象大论》曰："其高者，因而越之；其下者，引而竭之；中满者，泻之于内……其在皮者，汗而发之。"历代医家所谓"体若燔炭，汗出乃散""治湿不利小便，非其治也""治暑无法，清利小便最好"等论述都是倡导顺应病势趋向，因势利导，驱邪外出。伤寒太阳表证，病势向上向外，治宜发汗解表，如麻黄汤、桂枝汤等，忌攻下；阳明里热证，病势向内向下，治宜清下两法，如大承气汤、小承气汤、调胃承气汤等，不可发汗、利小便；少阳半表半里证，病势相持于内外之间，治宜和解，如小柴胡汤等。《金匮要略·痰饮咳嗽病脉证并治》曰："病者脉伏，其人自利，利反快，虽利，心下续坚满，此为留饮欲去故也，甘遂半夏汤主之。"此病由于水饮久留心下，闭郁血脉，阳气不通，所以脉伏；因其正气未虚，有逐饮外出之势，故其人欲自利，利后反觉爽快。饮邪既有欲去之势，当因势利导，攻逐水饮，以绝病根，故用甘遂半夏汤。叶天士在《温热论》中曰："在卫汗之可也，到气才可清气，入营犹可透热转气……入血就恐耗血动血，直须凉血散血。"

吴鞠通在《温病条辨》中云："逐邪者，随其性而宣泄之，就其近而引导之。"此外，依据病势的轻重而采用不同的治法方药，《伤寒论》对阳明腑实证的治疗，证重势急者，治用大承气汤峻下之；次者，用小承气汤和下；再次者，用调胃承气汤缓下。对于证势更为轻微者，用麻子仁丸润下或采用猪胆汁或蜜煎方外导。再如，四逆汤与通脉四逆汤药味完全相同，只是因病势加倍干姜，附子选大者，而成温阳驱寒力量更强的通脉四逆汤。还有柴胡桂枝汤方证有"微呕"，方中半夏用2合半；小柴胡汤方证中有"心烦喜呕"，大柴胡汤方证中有"呕不止"，两方中半夏均用了半升；小半夏汤主治"呕家不渴，心下有支饮者"，方中半夏用至1升；而大半夏汤则用了2升半夏，所治之呕是朝食暮吐、暮食朝吐的"胃反"证。从"微呕""喜呕"及"呕不止"到"呕家""胃反"，呕吐的程度由轻到重，病势也渐重，故半夏的用量依病势而随之加大[2]。

吴鞠通在《温病条辨》中曰："温邪久羁中焦，阳明阳土，未有不克少阴癸水者，或已下而阴伤，或未下而阴竭。若实证居多，正气未至溃败，脉来沉实有力，尚可假手于一下，即《伤寒论》中急下以存津液之谓。若中无结粪，邪热少而虚热多，其人脉必虚，手足心主里，其热必甚于手足背之主表也。若再下其热，是竭其津而速之死也。故以复脉汤复其津液，阴复则阳留，庶可不至于死也。"另外，阳明温病中，对脉浮洪躁甚，邪气近表，疾病仍有外达之机者，吴氏认为"随其所在，就近而逐之"；对脉沉数有力，邪热结聚于里者，吴氏则认为"则非下夺不可矣"。在分析湿热未清，里虚内陷证治时，吴氏指出："湿在上焦，若中阳不虚者，必始终在上焦，断不内陷；或因中阳本虚，或因误伤于药，其势必致内陷"，"里虚故用人参以护里阳，白芍以护真阴；邪陷于里，故用干姜、枳实之辛通；湿中兼热，故用黄芩、黄连之苦降。此邪已内陷，其势不能还表，法用通降，从里治也"。此外，不同病证一日内因阴阳的消长变化，其病势发展亦不同。伤寒六经欲解的时间符合人体生物钟节律,仲景依势用药,促进病情的缓解。

例如,太阳病欲解时,从巳至未上。巳未之时阳气隆,卫气行于表,此时服药,则有助于驱邪外出。又如少阴病欲解,从子至寅上,该时处于阳升阴降,而少阴病阳衰阴盛,此时服药,可充分发挥扶阳固本的作用。

(二)截断病势深入,控制病邪传变

《伤寒论·辨太阳病脉证并治》之"欲作再经者,针足阳明,使经不传则愈"及《金匮要略·脏腑经络先后病脉证》之"见肝之病,知肝传脾,当先实脾"皆是典型的截断治法。《伤寒论》在太阳病阶段,几乎采用了其他各经的主方。如阳明经的白虎汤、承气汤,少阳经的柴胡汤,少阴经的四逆汤等,就寓有阻断之义。柯韵伯精辟地指出:"仲景于太阳经中用石膏以清胃火,是预保阳明之先着;加姜枣以培中,又虑乎转太阴矣。"太阳主一身之表,为人体之藩篱,也是疾病传变的起点,因此,太阳病的治疗非常关键。《金匮要略脏腑经络先后病脉证》说:"适中经络,未流传脏腑,即医治之。四肢才觉重滞,即导引、吐纳、针灸、膏摩,勿令九窍闭塞……病则无由入其腠理。"就是提倡有病要及早治疗,防微杜渐,阻止病邪深入。叶天士在《外感温热篇》中云:"若斑出热不解者,胃津亡也,主以甘寒……如甘寒之中,加入咸寒,务在先安未受邪之地,恐其陷入易易耳。"

(三)逆势而治

逆势而治即采用与病势趋向相反的治法。如《素问·至真要大论》曰"高者抑之,下者举之""散者收之""热者寒之""寒者热之""实者泻之""虚者补之"等。《伤寒论》中五苓散证,其证"中风发热,六七日不解而烦",是病势向外;"水入则吐者,名曰水逆"是病势向上,仲景不和胃从上治,不发汗从表解,而是用五苓散化气行水,使水气下行,自不上逆,这是上病下取的治法。再如"太阳与阳明合病者,必自下利,葛根汤主之",病势趋下,仲景不用芩连清下治利,而用葛根汤发汗解表,使其表解里自和,这是下病上取的治法。

参 考 文 献

[1] 胡学军,曾松林. 略论临床辨病势. 中国医药学报,2000,15(6):53-55.
[2] 李宝峰.《伤寒论》病势思想初探. 江苏中医,1998,19(5):6-7.

专题二 论君火与相火

一、君火相火内涵概要

有关君火与相火的论述,最早见于《黄帝内经》,主要见于"天元纪大论""六微旨大论""六元正纪大论"等篇。如《素问·天元纪大论》曰:"帝曰:上下周纪,其有数乎?鬼臾区曰:天以六为节,地以五为制。周天气者,六期为一备;终地纪者,五岁为一周。

君火以名，相火以位。"又《素问·六微旨大论》曰："显明之右，君火之位也，君火之右，退行一步，相火治之。"

清代张隐庵说："君火以明而在天，相火以位而在下，盖言地以一'火'而成五行，天以二'火'而成六气也。"鬼臾区在《素问·天元纪大论》中说："寒、暑、燥、湿、风、火，天之阴阳也，三阴三阳上奉之，木、火、土、金、水、火，地之阴阳也，生长化收藏下应之。""寒、暑、燥、湿、风、火"乃天之六气，其中之"暑"亦为火，故六气中火有二。若地之五行"木、火、土、金、水"与天之六气匹配，则六缺其一，故鬼臾区又增一"火"，使五行之"火"亦为二，火增为二虽成"六行"，但仍沿"五行"之旧称，倪仲宣曰："木、火、火，地之三阳也；金、水、土，地之三阴也。"因此五行与六气匹配，则得："初之气，厥阴风木；二之气，少阴君火；三之气，少阳相火；四之气，太阴湿土；五之气，阳明燥金；六之气，太阳寒水。"

显然，《黄帝内经》所言"君火、相火"，指天地之象，从五运六气的角度，基于气候特点和物候现象来描述火之属性。亦如刘河间《素问玄机原病式·热类》所言："春分至小满属君火，故暄暖也。小满至大暑属相火，故炎热也。"基于"天地人相参"、"天人相应"等传统哲学观，后世医家将其用于阐述人体的生命现象与规律，认为人身亦有君相二火。

宋金元时期，刘完素首先提出"心为君火，肾为相火"。金元时期李东垣将"君火相火"理论引入到人体生理与病理的阐述中。他说："元气不足，而心火独盛，心火者，阴火也，起于下焦，其系于心，心不主令，相火代之，相火，下焦包络之火，元气之贼也，火与元气不两立，一胜则一负。"东垣认为"相火为元气之贼"，是从人体病理着眼，但他所说"心火者，阴火也"，与李时珍所谈及的"心火者，阳火也"的内涵是不同的。一般古人将火分阴阳，多数认为阳火是指心之君火，阴火是指肾、肝、心包络、三焦与胆之相火。

朱丹溪在前人基础上创《相火论》，指出："唯火有二，曰君火，人火也；曰相火，天火也。"在强调君火、相火生理作用的同时，亦对相火的病理变化及君火对相火的影响进行了阐述，指出："相火易起，五性厥阳之火相煽则妄动矣。火起于妄，变化莫测，无时不有，煎熬真阴，阴虚则病，阴绝则死。"他认为："胆者肝之腑，膀胱者肾之腑，心包络者肾之配，三焦以焦言，而下焦言司肝肾之分，皆阴而下者也。"君火为心火，相火在肝、肾、膀胱、三焦、心包、胆。心为君主之官，心火活动正常，则心神清明，心血流畅，人体上下内外的一切生机为之活跃，所以从政官象的角度列为"君"位，称为君火。其他脏腑的生理功能活动的火居从属地位，多称之为"相火"。相火主动，有"动而中节"和"相火妄动"两方面，相火动而中节，属于生理常态，其可"生生不息"，推动着人体正常的气化过程。朱丹溪认为"天非此火不能生物，人非此火不能有生"。而相火妄动，则属于病理状态，阴精流散，病证峰起，故认定"相火为元气之贼"。

继"君火、相火"说之后，李时珍又立"阳火、阴火"为条目。他说："五行皆一，唯火有二，二者，阴火、阳火也"，又说："人之阳火一，丙丁君火也，人之阴火二，命门相火也，三昧之火也"。此外，李时珍还提到"伏火"，他说："盖伏火即阴火也，阴火即相火也"，"五脏六腑皆有火，平则治，动则病，故有君火相火之说，其实一气而已"。依此论，五脏六腑之火，生理状态即为君火；病理状态即为相火，并不仅限于君火在心，相火在肾。

张景岳对李东垣"相火为元气之贼"持不同见解，他说："及见东垣云，相火者，下焦包络之火，元气之贼也，丹溪述而证之，予闻此说，尝掩口而笑，而觉其不察之甚也。"他阐释说："君相之火，正气也……且凡火之贼伤人者，非君相之真火，无论在内在外，皆邪火耳，邪火可言贼，相火不可言贼也。"张景岳旨在澄清概念的混淆，他认为君相之火，均为生理之火，不属病理之火，凡言病理之火，均为邪火。张景岳进一步讲："盖火本阳也，而阳之在上者，为阳中之阳，故曰君火。阳之在下者，为阴中之阳，故曰相火。此天地生成之道也。其在于人，则上为君火，故主于心。下为相火，故出于肾。主于心者，为神明之主，故曰君火以明。出于肾者，为发生之根，故曰相火以位。"此段论述指出相火为先天之火，阴中之阳，君火为后天之火，为阳中之阳。在脏腑生理功能活动中，心火为主，命火为根。并以"气""质"来形象地阐释"明"和"位"。

《类经·运气》论曰："凡火观之……盖明者光也，火之气也。位者形也，火之质也。如一寸之灯，光被满室，此气之为然也。盈炉之炭，有热无焰，此质之为然也。夫焰之与炭皆火也，然焰明而质暗，焰虚而质实，焰动而质静，焰上而质下，以此证之，则其气之与质，固自有上下之分，亦岂非君相之辨乎？是以君火居上，为日之明，以昭天道，故于人也属心，而神明出焉。相火居下，为原泉之温，以生养万物，故于人也属肾，而元阳蓄焉。"《景岳全书》论曰："盖君道唯神，其用在虚；相道唯力，其用在实。故君之能神者，以其明也；相之能力者，以其位也。明者明于上，为化育之元主；位者位于下，为神明之洪基""如轻清而光焰于上者，火之明也；重实而温蓄于下者，火之位也。明即位之神，无明则神用无由以着；位即明之本，无位则光焰何从以生。故君火之变化于无穷，总赖此相火之栽根于有地，虽分之则一而二，而总之则二而一者也。此君火相火之辨"。张景岳对君火、相火从功能、形态、性质及隶属诸行了区别，丝丝入扣，细微至精。

清代徐大椿在《医学源流论·君火相火论》中言："心火为火中之火，肾火为水中之火，肾火守于下，心火守于上，而三焦为火之道路，能引二火相交。"他对君相之火另辟新解，他说："近世之论心火谓之君火，肾火谓之相火，此说未妥。"他认为："盖心属火而位于上，又纯阳而为一身之主，名曰君火，无异议也，若肾中之火则与心相远，乃水中之火，与心火不类，名为相火仍属非宜。"因而，他认为："相火之说，则心胞之火在君火之旁，名为相火，似为确切。"依此言论，细考《黄帝内经》"相火以位"的"位"字，《说文解字》释为"列中庭之左右，谓之位，从人立"。仅从字义，相火之关联脏腑似位列君火近侧为宜，也仅作参照依据之一。

一般来讲，对于相火比较集中的认识是相火寄于肝肾。如刘河间认为"肾为相火"，钱乙提出"肝有相火"，李中梓认为："相火有二，乃肾与肝。"为了区别二者，又将肝藏之相火称为"雷火"，肾寓之相火为"龙火"。清代医家喻嘉言认为相火乃人身之元阳："相火居下，为原泉之温，以生养万物，故于人也，属肾而元阳蓄焉。"

郑钦安则从易学的角度谈相火："离卦解：离为火，属阳，气也，而真阴寄焉。中二爻，即地也。地二生火，在人为心，一点真阴藏于二阳之中，必于正南之位。午时一阴初生，降心火下交于肾，一升一降，往来不穷，性命于是乎立""坎卦解：坎为水，属阴，血也，而真阳寓焉。中一爻，即天也。天一生水，在人身为肾，一点真阳，含于二阴之中，居于至阴之地，乃人立命之根，真种子也，诸书称为真阳。真阳二字，一名相火，一名命门火，一名龙雷火，一名无根火，一名阴火，一名虚火。发而为病，一名元气不纳，一名元阳浮越，一名真火沸腾，一名肾气不纳……种种名目，皆指坎中之一阳也。一阳本先天乾金所化，故有龙之名。一阳落于二阴之中化而为水，立水之极。水性下流，此后天坎卦定位，不易之理也"。郑钦安在《医学三书》中言："君火，凡火也。相火，真火也"，"二火虽分，其实一气，诚阴阳之主宰也""顾二火不可分，而二火亦不胜合，所以一往一来，化生中气，遂分二气为三气也"。由此可见，虽有相火、龙雷之火、阴火、三焦火之名，但郑钦安认为相火一言以蔽之当属肾中真阳、肾火。

历代医家对君火、相火从功能、形态、性质、作用及隶属诸方面进行了阐述与探讨，涉及医学、哲学、社会学等各个方面，体现出中医学对"火"的高度重视，同时使中医火的理论日渐丰富和完善。

二、君火相火的理论与临床研究

（一）君相二火与"心肾相交"

君火在心，为五脏六腑阳气之用；相火藏肾，为五脏六腑阳气之根。相火以君火为统帅，君火以相火为根本。君相二火协同配合，温煦脏腑、长养气血，维持并推动机体各项功能活动的有序进行，成为后世"心肾相交"的理论基础。即心火下煦，以温肾水；肾水上滋，以济心火。心肾相交，水火既济，坎离相应，上下交泰，则人体表现为"阴平阳秘，精神乃治"（《素问·生气通天论》）。亦如孙思邈在《备急千金要方》中所说："夫心者火也，肾者水也，心肾相交，水火相济。"

君火以明的异常状态就是君火不明，包括心火不足而出现精神萎靡、神识不清等症，在《伤寒论·辨太阴病脉证并治》中有"少阴之为病，脉微细，但欲寐也"，也包括心火亢于上而出现失眠、烦躁等症。《伤寒论·辨太阴病脉证并治》载："少阴病，欲吐不吐，心烦，但欲寐""少阴病，吐利，躁烦""少阴病，得之二三日以上，心中烦不得卧者"。出现这些症状的原因，在于少阴者有二：一是少阴心火为病，一是少阴肾水为病，故而出现化热或化寒的症状，"但欲寐"是神识不清明的表现，临床常以回阳救逆之剂，如参附汤、四逆汤类温补心阳，而躁烦、心烦等症状则是相失其位而火妄所致，予以黄连阿胶汤育阴清热。

相火失位，或因元阳不足，水寒不养龙，或因元精亏损，水浅不养龙，致坎水失其蛰藏，相火浮越在上而出现阴虚火旺，或由君火失其镇纳，致相火失去主宰致肝胆疏泄不利，或由脾胃虚弱，中焦土不伏火，致"阴火"乘位，或由饮食劳倦，或由情志内伤致脾胃升降失常，从而导致相火升降通道失度，上僭心肺、伤及脾胃而致变证无数。

陈明[1]结合《伤寒论》阐述君相二火其临床意义，认为君相之间相互交通，需脾胃升降气机枢纽之协助，肝肺左右气机通道之斡旋。若君火痞塞，独焰于上而壅滞中上焦则为大黄黄连泻心汤证；君火痞塞、相火不应所致心热肾寒的寒热错杂，为附子泻心汤证所主；心阳不足、肾水寒而不化、上凌心阳的奔豚，为桂枝加桂汤证；相火不位，水气内动，水淫木浸，导致肝风内动，则为真武汤证。

总之，心肾之间水火既济、升降得宜则君相安位，君火不明、相火不位则心肾不交、相火妄动。代表方剂有交泰丸、桂枝加龙骨牡蛎汤等。李东垣所创补中益气汤、升阳散火汤等"甘温除大热之法"在调节脾胃功能的同时，也为调节相火之升降气机、促使相火归位方面提供了重要的理论依据和实践经验。

（二）君相二火与"肝肾同源"

肝肾同寄相火的密切关系，以及朱丹溪"司疏泄者肝也，主闭藏者肾也"的论述，对肝肾同源理论的建立起到了促进作用。朱丹溪的《格致余论·相火论》认为，相火"具于人者，位于肝肾二部"。《格致余论·房中补益论》中又云："盖相火藏于肝肾阴分，君火不妄动，相火唯有禀命守位而已。"明代李中梓在《医宗必读·乙癸同源论》中，运用《周易》取象比类的方法阐发了"乙癸同源"的命题："君火唯一，心主是也；相火有二，乃肾与肝。肾应北方壬癸，于卦为坎，于象为龙，龙潜海底，龙起而火随之。肝应东方甲乙，于卦为震，于象如雷，雷藏泽中，雷起而火随之。泽也，海也，莫非水也，莫非下也。故曰：乙癸同源。"

肾为相火之发源地，均为生命活动之源泉。肝有火则血不寒，足以司气机之升，尽疏泄之职，肾有火方能助脾运化，助肺纳气，主司生殖。可见人之所以有生命力，无不赖于相火之生生不息之运动。但相火易妄动，从而引发诸病，肾火下潜，则肝火不致暴动；肝火得藏，则肾火亦不会升腾。

（三）君相二火与精神情志变化

从君相二火探究精神情志变化，相火禀君火之命以行，心动则相火亦动，怒则气逆，喜则气缓，悲则气消，忧则气结，恐则气下，均是君火引动相火的表现。情志是人的精神意识对外界环境变化或刺激产生的正常的情绪或情感反应，《景岳全书》载："随怒随消者，未必致病。"适度的情志反应并不会致病，其导致相火妄动的条件在于五志"过极"引起相火妄动，进而引起气血运行失常，脏腑功能损伤。由于五志过极均可引起相火妄动，五志皆可化火，所以治疗当宁心安神、调畅情志，五志不煽则相火不妄。

君火相火往往相互为病，互为因果。如精神长期紧张者，引起睡眠障碍，就是因为君火亢进，引动相火失常，导致睡眠节律紊乱。而睡眠障碍又会进一步加重焦虑、烦躁等各种心理疾病，出现"君不主令"的状态。在君相互感为病时，当君相同治，在针对各种病因，采用方药调整相火状态的同时，应重视情志疏导、移情易性的精神心理治疗及保健。

综上所述，君火与相火在生理上互根互用，在病理上相互影响，君相和谐则形与神俱，君相不和则形神俱损。君相二火的关系，正是中医形神合一生命观的重要体现。

参 考 文 献

[1] 陈明. 从《伤寒论》解读"君火以明，相火以位"及其临床意义. 中华中医药杂志，2013，28（4）：879-883.

专题三　论　阴　火

一、阴火的概念

"阴火"之名在宋代庞安常著作中早已有之，张元素亦曾论及，但以李东垣的阴火论影响最大。李东垣阴火论简述：《内外伤辨惑论·饮食劳倦论》云："苟饮食失节，寒温不适，则脾胃乃伤；喜怒忧恐，劳役过度，而损耗元气。既脾胃虚弱，元气不足，而心火独盛。心火者，阴火也，起于下焦，其系系于心，心不主令，相火代之。相火，下焦包络之火，元气之贼也。火与元气不两立，一胜则一负。脾胃气虚，则下流于肾，阴火得以乘其土位"，又云："是热也非表伤寒邪，皮毛间热也，乃肾间受脾胃下流之湿气，闭塞其下，致阴火上冲，作蒸蒸而躁热，上彻头顶，旁彻皮毛浑身躁热"。《脾胃论·脾胃虚实传遍论》云："故夫饮食失节，寒温不适，脾胃乃伤。此因喜、怒、忧、恐，损耗元气，资助心火。火与元气不两立，火胜则乘其土位，此所以病也。"《脾胃论·补脾胃泻阴火升阳汤》云："脾为劳倦所伤，劳则气耗，而心火炽动，血脉沸腾，则血病，而阳气不治，阴火乃独炎上，而走于空窍，以至燎于周身。"《脾胃论·饮食劳倦所伤始为热中论》云："既脾胃气衰，元气不足，而心火独盛。心火者，阴火也。起于下焦，其系系于心"，又云："脾胃气虚，则下流于肾，阴火得以乘其土位"，又云："盖阴火上则气高喘而烦热，为头痛，为渴，而脉洪"。《脾胃论·安养心神调治脾胃论》云："《灵兰秘典论》云：心者君主之宫，神明出焉。凡怒、忿、悲、思、恐、惧，皆损元气。夫阴火炽盛，由心生凝滞，七情不安故也。"《脾胃论·阴病治阳阳病治阴》云："此病阳亢，乃阴火之邪滋之，只去阴火，只损血络经隧之邪，勿误也"，又云："阴火乘于坤土之中，致谷气、营气、清气、胃气、元气不得上升"。《脾胃论·脾胃虚则九窍不通论》云："胃既受病，不能滋养，故六腑之气已绝，致阳道不行，阴火上行"，又云："脾胃既为阴火所乘，谷气闭塞而下流，即清气不升，九窍为之不利"。

历代医家对"阴火"的认识如下所述。

（1）明代赵养葵《医贯》认为，"阴火"是指阴虚火旺。"阴虚火旺者，此肾水干枯而火偏盛，宜补水以配火……壮水之主，以制阳光，正此谓也，如灯烛火亦阴火也，须以膏油养之"，"人身脾土中火，以甘温养其火而火自退……甘能除大热，温能除大热，此之谓也"。

（2）明代龚廷贤《寿世保元》认为"阴火"为"气虚发热"和"血虚发热"。"饮食劳倦伤脾，则不能生血，故血虚则发热，热则气耗血散。"明代王伦的《明医杂著》认为"阴火"为"阳虚有火"，即"内伤发热，是阳气自伤，不能升达，降下阴分，而为内热，乃阳虚也。故其脉大而无力，属肺脾"。

（3）清代陆懋修在《世补斋医书》中曰："若夫虚火、实火之外，别有一种阴火者……此为龙雷之火，不燔草木，得雨而炽，即阴盛格阳之火亦即阴极似阳之火。"其指出阳虚阴盛、格阳于外，火不归原而产生的这种火，是阴火的另外一种形式。

东垣对阴火的阐述，其学术思想主要来源于《黄帝内经》，即《素问·调经论》所述之"帝曰：阴虚生内热奈何？岐伯曰：有所劳倦，形气衰少，谷气不盛，上焦不行，下脘不通，胃气热，热气熏胸中，故内热"、"夫邪之生也，或生于阴者，或生于阳，其生于阳者，得于风雨寒暑，其生于阴者，得之饮食居处，阴阳喜怒"，以及《素问·阴阳应象大论》所云"壮火之气衰，少火之气壮。壮火食气，气食少火；壮火散气，少火生气"。可以说，东垣的阴火论是在《黄帝内经》"阴虚生内热"的观点基础上发展起来的。东垣所论的"阴火"实有广义和狭义之分。东垣在其所著《脾胃论》、《内外伤辨惑论》、《兰室秘藏》、《医学发明》中多次明确指出阴火为心火、肾火、肝火、肺火及经脉之火、五志化火、实火、虚火等，并反复强调阴火是由饮食劳倦、情志所伤引起。因此，广义的阴火是指由饮食劳倦，情志内伤所导致的内伤之火，有虚有实，可见于各个脏腑。狭义的阴火，即气虚发热，是指由于饮食劳倦,损伤脾胃,运化失职,谷气(湿浊)下流,使相火离位上乘发热的病变,其主要与脾胃有关,或可上及于肺。

目前中医学界对"阴火"的定义更为宽泛,泛指一切虚火(包括气虚发热、血虚发热、阴虚内热、阴虚火旺、虚阳上浮等)。我们这里主要是对东垣所论之"阴火"进行讨论。

二、阴火形成原因

阴火形成原因包括饮食不节(寒温不适与饥饱无常)、劳倦过度、七情内伤等。

三、阴火病机

(一)气虚阳遏化火

脾胃内伤,气血不足。饮食不节,过食生冷,阳气阻遏,火郁于中,即"胃虚过食冷物,抑遏阳气于脾土"之故。或脾胃虚损,清阳不升,伏化阴火。关于气虚发热,《脾胃论》指出:"脾胃之气下流,使谷气不得升浮,是春生之令不行,则无阳以护其荣,则不任风寒,乃生寒热。"脾胃虚弱不仅削弱元气、出现疲乏无力等症,而且还可导致卫气不足、丧失卫外之功,基于人体具有自我调节功能,值兹非常时期即予启动,将体内阳气充实于肌肉、拓之于卫表,促使阳气聚于肌表,遂而出现发热之象,此即气虚反见火热之由来。唯此发热因虚而发,故有身热不扬、缠绵不已之特点,与外感发热、邪侵实热病因迥然不同。在治疗上若误投解表、清热之剂则将不唯无功、反见其害。只可投以补中益气汤之剂,使气阳充沛而虚热随之消退[1]。

(二)血虚津枯化火

脾胃气虚,津液不足,脾胃津亏燥热,即"若饮食不节,胃气不及,大肠、小肠无所禀受,故津液涸竭焉","精气不输于脾,不归于肺,则心火上攻,使口燥咽干,是阴气大盛","饮食劳役所伤,自汗小便数,阴火乘土位",或血亏导致阴火,即"脾胃虚弱,乃血所生病","脾胃不足,皆生血病","津液不行,不能生血脉,脉中唯有火也","营血大亏,营气伏于地中,阴火炽盛"。

(三)谷气下流化为湿浊,引动相火

脾胃居于中焦,是气机升降的枢纽,升则上输心肺,降则下归肝肾,故脾胃健运才能维持"清阳出上窍,浊阴出下窍;清阳发腠理,浊阴走五脏;清阳实四肢,浊阴归六腑"(《素问·阴阳应象大论》)的正常升降运动。脾胃气虚,水谷不化精气,不得上输于心肺而下流,谷气下流成为湿浊,即"脾胃不足,荣气下流而乘肝肾",引动相火:①离位之相火。肾为"水火之宅",相火为"水中之火",潜伏其中。"脾胃下流之气"至肾,使肾之水火失却平衡,相火不能潜伏而离位上越,即"脾胃气虚,则下流于肾,阴火得以乘土位"。②下流之湿浊与相火相合而酿成湿热。即"脾胃有亏,下陷于肾,与相火结合,湿热下迫","肾

间受脾胃下流之湿气，闭塞其下，致阴火上冲"。下焦之火（阴火）上冲的主要途径是循冲脉上逆。冲脉起于胞中，下出会阴，并在此分为3支：其中一支沿腹腔前壁，挟脐上行，与足少阴肾经相并，散布于胸中，再向上行，经咽喉，环绕口唇。冲脉附于少阴，肾间有脾胃下流之湿气闭塞，肾间阴火引动冲脉之气上逆。冲脉邪盛，必然传于督脉，督脉盛，上冲头顶，发生头痛项强，蒸蒸躁热等证。

（四）脾胃气虚

脾胃气虚，气血生化不足，心阴不足，导致心火亢盛；同时，水谷精气化生不足，不能滋养肾精引起肾阴不足，肝肾相火因而亢盛。此心火、肝肾相火的亢盛便是"阴火"的来源之一。

（五）情志郁结化火

即"凡怒、忿、悲、思、恐、惧，皆损元气，夫阴火之炽盛，由心生凝滞，七情不安故也"，"若心生凝滞，七神离形，而脉中唯有火矣"。

总之，阴火证是以脾胃虚衰、元气（中气）耗损、虚阳亢奋为病理基础。"火与元气不两立，一胜则一负"，见图7-2。

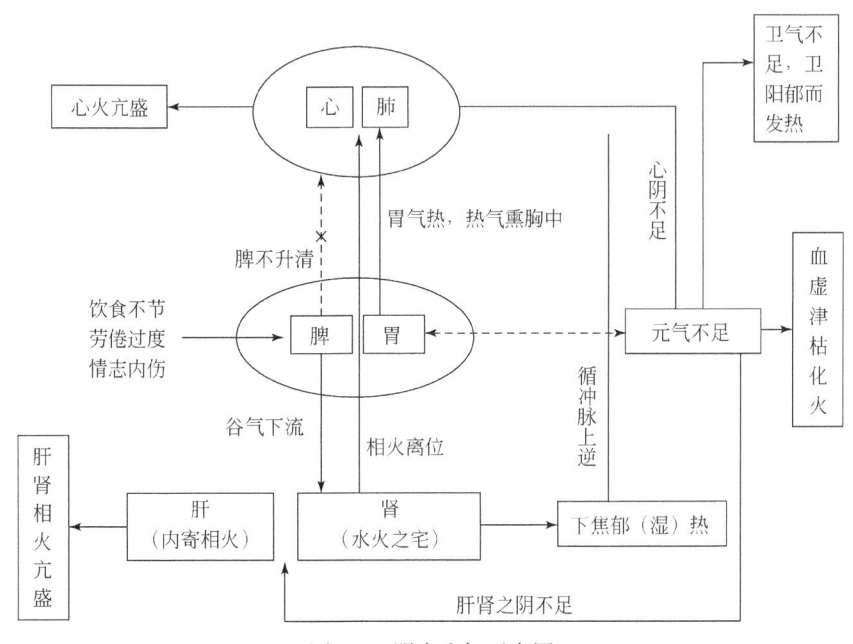

图7-2 阴火病机示意图

四、阴火证的症状

脾胃一伤，可导致发生多个脏腑经脉紊乱，东垣曰："脾胃一伤，五乱互作。"脾胃为气血生化之源，脾胃受损，则气血生化无源；脾胃是全身气机升降的枢纽，脾胃升降失常，则中焦壅滞，进而全身气机受阻，则见"上焦不行，下脘不通"之象。"上焦不行"则心肺之阳不能下降而郁积于胸中，出现气高而喘；心神被扰而见心烦不宁；郁火循经上冲而见头面有烧燎感、头痛；肺主卫，肺气失降，卫阳被遏故皮肤不任风寒而生寒热。"下脘不通"则肝肾之阴不能上升，清气在下，"阴火"内生。

根据李东垣《脾胃论》的论述，阴火证常以脾胃气虚和火热亢盛两大证候群掺见为征。证候群包括以下几方面。

（1）发热，肢体沉重，四肢不收，怠惰嗜卧，气短，精神衰少，大便泄泻等。

（2）或气高而喘，烦热，心乱而烦，胸中满闷，不定时躁热，自汗，头昏脑涨。

（3）或见耳鸣、耳聋；或躁烦不欲去衣，足不任身，脚下隐痛。

（4）或头面烧燎感，头痛项强，蒸蒸躁热。

（5）或胃中虚热，身热而烦，日晡反减，口渴不多饮，多饮则胀，汗出恶风，脉虽洪大而按之无力，特别是"皮肤不任风寒而生寒热"。

（6）或下窍或下部某些脏器湿热肿胀等（图7-3）。

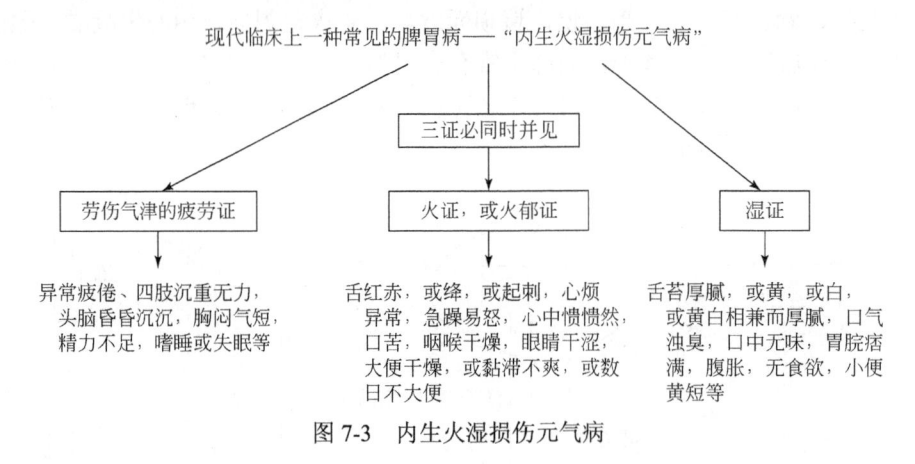

现代临床上一种常见的脾胃病——"内生火湿损伤元气病"

三证必同时并见

劳伤气津的疲劳证：异常疲倦、四肢沉重无力，头脑昏昏沉沉，胸闷气短，精力不足，嗜睡或失眠等

火证，或火郁证：舌红赤，或绛，或起刺，心烦异常，急躁易怒，心中愤愤然，口苦，咽喉干燥，眼睛干涩，大便干燥，或黏滞不爽，或数日不大便

湿证：舌苔厚腻，或黄，或白，或黄白相兼而厚腻，口气浊臭，口中无味，胃脘痞满，腹胀，无食欲，小便黄短等

图 7-3　内生火湿损伤元气病

五、阴火证的治疗

阴火的治疗以甘温除热为法，以脾胃为先，《素问·至真要大论》曰："劳者温之，损者益之。"《脾胃论·脾胃盛衰论》曰："当从元气不足升降浮沉法，随证用药治之，盖脾胃不足，不同余脏，无定体故也。其治肝心肺肾，有余不足，或补或泻，唯益脾胃之药为切。"

李时珍在《本草纲目》中曰："诸阳火，遇草而炽……可以水灭；诸阴火……遇水愈炽……以火逐之，则灼性自消，火焰自灭。"清代程杏轩在《医述》中曰："阳火一清便退，阴火愈清愈起。"

"温能除大热，大忌苦寒之药损其脾胃。脾胃之病，始得则热中，令立治始得之证"（《脾胃论·饮食劳倦所伤始为热中论》），所谓"大热"，主要是指之阴火（气虚发热），因其蒸蒸而起，呈阵发性烘热，来势虚大，发作时脉洪大而虚，故名之"大热"。"大热"往往是病人自我的感觉。在临床上，阴火既可导致低热，也会导致高热，热象大多为间歇热（间隔时间，短者以时计，长者可数十日一发），呈波动热型。热时或伴汗出、恶风寒等症。

内伤不足之病，苟误认作外感有余之病，而反泻之，则虚其虚也，《难经》云：实实虚虚，损不足而益有余。如此者，医杀之耳？然则奈何？曰：唯当甘温之剂，补其中升其阳，

甘寒以泻其火则愈。《黄帝内经》曰："劳者温之，损者益之，盖温能除大热，大忌苦寒之药泻其胃土耳。今立补中益气汤。"甘寒以泻其火，多指甘温药中配以苦寒坚阴之品。例如，天冬之"保肺气"、"治血热侵肺，上喘气促"；麦冬之治"肺口伏火"；生地黄之治"手足心热及心热"，"能益肾水而治血"；知母之"泻肾中火"、"凉心去热"等。补中益气汤的加减法中亦指出：少加黄柏以救肾水，能泻阴中之伏火；如烦扰不止，少加黄连以除心烦，如胸痞而烦，再加黄芩。或少加生地黄补肾水，水旺而心火自降。如气浮心乱，以朱砂安神丸镇固之则愈。

六、东垣"升阳散火"治法方药解析

"今所主方中，有辛甘温药者，非独用也，复用甘苦大寒之剂，亦非独用，以火酒二制为之使，引苦寒至顶，而复入肝肾之下，此所谓升降沉浮之道，自偶而奇，奇而至偶者也。阳分奇，阴分偶，泻阴火。以诸风药，升发阳气，以滋肝胆之用，是令阳气生，上出于阴分。末用辛甘温药接其升药，使大发散于阳分，而令走九窍也。"东垣阐述了"升降浮沉"和"风药升阳"两大用药法则（《脾胃论·脾胃盛衰论》），创立了"升阳散火"法，使用大剂风药，如升麻、柴胡、葛根、防风、羌活、独活等治疗"热伏地中"或"胃虚过食冷物，郁遏阳气于脾土之中"的伏火热病。在运用风药以升阳散火的同时，东垣还常进行两种配伍：一是伍以人参、黄芪等甘温之品，以助升散除热，方如升阳散火汤、升阳益胃汤；二是配以黄芩、黄连、黄柏等苦寒之品，以资清热泻火，方如散热饮子、清神益气汤等。东垣也常将补、泻、升三法合用，其代表方为"补脾胃泻阴火升阳汤"，药物组成为柴胡、升麻、人参、黄芪、苍术、羌活、甘草、黄连、黄芩、石膏。如见下焦火旺者，亦可加用黄柏、知母等，但必须"酒洗讫，火炒制加之。若分两则临病斟酌，不可久服"，一是恐其伤脾胃，二是畏其损下焦之真阳（图7-4）。

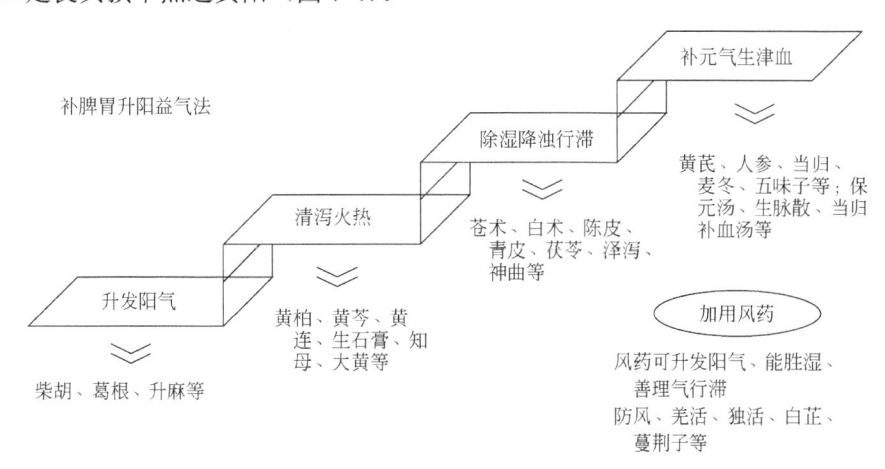

图 7-4 补脾胃升阳益气法

参 考 文 献

[1] 叶显纯. "阴火"辨惑. 上海中医药杂志, 2006, 40 (2): 39-41.

第八章

治 则 治 法

精 要 研 读

一、治病求本

中医对病因和病机的认识，包括认知方法和分析方法，几乎完全不同于西医，通过辨证，中医认识到病因（六淫、七情、饮食、劳倦、痰饮、瘀血等），病机（虚实寒热、阴阳气血津液等），病位（脏腑、经络、肌表、形体官窍等）等，那么，接下来的治疗就是针对辨证的结果。因此，中医所治的"本"的基础是"证"（图8-1）。

中医临床上常用的治法如祛风、散寒、清热、化湿、解暑、泻火、解毒、逐水、化痰、活血、化瘀、止血、排石、驱虫等都是针对不同病因所采取的治法，都属于治本；同样，健脾、补肺、养心、柔肝、补肾、和胃、利胆，或疏肝利胆、健脾和胃，或滋阴潜阳、滋补肝肾，或滋阴降火、交通心肾，或镇静安神、清心开窍，或滋水涵木、扶土抑木等，都是针对不同脏腑、不同病机而采取的相应治法，同样也是治本。

中医辨证和治疗都强调个体化原则，不同的个体即使患同一种病，也可以出现不同的证，即"同病异证"；当然在不同的疾病过程中，也会出现相同的证，即"异病同证"。体质是证形成的一个关键因素，因此，中医所治的"本"包括体质。

中西医治本既有相同点，也有不同点。由于中西医学理论构建的不同，中医所说的"本"的内涵似乎宽泛了很多。对疾病本质的认识往往需要借助于先进的理论和技术手段，尽管现代中医可以和西医一样对疾病的本质进行探索或获得同样的认识，但治疗起来中医又会回到其理论指导之下，用虚实寒热分析病机，将脏腑、经络、阴阳、气血、津液等作为治疗的靶点，并充分考虑病人的体质特点。

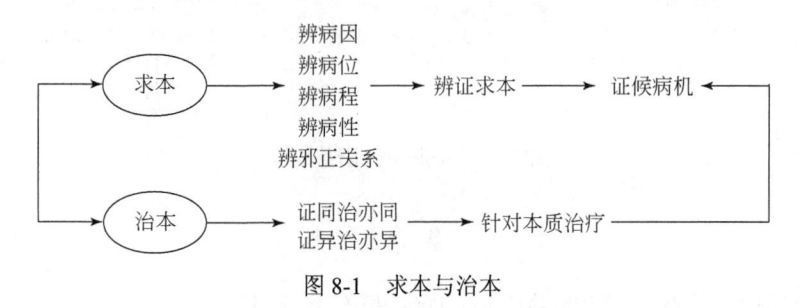

图8-1 求本与治本

(一)正治与反治

正治与反治见表 8-1。

表 8-1　正治与反治

	概念	治法及适应证
正治	逆其病证性质而治的一种治疗原则，又称"逆治"	寒者热之、热者寒之、虚者补之、实者泻之，适用于实证、虚证、实热证、实寒证
反治	顺从病证假象而治的一种治疗原则，称"从治"	热因热用——用温热的方药治疗具有假热现象的病证（真寒假热证） 寒因寒用——用寒凉的方药治疗具有假寒现象的病证（真热假寒证） 塞因塞用——用补益的方药治疗具有虚性闭塞不通症状的病证（真虚假实证） 通因通用——用通利的方药治疗具有实性通泄症状的病证（真实假虚证）

(二)治标与治本

治标与治本具体运用法则：急则治其标、缓则治其本、标本兼顾。一般而言，凡病势迁延，暂无危重证候的或标急已解的，则当从本治；凡证候严重，病情危急的，则首先治标；凡标本俱急的，则标本同治。

二、扶正祛邪

扶正是指扶助机体的正气，增强体质，提高机体抗邪、抗病能力的一种治疗原则。祛邪是指祛除邪气，排除或削弱病邪侵袭和损害的一种治疗原则。

（1）常用方法：扶正，药物、针灸推拿、气功、食疗、精神调摄、体育锻炼等。祛邪，发汗涌吐、攻下、清热利湿、消导、祛痰、活血化瘀等。

（2）运用原则：①辨清虚实：虚证宜扶正，实证宜祛邪。②掌握主次。③扶正而不留邪，祛邪而不伤正。

三、调整阴阳

调整阴阳基本原则："以平为期"，促使阴平阳秘。

具体运用：①补其不足，损其有余。②以阴制阳，以阳制阴。③阴病治阳，阳病治阴。④阳中求阴，阴中求阳。⑤从阳引阴，从阴引阳。⑥补泻并用，见表 8-2。

表 8-2　调整阴阳的运用

	适应证候	具体运用
补其不足	虚证	虚者补之，运用补虚药（如补阴、补阳、补气、补血）
损其有余	实证	实者泻之，如运用泻下药、消导药等
以阴制阳	实热证、真热假寒证	热者寒之，运用寒凉药
以阳制阴	实寒证	寒者热之，运用温热药
阴病治阳	虚寒证、真寒假热证	补阳，"益火之源以消阴翳"，运用补阳药加温里药等

续表

	适应证候	具体运用
阳病治阴	虚热证	滋阴,"壮水之主,以制阳光",运用滋阴清热药
阴中求阳	阳虚证	补阳药为主兼加补阴药,如右归丸
阳中求阴	阴虚证	补阴药为主兼补阳药,如左归丸
从阴引阳,从阳引阴	所谓"从阴引阳,从阳引阴",即病在阳而治其阴,病在阴而治其阳;或从阴而引阳分之邪,从阳而引阴分之气。其中之阴阳也不局限于经脉之阴阳,可指经络、脏腑、表里、气血之阴阳、上下、左右部位之阴阳等	《素问·阴阳应象大论》云:"故善用针者,从阴引阳,从阳引阴,以左治右,以右治左,以我知彼,以表知里,以观过与不及之理,见微得过,用之不殆。"属《黄帝内经》中的缪刺法,为针灸临床治疗原则之一。阳经病可刺阴经之穴(如胆经之病取足厥阴肝经之太冲穴);脏病可刺腑经穴位(如脾经取胃经之足三里穴);针刺右侧腧穴,治疗左侧病病;针刺左侧的腧穴,治疗右侧的疾病;头部病变选足部穴位,如头痛刺涌泉;阴部疾病取阳部阳经穴位,如脱肛灸百会穴等
补泻并用	虚实夹杂证	①实夹虚证:如清热兼养阴,祛寒兼助阳。②虚夹实证:如补阴兼清阳邪(阴虚火旺);补阳兼清阴邪(阳虚阴盛)

四、中医治疗学思想

中医治疗学思想深受中国传统哲学文化思想的影响,并伴随着中国传统文化的存在和发展。易学、宗教、兵家、诸子百家哲学文化思想中的对立统一的辩证法思想,天人合一的整体观念及精气神学说对中医治疗学思想的形成、发展产生了巨大推动作用,并烙下深深的印记。

(一) 天人相应

在病证的治疗过程中,中医学非常重视自然因素对人体的影响,认为治疗病证应当参合天地,察四时,审阴阳,将天人相应思想贯穿于临床治疗的各个方面。可参阅《中医基础理论》中"三因制宜"部分。

(二) 以平为期,以和为贵

《黄帝内经》认为人体的健康就是阴阳气血精神、脏腑经络的协调和谐。疾病本质上就是各种致病因素导致人体阴阳气血精神、脏腑经络失和。因此治疗从根本上说,就是运用各种手段,通过调整阴阳气血精神、脏腑经络,使失和的人体复和,求得新的动态平衡,恢复人体的健康。这即是《黄帝内经》所说的"以平为期"。"平"就是正常、中和的意思,也就是指阴阳的平衡。注重调整,以促使人体恢复到阴阳气血精神、脏腑经络的动态的和谐平衡,是中医治疗学追求的最高目标。

"以平为期"也是儒家"中和"思想的体现。"中和"是世界万物存在的一种理想状态,是宇宙的最高法则。"用中"、"执中"、"中和"、"反对过与不及"的中庸思想与中医学思想一致,中医学汲取儒家"中和"的思想,强调人体自身稳态平衡及与自然、社会的和谐,在治则、治法、组方法度、用药方法、治疗目标等方面突出"以和为治",形成独具特色的中医治疗观。

对于单一病证,采用单一方法治疗时,也不是单纯使用某一类药物,仍要讲究"和",大多寒药中佐以少量热药,攻伐之品中加以适当扶正,补阳药中佐以养阴,滋阴药中加入壮阳之品等，无不体现着中庸之道。

在八法上强调汗而勿伤、下而勿损、温而勿燥、寒而勿凝、消而勿伐、补而勿滞、吐而勿缓等。在用药剂量方面，强调"适中"，中病即止。比如张仲景在《伤寒论》中对桂枝汤的服法提出以"遍身微似有汗者益佳"，此为中；"不可令如水流漓"，此为过，过则"病必不除"；不汗，为不及，只能"更服依前法"，再取汗。表明"过"与"不及"皆不利于病情，须"无过"、"无不及"才佳。

（三）因势利导

因势利导，其本义是顺应事物发展的自然趋势而加以疏通引导的意思，治疗上"因势利导"就是以最小的代价，最方便的途径获得最佳的疗效。辨势施治主要包括顺势治疗和逆势治疗两个方面。

顺势治疗就是根据病势的发展与变化，制定相应的治疗原则和方法及应变措施。顺势治疗主要是祛邪，采用汗、吐、下、消等法，多用于实证。比如风寒外邪侵袭肌肤，可采取解表发汗的治法，使外邪从皮肤汗孔排出体外；痢疾初起，病邪阻滞肠道，可采取通里攻下的治法，使湿热毒邪大便排出；夏月中暑，采用清利的治法，使暑热从小便排出等。

对于一些危急重证，运用从势方法治疗，可以阻断病势，防止病情恶化；对传变迅速的急性热病，运用从势方法治疗，可以争取主动，做到"药在病先"。

比如，对流行性出血热，考虑到其病机的关键在于血分热毒壅盛、瘀血与毒热互结，因此在早期就急予大剂的加味犀角地黄汤以凉血散血、解毒透邪，集中药效，全力阻截。

逆势治疗就是采用与病势趋向相反的治法，适用于正气虚弱，脏腑亏损，气机升降出入失常所致的病证。逆势治疗多采用补法和调理气机之法。

《素问·至真要大论》曰："高者抑之，下者举之"，"散者收之"。这些治法就是古代医家根据病变的部位及不同的病变趋势所采取的逆势疗法。"高者抑之"，"高"者，是说病位在上，病势向上冲逆。此时只能使用降抑之法，以平上逆之势，疾病方可向愈。比如医圣张仲景治疗反胃呕吐，用大半夏汤和胃降逆；治疗呃逆干呕，用橘皮竹茹汤理气降逆等。"下者举之"，"下"者是说病位在下，病势下陷，须用升举之法进行治疗。金元时期名医李东垣所创立的补中益气汤，具有补益脾胃、升阳益气的功效，被广泛地用于治疗气虚下陷的脱肛、子宫下垂、久痢等病证。"散者收之"，"散"是说正气耗散，病势向外，"收"是指有收摄固涩作用的方法。比如医圣张仲景治疗下痢不止之证，用赤石脂禹余粮汤或桃花汤，即是"涩可固脱"、"散者收之"之法。中医临床用玉屏风散、牡蛎散等治疗表虚自汗、盗汗，生脉散、参附汤治疗亡阴亡阳之脱汗等，均属于"散者收之"的治疗方法。

《素问·阴阳应象大论》曰："故因其轻而扬之，因其重而减之，因其衰而彰之……其高者，因而越之；其下者，引而竭之；中满者，泻之于内。"分别阐明了疾病初、中、末三期及病位上、中、下不同的顺势治疗措施。中医因势利导的治疗思想与道家"道法自然，无为而治"的思想是有着密切内在联系的。

（四）用药如用兵

春秋末期孙武所著的《孙子兵法》以其博大精深的哲理被后世奉为"兵学圣典"、"武经之冠"，把《孙子兵法》所蕴含的哲理运用于政治、经济、外交及人生成长等方面所产生的现实意义越来越引起人们的高度重视和浓厚兴趣。清代名医徐大椿在《医学源流论·用药如用兵论》中详尽地阐述了"防病如防敌""治病如治寇""用药如用兵"等医理，认为"孙武子十三篇，治病之法尽矣"。

《灵枢·逆顺》曰："兵法曰：无迎逢逢之气，无击堂堂之阵。刺法曰：无刺熇熇之热，无刺漉漉之汗，无刺浑浑之脉，无刺病与脉相逆者……故曰：方其盛也，勿敢毁伤，刺其已衰，事必大昌。"这一段强调了针刺治疗时，热势炽盛时不能用刺法，大汗淋漓时不能用刺法，脉象盛大燥疾的急病不能用刺法，脉象和病情相反时也不能用刺法。在邪气亢盛时不要施用刺法而损伤元气，在邪气衰减的时候进行针刺，就一定能把疾病治愈。《黄帝内经》提出这一观点直接引用了兵法，体现了当时军事学上"避其锐气，击其惰归"的思想。

《孙子兵法·虚实篇》说："人皆知我所以胜之形，而莫知吾所以制胜之形。故其战胜不复，而应形于无穷。"意思是说每次取胜的方法都不会相同，而是要根据不同的情况变化无穷。中医临床治疗强调"有是病即用是药"，切不可守一方而治全病，一方贯穿治疗始终。

孙子曰："三军之众，可使必受敌而无败者，奇正是也。"可见"奇正"思想是军事家立于不败之地的重要法宝。正，是指常规的、正面的。奇，是指出人意外的、异常的。通过对奇正思想等的运用，可以创造出战胜敌人的强大力量。对医生而言，应当守其常而达其变，在正的基础上求奇。准确把握疾病的病因病机，遣方用药，既能中规中矩，又能出奇制胜，才可以药到病除，效如桴鼓。

《孙子兵法》说"知彼知己，百战不殆"，医者必须详知病证的病因、病位、病性、病势、临床表现、演变发展规律、预后转归等，只有对病证的全貌有一个清晰的认识才能辨证准确，用药如神。《孙子兵法》说："不尽知用兵之害者，则不能尽知用兵之利也。""用药如用兵"，意即医家治病需通晓药性，四气五味，归经功用须熟记于心，用之得当，则疾病立消，如兵家用兵，用之得当，则旗开得胜。若医生不谙药性，用药不当，则不仅不能祛除病邪，反而损伤正气，甚者贻误性命，如同兵家用兵不当，非但不能取胜，反损兵折将，一败涂地。

（五）王道

"王道"一词见于《尚书》，《尚书·洪范》云："无偏无党，王道荡荡。无党无偏，王道平平；无反无侧，王道正直。"就是说处事公正，没有偏向，圣王之道就会宽广无边；处事公正，没有偏向，国家的治理就会井然有序；处事没有反复无常，圣王之道就会正直通达不偏斜。

中医的王道思想在于"医乃仁术"及"中庸"而治。

与"王道"相对的就是"霸道"，"霸道"就是以武力、权势、刑罚来进行统治。古代中医深受儒家思想影响，更愿意采用相对温和的治法和药物来治疗疾病，比如补法、和法等，而对作用峻猛的吐法、下法等则多少有些不屑或畏惧。像手术之类更是被视为"霸道"，不到万不得已是绝对不用的。

《素问·五常政大论》说："病有久新，方有大小，有毒无毒，固宜常制矣。大毒治病，十去其六；常毒治病，十去其七；小毒治病，十去其八；无毒治病，十去其九；谷肉果菜，食养尽之，无使过之，伤其正也。不尽，行复如法。必先岁气，无伐天和，无盛盛，无虚虚，而遗人夭殃；无致邪，无失正，绝人长命。"即病有新有久，处方有大有小，药物有毒无毒，服用时当然有一定的规则。凡用大毒之药，病去十分之六，不可再服；一般的毒药，病去十分之七，不可再服；小毒的药物，病去十分之八，不可再服；即使没有毒之药，病去十分之九，也不可再服。以后就用谷类、肉类、果类、蔬菜等饮食调养，使邪去正复而病痊愈。不要用药过度，以免伤其正气。如果邪气未尽，再用药时仍如上法。必须首先知道该年的气候情况，不可违反天人相应规律。不要使实证更实，虚证更虚，造成人的夭折；不要误补而使邪气更盛，不要误泄而损伤人体正气，断送了人的性命！

中医治法中既有"王道"也有"霸道"，非"霸道"不足以祛邪，非"王道"难以扶正。科学客观地说，使用"王道"和"霸道"都应根据具体病情而定，但即便是使用"霸道"也必须"以平为期"，"以和为贵"。

五、治法概论

治法是临床辨明证候之后，在治则的指导下，针对病因病机提出的治疗方法。中医的治法多种多样，清代著名医家程钟龄在《医学心悟》中概称为八法，即汗、吐、下、和、温、清、消、补。在八法的基础上，中医临床又创立了更多的治法，比如祛风法、除湿法、理气法、理血法、祛痰法、开窍法、安神法、固涩法及以毒攻毒等。

（一）汗法

汗法，即解表法，是通过开泄腠理，促进机体适当排汗以疏散外邪，解除表证的一种治法，主要适用于伤风感冒。风寒所致者应用辛温解表法，由风热引起者应用辛凉解表法，并可根据病机配以补气、助阳、化痰、理气、滋阴、养血等法。凡发汗解表之药，多为轻扬辛散药物，所以煮沸即可，不宜久煎，以防药力挥发，降低疗效；发汗解表之剂宜温服以助汗出，以遍身微汗最佳，切不可大汗淋漓以伤阴耗阳。服药后要避风寒，忌食生冷油腻厚味之品。

（二）吐法

吐法是运用药物催吐或人工探吐的方法，引导病邪或有毒物从口涌吐而出的一种治法。多用于上部实邪（如痰涎、胃内宿食毒物等）壅滞之症。一般来说，吐法属于急救方法之一，多用于病情严重迫急、必须迅速吐出之实证。凡病势危笃、失血、老人、幼童、孕妇、产后及气血虚弱者，原则上禁用此法。凡使用此法，一般以"一吐为快"为原则，不宜反复使用，吐后不宜立即进食，可先喝些糜粥等半流质食物，要避风寒，忌生冷油腻硬食。

（三）下法

下法是运用具有泻下、攻逐作用的药物，以通导大便，荡涤实热，消除积滞，攻逐水饮等的一种治法，也称泻下、攻下，通里、通下法，适用于里实证。里实证涉及的范围甚广，除燥屎内结、邪在肠胃、热结于里、寒实积聚等证候外，其他如痰饮、瘀血、虫积等有形实邪所引起的病证，以及上焦火旺，或血逆于上的吐血、衄血等实证，均可考虑用下法。但因证候不同，又可分为寒下、温下、逐下、润下等具体治法。邪在表不可用下法，老年人津枯便秘或素体虚弱不宜采用下法，妇女妊娠、产后及行经期间宜慎用下法。

（四）和法

和法是通过和解、调和，使表里寒热虚实的复杂证候、脏腑阴阳气血的偏盛偏衰，归于平复，从而达到祛除病邪，恢复健康的目的。

和法源于《伤寒论》主治少阳病证的和解少阳法，以小柴胡汤为代表方。后世医家在和解少阳法的基础上，又极大地丰富和发展了和法的内涵，尤其在治疗肝胆脾胃病方面，发展了针对胆胃不和、肝脾不和和肠胃不和等病证的调和胆胃、调和肝脾、调和胃肠等治法。和法一方面可以祛邪，另一方面又能扶正，具有祛邪而不伤正的效应。

（五）温法

温法是指祛除寒邪和补益阳气的一种治法，其主要作用在于回阳救逆、温中散寒从而达到补益阳气而祛邪疗疾的目的。

若出现恶寒蜷卧，汗出，手足厥冷，腹中急痛，脉象微细或沉伏欲绝等虚寒证，须使用回阳救逆之法以挽救即将亡失的阳气，以转危为安。

对于平素倦怠，手足不温，纳呆，腹胀，吞酸呕吐，便溏等症，应采用温中散寒之法，使中阳（脾阳）得振，散解寒邪。

（六）清法

清法是运用具有清热、泻火、凉血、解毒作用的药物来清解热邪的一种治法。

由于火热为病有在气在血、实热虚热、脏腑偏盛的不同，因此，清热法的具体运用可分为清气泄热、清营凉血、气血两清、清热解毒、清热开窍、清泄脏腑、清退虚热等。

（七）消法

消法具有消导和散结的作用，凡是由气、血、痰、食、水、虫等有形实邪壅滞而成的证，诸如食积、虫积、癥瘕、痞块、瘰疬、痰核、结石及痈疽初起等均可用消法来治疗。

（八）补法

补法是针对人体气血阴阳或某一脏腑之虚损，给以补养的方法。补法的作用在于补益人体气血的不足，协调阴阳的偏盛，使之归于平衡；同时在正气虚弱不能抗病或驱除余邪时，兼用补法，扶助正气，达到扶正祛邪的间接作用。

补法可分补气、补血、补阴、补阳四类。

六、治法的综合运用

治法的综合运用见表8-3。

表 8-3　治法的综合运用

治法	作用机理	分类运用
表里双解	1.分解表里邪气 2.调畅表里气机	解表温里法：适用于表里寒实或表寒内饮证。如小青龙汤（表寒内饮）等 解表清里法：适用于表里俱热或表寒里热证。如葛根芩连汤（协热下利）等 解表攻里法：适用于表里俱实证。如防风通圣散（外感风邪内热壅盛）等
寒热并用*	1.分解寒热 2.调和阴阳	温清表里法：适用于表寒里热或表热里寒证。如大青龙汤（表寒里热）等 温清上下法：适用于上热下寒或上寒下热证。如栀子干姜汤（上热下寒）等 调中除痞法：适用于中焦寒热错杂所致痞证。如半夏泻心汤等
攻补兼施	1.助正以攻邪 2.攻邪以护正	益气攻邪法：适用于气虚兼有邪实之证。如参苏饮、防己黄芪汤（益气利水）、补阳还五汤（补气行瘀）等 养血攻邪法：适用于血虚兼有邪实之证。如当归四逆汤（养血散寒）、大黄䗪虫丸（化瘀补血）等 滋阴攻邪法：适用于阴津不足兼有邪实之证。如玉女煎（清热生津）、增液承气汤、猪苓汤（育阴利水）等 温阳攻邪法：适用于阳虚兼有邪实之证。如麻黄附子细辛汤（温阳散寒）、温脾汤（附子、干姜、人参、大黄，温阳下实）、实脾饮（茯苓、木瓜、大腹皮、白术、附子、干姜）等
升降同用	1.顺应脏腑升降之性 2.运用药物升降之功	调脾胃升降法：适用于脾胃升降失常清浊相干之证。如半夏白术天麻汤（化痰降浊补脾升清）、燃照汤（霍乱吐泻，半夏、厚朴、滑石、黑栀化湿清热，降浊和胃止呕；蔻仁、香豉升清醒脾止泻）等 调心肾升降法：适用于心肾不交之证。如黄连阿胶汤、真武汤等 调肺肾升降法：适用于肺肾升降失常所致气和水运化障碍之证。如都气丸等 调肝胆升降法：适用于肝胆升降失常之证。如柴胡疏肝散、龙胆泻肝汤等
分消祛邪	1.因势利导 2.分解邪势	表里分消法：适用于水湿之邪郁闭表里之证。发汗与利小便同用。如越婢加术汤、藿朴夏苓汤等 上下分消法：适用于水湿弥漫三焦之证。如三仁汤等 前后分消法：适用于水湿内结，腑气不通之证。通大便与利小便同用。如茵陈蒿汤、己椒苈黄丸（分消痰饮水气，防己、椒目利小便，大黄、葶苈通大便）等
痰瘀同治	1.澄清痰瘀生成之源 2.分解痰瘀互长之势	治痰兼治瘀法：如瓜蒌薤白半夏汤（用白酒活血通络，豁痰通痹）、芎归二陈汤（运湿调经）、苇茎汤（消痰排脓，方中桃仁活血祛瘀）等 治瘀兼治痰法：如大黄牡丹汤（逐瘀消痈，方中冬瓜子、芒硝荡涤痰浊）、通瘀煎（通瘀行经，方中陈皮、泽泻化痰利湿止带）等 治痰治瘀并重法：如五淋散（化癥通淋，湿热瘀血，赤苓、山栀利湿、赤芍、当归行瘀）、鳖甲煎丸、桂枝茯苓丸（散结消癥）等

*鉴别：①革寒热之性而存用。寒热配伍目的不在温清并用，而在舍药性之寒热。如大黄附子汤（寒实内结，宜温下。以附子细辛之辛热，抑大黄之苦寒，只取其苦降泻下之功用）

②防寒热之药偏伤而反佐。反佐配伍法，以防寒药太过伤阳，热药太过伤阴。如左金丸（黄连：吴茱萸=6：1）

临证备要

专题一 论中医治疗八法的具体运用

程钟龄在《医学心悟》中曰:"论病之源,以内伤外感四字括之;论病之情,则以寒热虚实表里阴阳八字统之;而论治之方,则以汗和下消吐清温补八法尽之。一法之中,八法备焉;八法之中,百法备焉。病变虽多,而法归于一。"

一、汗法

汗法,是通过开泄腠理,促使汗出,以解除肌表病证的治疗方法。发汗的方法除内服药物外,尚有熏蒸、药浴、烧针等。汗法不仅能祛除外邪,还可以透邪于表,调和营卫,畅通气血,故临床常用汗法达到解表、透疹、祛湿、消肿等的治疗目的。

(一)解表

外感病的初期,通常称为"表证",表证有表寒、表热之分,因而汗法也有辛温发汗与辛凉发汗之别。辛温发汗法适用于外感风寒的表寒证,多表现为恶寒重、发热轻、头疼身痛、无汗或少汗、口不渴,苔薄白,脉浮紧或浮缓等症,以麻黄汤、桂枝汤、荆防败毒散等为代表方。辛凉发汗法适用于外感风温(热)的表热证,多表现为发热重、恶寒轻(或不恶寒),头痛、口渴、有汗,苔薄黄,脉浮数等症,以桑菊饮、银翘散等为代表方剂。针对病人的体质差异,以及兼夹因素的不同,汗法又常常与其他治法配合应用。例如,滋阴发汗法,用于本属阴虚体质,而又感受外邪的阴虚表证,可用葳蕤汤加减等。养血发汗法,用于素体血虚,或失血之后,或产后血亏,而又感外邪的血虚表证,可用葱白七味饮加味等。益气发汗法,用于素体气虚,腠理疏松,气候稍有变化,即会感受风寒的气虚表证,可用参苏饮或人参败毒散加减。助阳发汗法,用于素体阳虚又兼外感的阳虚表证,可用麻黄附子细辛汤加减。又因阳虚者往往兼有气虚,临床上又常加入人参、黄芪等补气药物,如选用再造散等。

汗法的运用,还要根据病人兼夹因素的不同,而予以不同的兼治法。如素有痰饮咳喘,又复外感风寒,致使恶寒发热,咳嗽痰喘发作或加重,治疗上应发汗兼温阳化饮,可用小青龙汤加减。又如外感兼有气滞者,治疗上应发汗兼予理气,可用香苏散加减。

(二)透疹

麻疹初起疹点隐含不透,或已见疹点而尚未透足时,均可应用汗法发散,使疹毒随汗液透散于外,以缓解病势。以汗法透疹,一般应用辛凉汗法而少用辛温汗法,并要选用具有透疹功能的解表药组方,如升麻葛根汤、竹叶柳蒡汤等。尚须注意的是,麻疹虽为热毒所致,宜用辛凉清解剂,但在初起阶段,应避免使用苦寒沉降之品,以免疹毒冰伏,不能透达。

（三）消肿

水肿病用汗法，主要是通过发汗，使肌体组织间潴留的水分得以排泄，从而达到消肿的目的。汗法治疗的水肿多为实证，除有腰以上水肿明显的表现外，尚见恶风、发热、口渴、咳嗽等表证的症状，治疗宜疏风解表、宣肺利水，常选用越婢加术汤加减。

（四）祛湿

针对由风湿或寒湿之邪所致的痹痛，可运用汗法以达到散风（寒）祛湿镇痛的目的。如痹证初起，风寒湿邪在表，见身体关节烦痛，并见恶寒发热、无汗、浮紧等表实的症状，可采用发汗散寒、健脾燥湿之法，选用麻黄加术汤加减。

汗法主要用于解表，而用于消肿、透疹、除湿等方面时，要有一个原则。即病变必须是在表病的基础上，否则任何水肿、斑疹或痹病等，都不适用。

运用汗法的注意事项：①汗法的目的在发汗，如果表证已用过发汗剂，但发热不退，仍有恶寒的，说明表证未除，仍宜汗解；若身热不退，但不恶寒反恶热，说明邪已传里，不可再汗。但也有恶寒由于阳虚，表热由于阴虚者，因为本质是虚，只宜补不宜汗。②用汗法解表，要以周身微微汗出为度。汗出过多，可伤阴甚或亡阳；但若汗出不彻，邪气留恋，病必不除。③夏季如用辛温发汗，用药剂量应比冬季为轻。可用新加香薷饮加减。④对于产后或失血过多，或黏膜干燥，或常自汗，或尿频，或剧烈吐泻后等气血亏虚或津液耗伤的病人，原则上禁用汗法。如确有表证存在需要汗法时，也必须配合补气、养血、滋阴等药物。

二、吐　　法

吐法，即通过引起病人的呕吐，将停留在咽喉之下、胸膈、胃脘之上的痰涎、宿食、毒物等有形实邪迫排出来，从而使疾病得以缓解和消除的治疗方法。《医学心悟》曰："吐者，治上焦也。胸次之间，咽喉之地，或有痰、食、痈脓，法当吐之。"吐法在具体运用时，可分为涌吐宿食、涌吐痰涎、涌吐毒物等几种情况。

（一）涌吐宿食

宿食停滞在上脘且壅塞较甚，病人出现胸闷胀痛，愠愠欲吐而不得，寸脉浮滑或浮紧等症状，应因势利导采用吐法，使之一吐为快，常用瓜蒂散。如果食滞在中脘且积滞不甚，症见嗳腐吞酸、脘腹胀满、不欲纳食，而无疼痛上涌之势的，则只宜消食导滞，不宜催吐。

（二）涌吐痰涎

痰涎阻塞可用吐法的有三种类型：第一类是痰涎阻塞在咽喉，以致上焦不通、呼吸急迫、面紫唇青、有窒息危险的咽喉疾病。如白喉、喉风（多种急性喉病的泛称）等，多因痰火邪毒停聚咽喉所致，大都可通过涌吐痰涎，转危为安。可酌情选用雄黄解毒丸、三物白散等。第二类是脑血管意外，神志不清。痰涎壅塞胸膈、喉头，鸣声如锯，表现为中风痰厥的内闭实证者，需要通关开闭，排出痰涎以使呼吸道通畅。临床可采用稀涎散催吐。第三类是痰涎郁火蒙蔽心窍所致的狂躁不安、神志不清，如癫、狂、痫等精神疾患，可选用瓜蒂散之类。

(三)涌吐毒物

误食毒物或急性食物中毒，毒物尚在胃内而未至肠中者，常需及时应用催吐剂以排出毒物。但对误食的毒物不能一律应用吐法，须分别毒物的性质，以决定是否应用催吐剂。

吐法属于一种急救的方法，多用于上部有形实邪，必须迅速吐出的实证。吐法最损伤胃气与津液，因此现在临床很少运用。

三、下　　法

应用具有泻下、攻逐作用的药物，以通导大便，荡涤实热，消除积滞，攻逐水饮等的治疗方法，称为"下法"，也称泻下、攻下、通里、通下法。下法主要适用于里实证，里实证涉及的范围甚广，除燥屎内结、邪在肠胃、热结于里、寒实积聚等证候外，其他如积饮、停痰、蓄血、瘀血、虫积等有形实邪所引起的病证，以及上焦火旺，或血逆于上的吐血、衄血等邪正俱实的病证，凡宜于攻下者，均可采用下法。

由于病证有寒热，体质有强弱，病邪有兼夹，因此，下法又分寒下、温下、润下、峻下、缓下、逐水、逐痰、逐瘀、驱虫、泻火等方法（表8-4）。

表8-4　下法具体应用

治法	适用证候及主要临床表现	方药应用
寒下	热结里实证。大便燥结，腹满疼痛，不欲按捺，潮热谵语，苔黄，脉实等	大承气汤、小承气汤为代表方。但若阴津已然损伤较甚的，则可选用增液承气汤
温下	脾肾阳虚、冷积阻于肠胃的里寒实证。大便不通，腹胀、腹痛，手足不温，甚则手足逆冷，舌苔白滑，脉沉紧等	代表方：大黄附子汤等。但若宿冷久积，病程延久，虽经利下而冷积仍在，脐腹痛，手足凉，大便秘者；或久痢赤白，腹痛，手足不温者，温下之时还须加入甘温益气之品，使正气得助，更能发挥温下的作用，可用温脾汤。至若寒滞宿食，气机阻塞，发病暴急，突然心腹绞痛者，又当辛热峻下，可用三物备急丸
润下	肠燥便秘证。具体情况：①热邪伤津，或素体火盛，肠液不足所致大便燥结，以及习惯性便秘、痔疮病人大便秘结等病证。②肠胃功能减弱而有阳虚表现者	代表方有麻子仁丸等。若在产后或久病之后，由血虚津亏所致的便秘，还须配合养血滋阴的药物，如当归、何首乌等。年老体衰或久病亏损，见有大便秘结、小便清长、腰酸背冷等症状，治疗则要在温肾润肠之中，配合行气通便的药物，可选用济川煎等
逐水	水饮内停，形气俱实之证。如腹水，胸积水，结胸证等。腹水所致的肿胀腹坚满，便秘溲短，脉沉有力等症属为实证，可用下法攻逐；倘若肿胀虽盛，而形气俱虚者，则不可攻下。水饮停积胸胁，症见呼吸喘满，咳唾牵引胁痛，心下痞硬，或胸背掣痛不得息；以及水饮与热邪结聚于胸腹之间的结胸证，见有胸腹硬满，疼痛拒按，日晡潮热等症者，均可治以逐水泻下法	代表方有十枣汤、舟车丸、大陷胸汤等
逐痰	实热老痰积久不去，发为癫狂惊悸，或为怔忡昏迷，或咳喘痰稠，或胸脘痞闷，或眩晕痰多，种种怪证。上述诸证若兼大便秘结、舌苔黄厚而腻、脉滑数有力形气属实者，即可采用逐痰降火法	代表方有礞石滚痰丸、竹沥达痰丸等

续表

治法	适用证候及主要临床表现	方药应用
逐瘀	下焦蓄血，少腹硬满，小便自利、大便色黑、其人如狂，以及干血痨病，见虚弱羸瘦、腹满压痛、肌肤甲错、两目黯黑等症者	代表方有桃仁承气汤、大黄䗪虫丸等
驱虫	肠道寄生虫病证。如腹痛绕脐，唇红能食，面上白斑、睡中切齿，或嗜食异物，而体壮病急者	代表方有乌梅丸、集效丸等
泻火	身体上部表现的实证、火证，如肝火上炎、肝阳上亢所致的头痛脑涨、面红、目赤等症，或双目赤痛，或血逆于上的吐血、鼻衄等病证	代表方剂有当归龙荟丸等。若吐血衄血、口舌生疮则可选用三黄泻心汤等 泻火法属于寒下法的范畴，中医采用大黄牡丹皮汤为基础方治疗肠痈，以通里攻下；对湿热下痢，里急后重特别严重者，采用芍药汤甚则大承气汤治疗等，治法上都属于寒下法

另外，就泻下作用的强弱不同，下法还有峻下、缓下之分。峻下法的泻下作用猛烈，须在大实大聚、病势急迫、病人体质尚健的情况下方能使用。例如，在肠胃实热、燥屎内结，痞、满、燥、实、坚五症俱备的情况下，鉴于燥热消津，病情急迫，非峻下不足以济急救阴，因而采用急下存阴的大承气汤治疗。缓下法的泻下作用比较和缓，多在病势较轻，病人体质较弱的情况下使用。如采用温脾汤治疗阳虚冷积，大便秘结者。此外，润下法也属于缓下一类。

运用下法的注意事项：邪在表不可下，病在半表半里时而呕吐不可下，老年津枯便秘或素体虚弱不宜急下，新产后营血不足、大便难不可峻下，妇女怀孕行经期间宜慎用。下法易于耗损胃气，当以中病为宜，邪去为度。

四、和　　法

和法是运用具有疏泄、和解作用的方药，以调和阴阳气血的偏盛偏衰，以及表里寒热的错综复杂，使之在新的条件下维持相对的平衡协调，从而达到祛除病邪、恢复健康的目的。

和法在外感及杂病方面，均有其适应证候。外感方面，主要针对病邪在半表半里之间，汗、吐、下三法均不适用的情况。如《伤寒论》中的少阳证，以及具有类似少阳证表现的瘟疫、疟疾等均适用。杂病方面，则主要用于脏腑功能失调的证候，如肝脾不和，胆胃不和，胃肠不和等。

（一）和解表里法

和解表里法也称和解少阳法，用治外感病，邪在半表半里的少阳证。疟疾、黄疸，以及妇女经期或产后感受风寒，以致寒邪化热进入血室等证候，也可酌用和解少阳法。常用的药物如柴胡、黄芩、青蒿、半夏等，代表方为小柴胡汤等。少阳病中，由于病有偏于表或偏于里，偏于寒或偏于热，以及邪正虚实的不同，故和解少阳法在具体运用时，又有和而兼汗、和而兼下、和而兼清、和而兼温，以及兼补、兼消的不同处理。

（二）调和肝脾法

本法主要用于肝脾不调之证。其临床表现，一是以情志方面为主者，如抑郁寡欢、易于恼怒、胸胁胀满、神疲厌食等，治以疏肝解郁，方用四逆散等。二是以肝强脾弱，或运化不良的症状为主，如肠鸣腹痛，大便泄泻，泻必腹痛，泻后痛减，胸脘痞寒，治以和肝健脾，方用痛泻要方等。三是表现为妇女月经不调，乳胀胁痛、脐腹胀痛，或经行发热，或产后发热，或往来寒热等。治以疏肝解郁，健脾和营。方用逍遥散等。

（三）调理肠胃法

本法多用于寒热错杂，胃肠功能失调的病证。如上热下寒，肠胃不和所致的胸中烦热，恶心欲吐，肠鸣腹痛便溏等症。治以清上温下、和胃降逆，方用黄连汤等。又如寒热夹杂，互结于胃，脾胃升降失常所致之心下痞满，但满不痛，或干呕，或呕吐，口苦纳呆，肠鸣等症，治以和中降逆、开结消痞，方用半夏泻心汤等。

和法的配伍用药具有以下特点。

（1）用药缓和，平调阴阳：周学海在《读医随笔》中指出："和解者，合汗、下之法，而缓用之者也。"蒲辅周也认为："和解之法，具有缓和疏解之意，使表里寒热虚实的复杂证候，脏腑阴阳气血的偏盛偏衰，归于平复。"

（2）补泻兼施：任应秋指出："凡病邪并不盛，而正气却不强时，最宜用和解之法。"祛邪药与扶正药合用，是和法配伍的一大特色。

（3）寒热并用，辛开苦降：张仲景创立以半夏泻心汤为首的诸泻心汤方，为辛温开泄与苦寒降气的配伍应用，开辟了治疗脾胃寒热错杂、气机痞塞的法门。其显著特点是在组成上由寒、热两种性质相反的药物共同组合，苦辛相投，攻补同施。历代医家均承袭仲景之法治疗脾胃寒热错杂之痞证。

（4）气血并调，辛散酸敛：辛散理气与补血敛阴的配伍，体现了《黄帝内经》"治其阳者，必调其阴，理其气者，必调其血"的治疗思想。

运用和法的注意事项：病邪在表未入少阳者，或邪已入里，见燥渴、谵语等实证和三阴寒证时都不宜使用和法。

五、温 法

温法亦称温阳法，即运用温热性药物，通过扶助人体阳气以解除因寒邪所致之寒性病证的治法。寒性病有表寒、里寒之分，温法针对的是里寒证，故以温里助阳为主要治法。温法也多与其他治法配合应用，如温散表寒、温下寒积、温肾纳气等，是温法与汗、下、补法的配合。

温法的具体运用可分为回阳救逆、温中祛寒和温经散寒三类。

（一）回阳救逆法

本法用于少阴阳衰，阴寒内盛的证候。常用药如附子、干姜、肉桂之类，代表方有四逆汤等。

阳气衰微时，病情往往变化多端，见症不一。故在运用回阳救逆法时，还须配合其他治法。如阳气衰微，阴寒内盛，肾不纳气，浊阴上逆，症见气喘痰鸣，冷汗厥逆，脉沉微者，须回阳救逆与镇纳逆气法配合，可选用黑锡丹。再如阴寒内盛，格阳于外，出现"戴阳"证者，则须回阳救逆与寒凉反佐法配合，可选用白通加猪胆汁汤，主要药物是附子、干姜、葱白等温热之品，是针对真寒而设；反佐药物是猪胆汁、人尿等苦寒之品，则是针对假热而投。

（二）温中祛寒法

温中祛寒法主要用于治疗脾胃虚寒证。常用温中散寒与健脾益气药相配合，如干姜、吴茱萸、川椒、生姜、人参、白术、甘草等，理中丸为代表方。若胃中虚寒，浊阴上泛，症见食后欲吐，胃脘作痛，吞酸嘈杂；或肝寒胃虚，浊阴上逆，症见有干呕吐涎沫、头痛剧烈，痛在巅顶、前额等，则须温中散寒与降逆止呕法同用，代表方为吴茱萸汤。若脾阳虚衰，阴寒内盛上逆，症见脘腹剧痛，上下攻撑，不可触按，呕吐不能饮食；或腹中漉漉有声，苔白，脉弦迟或沉细等，则须温中散寒、降逆止痛与建中益气法同用，代表方为大建中汤。若脾阳久虚，致肾阳虚弱，以致脾肾虚寒，症见五更泄泻，或腹痛肢冷，神疲乏力，舌淡，脉沉迟无力等，则应温补脾肾与祛寒法同用，代表方为四神丸等。

（三）温经散寒法

温经散寒法主要用于寒邪阻滞，经络不通，气血凝滞之证。如血虚受寒，寒阻经脉，血行滞涩所致的手足寒凉、麻木，甚或疼痛拘挛，遇冷加重，舌淡苔白，脉细等症，治须温经散寒配合养血通脉，可选用当归四逆汤等。又如寒客肝经，气滞不通所致之小肠疝气，小腹牵引睾丸坠胀疼痛者，治宜温经散寒与行气疏肝同用，可选用天台乌药散等。

运用温法的注意事项：温法本为寒证而设，凡属实热阳证应该严格禁用。热伏于里，热深厥深，真热假寒者禁用。虚火内动而见吐血、溺血、便血者禁用。夹热下利、形瘦面如槁木，阴液将脱者慎用。

六、清 法

清法亦称清热泻火法，是指应用寒凉性质（如苦寒、甘寒等）的药物，以治疗热证、火证的方法。本法具有清热泻火、凉血解毒、保阴生津、止痛镇静等作用。清法主要适用于病邪化热、化火的里热证候。邪热尚在表的，宜用汗法；里热已结实的，则宜攻下。当表邪已解，而热仍不退；或里热已炽，但未结实，诸如热性病的中、末期，邪已化热、化火，煎迫气血所引起的各种证候，即为清热法的适应证。此外，如疮痔痈肿表证已解，具有里热证候，以及邪热炽盛引动内风之证，均可采用清法。

清热法具体运用可分为清气泄热、清营凉血、气血两清、清热解毒、清热开窍等。

（一）清气泄热法

清气泄热法用于热病表证已解，气分热炽之证，代表方如白虎汤等。若因汗出过多，兼见倦怠乏力等气阴两伤之证，则应配合益气养阴之品，代表方如白虎加人参汤。若高热虽退，余热未清，气阴两伤，胃失和降，症见烦热口渴，身倦乏力，咳呛呕恶，口淡无味，舌红少苔，脉细数等，则须清热生津、益气和胃，可选用竹叶石膏汤等。

（二）清营凉血法

清营凉血法用于热病极期，邪热入于营血之证。清营凉血法在临床应用时，又有清营透热和凉血散瘀之分。前者适用于热邪乍入营分，后者则用于邪热深入血分。

热邪乍入营中可见有身热夜甚，烦躁不眠，时有谵语，舌绛而干，脉细数或渴或不渴，或斑疹隐隐。治以清营解毒，透热养阴，清营汤为其代表方。热邪深入血分，除有身热夜甚的症状外，由于热甚动血，可见有吐血、衄血、咯血、便血、尿血，以及发斑紫黑，神昏谵语，舌绛起刺等症。治以清热凉血散瘀，方选犀角地黄汤等。

（三）气血两清法

本法是清气泄热与清营凉血两法的结合，适用于热邪侵扰气分又犯血分，所谓"气血两燔"之证。临床表现既有高热、烦渴、汗出等气分热盛的症状，又见有发斑、吐衄、舌绛，甚至神昏谵语等血热症状，可选用清瘟败毒饮治疗。

（四）清热解毒法

清热解毒法适用于瘟疫、温毒火邪炽盛，或疮疡痈肿，热毒深重，而津液未伤之证。可选用黄连解毒汤、普济消毒饮治疗。

（五）清热开窍法

开窍法，又称开闭法，是治疗邪阻心窍，神志昏迷的方法，适用于邪盛气实的闭证。治有凉开、温开之别，法有清热开窍、化痰开窍（热痰用凉开，寒痰用温开）、逐寒开窍之分。

清热开窍法即凉开法，是清热解毒与开窍醒神、镇肝息风等诸法的综合运用。适用于热病过程中火热之邪内陷心包的证候。常用方有安宫牛黄丸、局方至宝丹、紫雪丹、羚角钩藤汤等。

运用清法的注意事项：清法虽然能治疗热病，但也能损人阳气。表邪不解、阳气被郁而发热者禁用；体质素虚，脏腑本寒，胃纳不佳，大便溏泄者禁用；阴盛格阳的真寒假热、命门火衰的虚阳上浮均不可误用清法。

七、消　　法

消法包括消导和散结，是针对气血痰食水、虫积等所结成的有形实邪，使之渐消缓散。它和下法有所区别。下法是对于燥结宿食停痰、留饮瘀阻等有形之邪，在病势急迫形证俱实必须急于排出的情况下使用；消法则是对渐积而成的有形之邪，病势较缓而又虚实夹杂，不必要而且不可能急于排出的病情而设。前者是猛攻急下，后者是渐消缓散。消法除内服药物外，尚有外贴药膏和手术的方法，必要时可配合使用。

消法的适用范围广泛，凡是由脾失健运、胃失和降、气血结聚所造成的肠胃积滞、积聚肿块、瘰疬瘿瘤，以及水湿内蓄、停痰留饮、内外痈肿等症，均可采用消法。

针对病因、病机和病证的不同，消法可分为消导、消坚、消气、消瘀、消痰等不同方法。

（一）消导法

消导法也称消食导滞法、化食法。适用于饮食过饱或进食难以消化的食物所致的消化不良的病证，可选用保和丸。若食滞兼有湿热，则宜选用具有消积导滞、清利湿热作用的方剂，如枳实导滞丸之类。若因病邪日久，或脾胃素弱，胃肠机能减弱而致食物停积不化，症见胃脘胀满而软，食欲不振，口淡无味，多食则腹胀甚；并见倦怠无力，大便溏薄等，则应消导与健脾配合，消补兼施，可选用健脾丸等。

（二）消坚法

消坚法多用于寒热痰湿与气血相搏结而成的积聚癥瘕，包括各种肿块、肝脾肿大、肿瘤、疝症等。如治疗肝脾肿大的鳖甲煎丸，治疗睾丸肿胀、坚硬如石的橘核丸等，都是常用的代表方剂。

（三）消气法

消气法主要用于气机失调的病证，包括行气、降气法等。行气法，主要用于气滞的证候。如肝郁气滞，犯及脾胃，治以疏肝健脾和胃，可选用四逆散等。再如，胃有寒凝，肝气郁滞，而致胃脘胀痛，喜温喜按，呕吐清冷，舌苔白滑者，则治以行气散寒，方用良附丸等。又如，胸中阳气不振，痰浊寒饮结聚所致胸痹之证，则须宽胸理气，通阳散结，代表方有瓜蒌薤白白酒汤等。

降气法，是以和胃降逆，肃肺平喘为主的治法，适用于肺胃气逆上冲，失于和降的病证。如胃虚兼热之证，多由久病体虚，或吐泻之后，胃中虚热，气逆不降所致。治宜降气止逆、补虚清热，代表方有橘皮竹茹汤等。若胃寒气逆证之呃逆不止、胸脘痞满者，则须降气止逆、温胃散寒，代表方有丁香柿蒂汤等。若胃虚气弱，痰浊交阻，症见嗳气不已、呕吐涎沫，或食入即吐、胸胁逆满等，则须降气配合益气安胃化痰，代表方有旋覆代赭汤。肺气不降，气逆痰喘者，多应降气定喘，代表方有定喘汤、苏子降气汤等。

（四）消瘀法

消瘀法即活血化瘀法。因"气为血之帅，气行则血行"，故在应用活血化瘀药时，常与理气药相配伍。

应用活血化瘀法时，要权衡病情的轻重缓急、病程的长短久暂、体质的强弱盛衰等，以决定用药的轻重缓急。一般而言，对于病程尚短、病情急迫，病人体质尚强的病证，消瘀法常与下法配合，以攻逐瘀血，如桃仁承气汤。若为久瘀而病势较缓者，活血化瘀常与和血或养血配合，代表方有桃红四物汤、失笑散等。若冲任虚寒，瘀血内阻，则须活血化瘀与养血散寒法配合，代表方有温经汤等；若跌仆损伤，瘀血留于胁下，症见胸胁疼痛等，须疏肝通络与活血化瘀配合，代表方有复元活血汤；若血瘀阻络，症见胃脘疼痛，或心绞痛等，宜理气活血，代表方有丹参饮等。

（五）消痰法

消痰法即通过化痰、祛痰作用，排除体内停积的痰浊，从而消除因痰引起的各种疾病的方法。消痰法有燥湿化痰、润燥化痰、清热化痰、祛寒化痰、祛风化痰、息风化痰、开窍除痰等不同方法。

燥湿化痰法适用于治疗湿痰所致病证，可用"治痰之总剂"——二陈汤进行化裁治疗。润燥化痰法用于治疗燥痰所致的病证，代表方有贝母瓜蒌散等。若肾阴虚，虚火上炎，亦可见有痰喘、咽干等症，治宜滋阴降火，则可选用百合固金汤等。金水六君煎也具有养阴化痰的功用，主治肺肾两虚，水泛为痰，咳嗽呕恶，喘逆多痰，痰带咸味，或咽干口燥，舌苔光剥等症。清热化痰法适用于治疗热痰所致的证候，代表方有清气化痰丸等。祛寒化痰法适用于治疗寒痰所致的病证，代表方有理中化痰丸等。若寒痰伏于肺脏，发为哮喘，又须散寒温肺涤痰，可选用冷哮丸等。祛风化痰法适用于治疗风痰所致之病证。外风治宜宣散风邪兼以化痰止嗽，代表方有止嗽散等；内风治以息风化痰，代表方有半夏天麻白术汤、青州白丸子等。开窍除痰法适用于治疗痰火胶结，蒙蔽心窍之证。治疗多用开窍涤痰的药物，代表方有白金丸、定痫丸等。对于体壮邪实者，也可与下法配合，以降火逐痰。

运用消法的注意事项：消法是杂病门中常用的一种治法，虽没有下法的峻猛，但用之不当危害匪浅。气虚中满之臌胀及土衰不能制水之肿满者禁用；因脾虚所致腹胀、泄泻、完谷不化者禁用；妇人血枯经闭者禁用。

八、补　　法

补法又称补益法或滋补法，是针对人体气血阴阳或某一脏腑的虚损，给予补益的方法。补法的意义在于：一是对于久病体虚，脏腑功能减弱的病人，直接补充肌体某种匮乏的物质，或增强其生理功能，促使其早日恢复健康；二是病人在疾病过程中，由于正气虚弱，无力抗邪时，通过补益以扶助正气，祛除病邪，战胜疾病。根据证候的性质，补法大略分为补气、补血、补阴、补阳等。其中，依据病情的轻重缓急，又有峻补、平补之别。

补气法主要用于治疗气虚证，代表方有四君子汤、补中益气汤等。补气可生血，代表方有当归补血汤；或补气而固表，代表方有玉屏风散等。此外，补气法还可用于治疗疮疡因正虚毒盛，不能托毒外达之证，代表方有托里透脓汤等。

补血法主要用于治疗血虚证，代表方有四物汤等。补血也必佐以补气，甚至以补气为主。

补阴法主要用于治疗阴虚证，代表方有六味地黄丸、左归丸等。肾阴虚兼见骨蒸潮热、盗汗、失眠、烦躁、梦遗、口舌生疮等相火亢盛症状者，可配伍知母、黄柏等，以滋阴降火，代表方有知柏地黄丸等；如见有目痛干涩、视力减弱等肾阴虚兼肝阴不足等症状的，可加枸杞、菊花，方如杞菊地黄丸；如以耳聋为突出表现的，兼见耳鸣、眩晕等肾虚火升证候的，六味地黄丸加磁石、柴胡，名为"耳聋左慈丸"。此外，对于肺肾阴虚证见有咳呛、咳痰不爽、音哑咯血、骨蒸潮热、颧红盗汗、手足心热、舌红少苔、脉象细数等症者，可选用百合固金汤等。若肺阴虚而兼肝阳上亢，又须配伍鳖甲、银柴胡等药，以平肝潜阳，清热敛阴，代表方有秦艽扶羸汤等。

补阳法主要用于治疗阳虚证，代表方有肾气丸、右归丸等。阴阳互根互用，故在运用补阴、补阳法时，不能只强调一面，张景岳说："善补阳者，必于阴中求阳；善补阴者，必于阳中求阴。"

补气、补血、补阴、补阳法在临床运用时，往往因病变的错综复杂，常兼顾合用。

至于峻补或平补，须根据病势的轻重缓急，分别选用。峻补法的补益力大，方剂的组成方面，药味少、剂量大，所谓药专力宏而少牵制，故收效迅速，用于病势急迫，病情严重，急须挽救垂亡的情况，如大出血、创伤休克、心力衰竭，或妇女血崩，或大汗、大下伤亡津液，以及其他危重证候。平补法则用于病势较缓，病程较长的虚证，多须长期应用，缓图其功。

运用补法的注意事项：①在补益药中，需加入少量健脾理气及助消化的药物以防补药滋腻碍胃。②外感热病表证未解，或病邪方盛之时，纵然本体素虚也不可骤然补益，以免补而留邪。③辨清虚实真假。

专题二 论脏腑病证治法用药

一、五脏苦欲补泻

五脏苦欲补泻是脏腑病证治法用药的核心内容之一，正如《医学必读》所云："夫五脏之苦欲补泻，乃用药第一要义也，不明乎此，不足以言医。"五脏有苦欲，药物有五味，各随脏喜恶的不同，产生不同的补泻作用。如辛味药，既能辛散，散肝之郁，又能辛润，润肾之燥；苦味既能燥脾湿，又能坚肾固，并能泄肺逆。

"五脏苦欲补泻"说源于《素问·脏气法时论》："肝苦急，急食甘以缓之""肝欲散，急食辛以散之，用辛补之，酸泻之""心苦缓，急食酸以收之""心欲软，急食咸以软之，用咸补之，甘泻之""脾苦湿，急食苦以燥之""脾欲缓，急食甘以缓之，用苦泻之，甘补之""肺苦气上逆，急食苦以泄之""肺欲收，急食酸以收之，用酸补之，辛泻之""肾苦燥，急食辛以润之""肾欲坚，急食苦以坚之。用苦补之，咸泻之"。所谓"苦"是患、被困之义；而"欲"是喜、需求之义。五脏所苦是五脏出现病理改变，而五脏所欲是指五脏的生理特性。《素问·脏气法时论》中所论的补泻是针对脏腑本身喜恶而言，与五脏的生理特点有关。五脏苦欲补泻不能用阴阳五行来套（如苦入心但不一定补心等），与阴阳五行无直接的关系；与虚则补之，实则泻之之义也不同。遂本脏所欲，顺其性而治者即为补；逆本脏所喜，反其性而治即为泻。如肝为将军之官，性喜疏泄条达，辛味药能散郁行气顺肝所欲，故称之"补"；味酸之品有收敛的功效，与肝性相违，故谓之"泻"。五脏苦欲补泻法则是根据脏腑性能与五味基本作用来决定的。

（一）心之苦欲补泻

心为火脏，主神明。"心苦缓"是指心气苦于涣散。心气涣散往往由于心阳不足，以致心悸、气短自汗。汗多不仅伤津而且耗气，为防阳气虚脱，治疗上既要益气助阳，又要敛汗养阴。酸味药具有收敛作用，故曰："心苦缓，急食酸以收之"。此外，张介宾曰："心藏神，其志喜，喜则气缓而心虚神散，故宜食酸以收之。"从情志致病而言，过喜可导致心气涣散，须用酸味药收敛之。心为火脏位上，肾为水脏位下，心火宜降，肾水宜升，如此才能心肾相交水火既济。"心欲软"是指心火润下为心之所喜，心所主之火柔和而不燥烈，但需要肾水上济，否则心火易亢。咸味药属水入肾，能软坚能润下，顺应心火之性。得咸味心火柔和不亢，心体得润。故曰："心欲软，急食咸以软之，用咸补之"。甘味药壅滞，易郁生火邪，为心所恶，即"甘泻之"；但当出现痴呆、反应迟钝、昏昏欲睡等心神内敛太过、心阳不振、心气太实的表现时，又当用甘药，以振奋心阳。

（二）脾之苦欲补泻

脾为湿土，喜燥而恶湿，易受湿困。苦味可燥湿，故"脾苦湿，急食苦以燥之"。"脾欲缓"之"缓"乃冲和温厚之意。脾为气血生化之源，五行属土，位中央而灌溉四旁；脾性缓，气血才能输布濡养全身。甘味药性缓和，能入脾和中补虚，故曰："脾欲缓，急食甘以缓之"。

（三）肺之苦欲补泻

肺五行属金，金性肃敛。肺主一身之气，主宣发肃降。在脏腑气机升降中，肺气宜降不宜泄，宜宣不宜散，即"肺欲收"；肺气不宣或失于肃降，则气逆而上可致胸满咳喘，即"肺苦气上逆"。苦能降能泄，故曰："急食苦以泄之"。但肺为清虚之脏，微苦则降，临床上应选用微苦之品。肺具有金敛之性，若肺气涣散，则气泄而虚，酸味药能收敛外泄之肺气，顺肺气之所欲，故曰："肺欲收，急食酸以收之"。辛味发散，易耗肺气，有违肺收之性，故曰"辛泻之"。但是，若因外邪等因素导致肺气郁闭，不能正常宣降时，应使用辛味，使肺气得以宣散。

（四）肝之苦欲补泻

肝为"将军之官"，性喜条达而恶抑郁，主疏泄，即"肝欲散"。辛味药多有行气走散功效，故曰："肝欲散，急食辛以散之""辛补之"。肝为将军之官，性急而志怒；疏泄太过，怒而无制，则气急而自伤；肝喜条达，主疏泄，情志不遂，常可引起肝气郁结，疏泄不及。"肝苦急"之"急"有压抑、急迫和激恼之意。对于肝疏泄太过，甘味药能缓肝气之急迫，同时甘味药多入脾而补脾，脾实则不受肝之乘；此外，培土能生金，肺金得养又能反过来抑制肝木。酸味收敛，能收敛肝气，泻肝之疏泄太过。故曰："肝苦急，急食甘以缓之"，"酸泻之"。

（五）肾之苦欲补泻

肾藏精主水，本性润，若燥则可致精涸，故"肾恶燥"。张介宾曰："肾为水藏，藏精者也，阴病者苦燥，故宜食辛以润之，盖辛从金化，水之母也，其能开腠理，致津液者，以辛能通气也。水中有真气，唯辛能达之，气至水亦至，故可以润肾之燥。"由于肾蒸腾气化功能失常，常可导致津液输布代谢异常，肾受燥之困扰。辛味药能散能行，行气达表，开发腠理，宣通气机，助肾之蒸腾气化，运化津液，达到润肾的目的。故曰："肾苦燥，急食辛以润之。"《素问·六节藏象论》云："肾者主蛰，封藏之本，精之处也。""肾欲坚"是指肾固藏不泄。张介宾曰："肾主闭藏，气贵周密，故肾欲坚，宜食苦以坚之也。苦能坚，故为补。咸能软坚，故为泻。"苦味药能坚阴，顺肾之性，故苦为补；咸能软坚，逆肾之性，故为泻。苦味之所以能坚阴，是因为苦味药能泻亢盛之相火，以固遗泄之精。虽然咸味药能入肾补阳,但不适用于相火妄动之肾精不固,即"咸泻之"。若为肾阳虚衰所致的肾精妄泄,则宜用温补肾阳之咸味。

二、五脏系统病证治法用药举要

(一)心与小肠

"心苦缓,急食酸以收之""心欲软,急食咸以软之,用咸补之,甘泻之"。

(1)心主血脉,血热者须凉血,血寒者须温经。出血者应根据具体原因进行止血。瘀血阻滞者须活血祛瘀,有癥积者,须软坚散结。

(2)心藏神,邪扰心神,神志不宁而见失眠多梦等,首当祛邪。血虚不能养神者,应养血安神。此外,根据具体情况,对于心神不安者,宜兼用镇心安神之品。邪热蒙蔽心窍,须芳香开窍,清心安神;秽浊之气蒙蔽心窍,宜辟秽开窍。痰火扰心者,须清火、涤痰、开窍。瘀血痹阻心窍者,须活血逐瘀开窍。

(3)心阴血虚者,须养阴补血;心阳气虚者,须温阳益气。水饮凌心者,应温心阳逐痰饮。

(4)心火下移小肠,须清心火利尿(图8-2)。

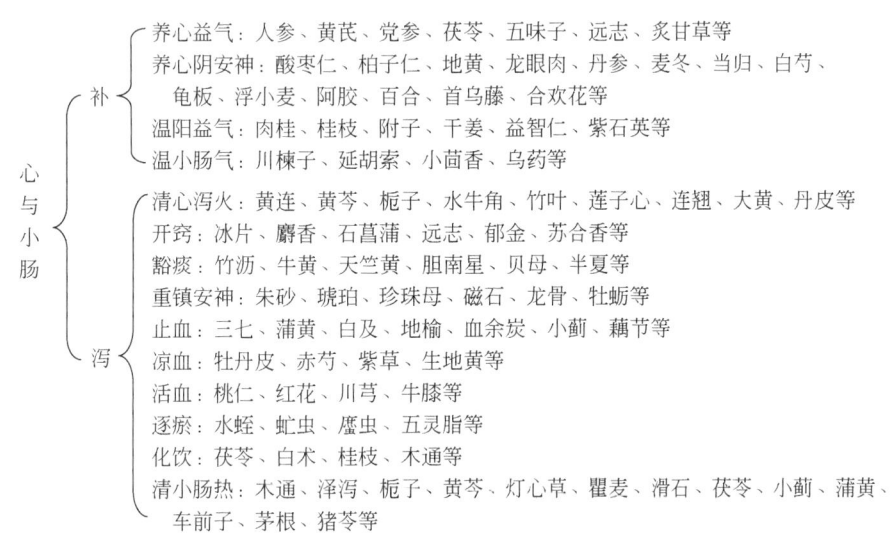

心与小肠 ┤
  补 ┤
    养心益气:人参、黄芪、党参、茯苓、五味子、远志、炙甘草等
    养心阴安神:酸枣仁、柏子仁、地黄、龙眼肉、丹参、麦冬、当归、白芍、龟板、浮小麦、阿胶、百合、首乌藤、合欢花等
    温阳益气:肉桂、桂枝、附子、干姜、益智仁、紫石英等
    温小肠气:川楝子、延胡索、小茴香、乌药等
  泻 ┤
    清心泻火:黄连、黄芩、栀子、水牛角、竹叶、莲子心、连翘、大黄、丹皮等
    开窍:冰片、麝香、石菖蒲、远志、郁金、苏合香等
    豁痰:竹沥、牛黄、天竺黄、胆南星、贝母、半夏等
    重镇安神:朱砂、琥珀、珍珠母、磁石、龙骨、牡蛎等
    止血:三七、蒲黄、白及、地榆、血余炭、小蓟、藕节等
    凉血:牡丹皮、赤芍、紫草、生地黄等
    活血:桃仁、红花、川芎、牛膝等
    逐瘀:水蛭、虻虫、䗪虫、五灵脂等
    化饮:茯苓、白术、桂枝、木通等
    清小肠热:木通、泽泻、栀子、黄芩、灯心草、瞿麦、滑石、茯苓、小蓟、蒲黄、车前子、茅根、猪苓等

图8-2 心与小肠用药

(二)肺与大肠

"肺苦气上逆,急食苦以泄之""肺欲收,急食酸以收之,用酸补之,辛泻之"。

(1)肺主一身之气,肺病多宜治气,一般不用血药。失于宣发者,宜宣肺或发表;失于肃降者,宜降气平喘止咳。

(2)肺为华盖,清虚之府,用药多宜轻清;肺为娇脏,用药寒热之性不可过偏,总宜辛平甘润。

(3) 肺与大肠相表里，若肺经实热，脏病泻腑，可泻大肠；若肺虚津液不能下达而致便秘者，可滋养肺气使津液下布通润大肠（图8-3）。

（三）脾与胃

"脾苦湿，急食苦以燥之""脾欲缓，急食甘以缓之，用苦泻之，甘补之"。

（1）脾气宜升，胃气宜降。脾气下陷宜补中益气，升阳举陷；胃失和降宜和胃降逆，通其腑气。

（2）脾恶湿，宜苦以燥湿，淡以渗湿。痰阻者须祛痰，饮停者须蠲饮，水湿潴留者须利湿逐水。胃恶燥，宜甘寒润燥，咸寒清热。肠胃因热而燥结者须清胃热、泻胃火，以保其津液，甚则急下存阴；燥热伤及胃阴者，宜清燥热养胃阴。

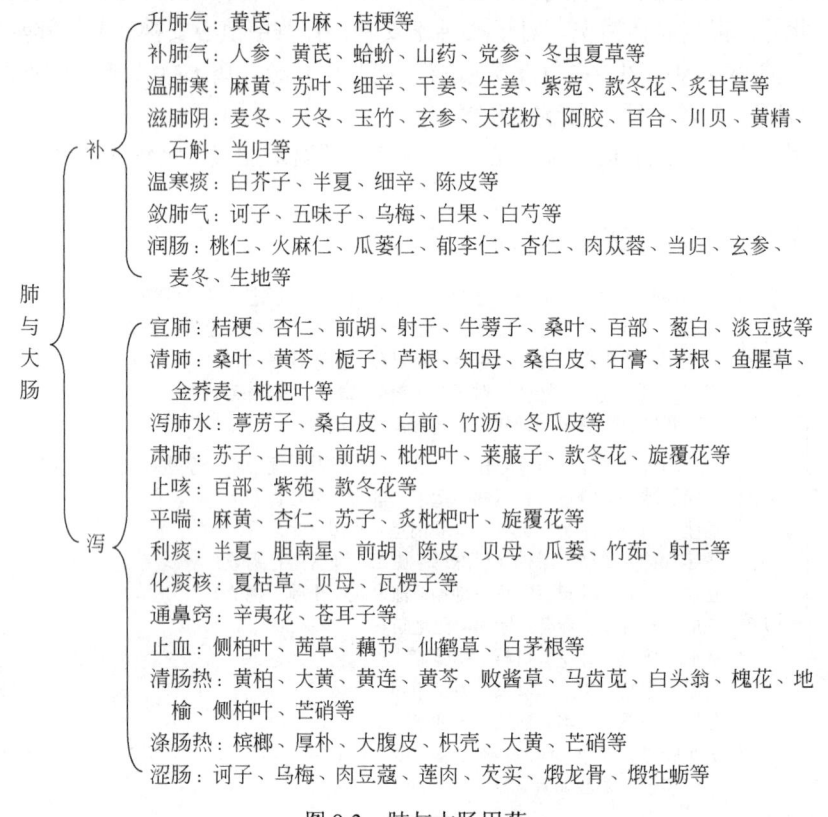

肺与大肠

补：
- 升肺气：黄芪、升麻、桔梗等
- 补肺气：人参、黄芪、蛤蚧、山药、党参、冬虫夏草等
- 温肺寒：麻黄、苏叶、细辛、干姜、生姜、紫菀、款冬花、炙甘草等
- 滋肺阴：麦冬、天冬、玉竹、玄参、天花粉、阿胶、百合、川贝、黄精、石斛、当归等
- 温寒痰：白芥子、半夏、细辛、陈皮等
- 敛肺气：诃子、五味子、乌梅、白果、白芍等
- 润肠：桃仁、火麻仁、瓜蒌仁、郁李仁、杏仁、肉苁蓉、当归、玄参、麦冬、生地等

泻：
- 宣肺：桔梗、杏仁、前胡、射干、牛蒡子、桑叶、百部、葱白、淡豆豉等
- 清肺：桑叶、黄芩、栀子、芦根、知母、桑白皮、石膏、茅根、鱼腥草、金荞麦、枇杷叶等
- 泻肺水：葶苈子、桑白皮、白前、竹沥、冬瓜皮等
- 肃肺：苏子、白前、前胡、枇杷叶、莱菔子、款冬花、旋覆花等
- 止咳：百部、紫菀、款冬花等
- 平喘：麻黄、杏仁、苏子、炙枇杷叶、旋覆花等
- 利痰：半夏、胆南星、前胡、陈皮、贝母、瓜蒌、竹茹、射干等
- 化痰核：夏枯草、贝母、瓦楞子等
- 通鼻窍：辛夷花、苍耳子等
- 止血：侧柏叶、茜草、藕节、仙鹤草、白茅根等
- 清肠热：黄柏、大黄、黄连、黄芩、败酱草、马齿苋、白头翁、槐花、地榆、侧柏叶、芒硝等
- 涤肠热：槟榔、厚朴、大腹皮、枳壳、大黄、芒硝等
- 涩肠：诃子、乌梅、肉豆蔻、莲肉、芡实、煅龙骨、煅牡蛎等

图8-3 肺与大肠用药

（3）胃病多实，脾病多虚。胃家实者应泻之于内；脾阳虚者应补气升阳。胃有积滞者应消导积滞；脾受寒邪所困宜温脾逐寒。胃气虚者应补中气，脾阳虚者应温中阳，脾不统血者须补气摄血（图8-4）。

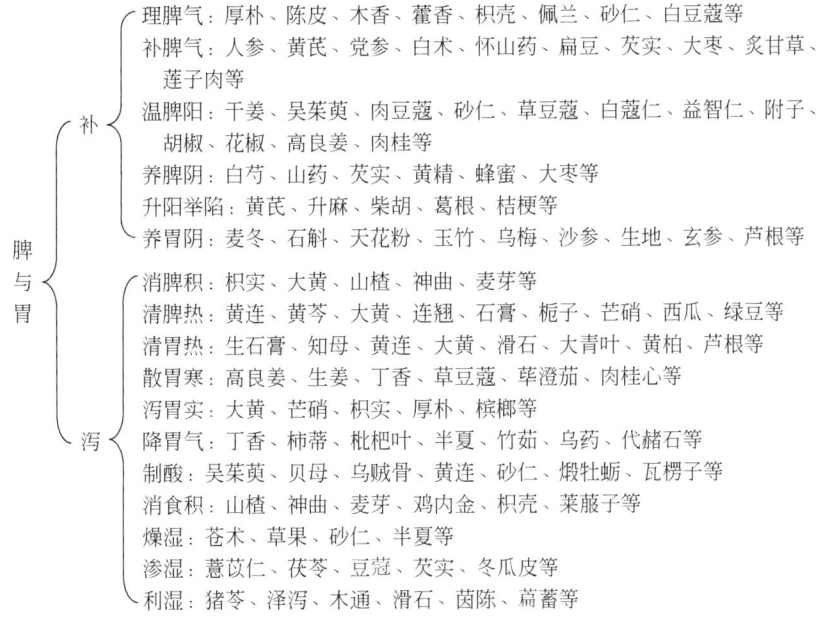

脾与胃
- 补
  - 理脾气：厚朴、陈皮、木香、藿香、枳壳、佩兰、砂仁、白豆蔻等
  - 补脾气：人参、黄芪、党参、白术、怀山药、扁豆、芡实、大枣、炙甘草、莲子肉等
  - 温脾阳：干姜、吴茱萸、肉豆蔻、砂仁、草豆蔻、白蔻仁、益智仁、附子、胡椒、花椒、高良姜、肉桂等
  - 养脾阴：白芍、山药、芡实、黄精、蜂蜜、大枣等
  - 升阳举陷：黄芪、升麻、柴胡、葛根、桔梗等
  - 养胃阴：麦冬、石斛、天花粉、玉竹、乌梅、沙参、生地、玄参、芦根等
- 泻
  - 消脾积：枳实、大黄、山楂、神曲、麦芽等
  - 清脾热：黄连、黄芩、大黄、连翘、石膏、栀子、芒硝、西瓜、绿豆等
  - 清胃热：生石膏、知母、黄连、大黄、滑石、大青叶、黄柏、芦根等
  - 散胃寒：高良姜、生姜、丁香、草豆蔻、荜澄茄、肉桂心等
  - 泻胃实：大黄、芒硝、枳实、厚朴、槟榔等
  - 降胃气：丁香、柿蒂、枇杷叶、半夏、竹茹、乌药、代赭石等
  - 制酸：吴茱萸、贝母、乌贼骨、黄连、砂仁、煅牡蛎、瓦楞子等
  - 消食积：山楂、神曲、麦芽、鸡内金、枳壳、莱菔子等
  - 燥湿：苍术、草果、砂仁、半夏等
  - 渗湿：薏苡仁、茯苓、豆蔻、芡实、冬瓜皮等
  - 利湿：猪苓、泽泻、木通、滑石、茵陈、萹蓄等

图 8-4　脾与胃用药

（四）肝与胆

"肝苦急，急食甘以缓之""肝欲散，急食辛以散之，用辛补之，酸泻之"。肝的病变主要在气血两个方面，如气滞、气逆、血虚、血瘀等。具体病证治法可参见第五章专题二内容（图 8-5）。

肝与胆
- 补
  - 温肝寒：艾叶、吴茱萸、肉桂、花椒、小茴香、橘核、荔枝核、肉苁蓉等
  - 滋肝阴：山萸肉、生熟地、枸杞子、女贞子、墨旱莲、杜仲、阿胶、鳖甲、白芍、乌梅、龟板、沙苑蒺藜等
  - 养肝血：当归、白芍、何首乌、枸杞子、牛膝、大枣、木瓜、鸡血藤等
  - 温胆：酸枣仁、山萸肉、五味子、地黄、陈皮、半夏、生姜、干姜、当归等
- 泻
  - 疏肝理气：香附、柴胡、郁金、青皮、枳实、苏梗、川楝子、延胡索、木香、薄荷、旋覆花等
  - 清肝：黄芩、栀子、夏枯草、青葙子、青黛、牛黄、牡丹皮等
  - 泻肝：龙胆草、大青叶、青黛、芦荟、银柴胡等
  - 凉肝：牡丹皮、紫草、地榆、侧柏叶等
  - 化肝瘀：川芎、水蛭、䗪虫、桃仁、红花、当归、赤芍、三棱、乳香、没药、五灵脂、泽兰、三七、茺蔚子、牛膝等
  - 搜肝：天麻、全蝎、僵蚕、木贼、白附子、白蒺藜、乌梢蛇、白花蛇等
  - 平肝：菊花、川楝子、天麻、白芍、钩藤、桑叶等
  - 潜阳：生龙骨、生牡蛎、龟板、石决明、珍珠母等
  - 镇肝：代赭石、磁石等
  - 息肝风：天麻、钩藤、羚羊角、全蝎、僵蚕、蜈蚣、地龙、蝉蜕等
  - 清胆利胆：柴胡、青皮、郁金、香附、川芎、金钱草、苦参、栀子、茵陈、竹茹等
  - 泻胆：龙胆草、茵陈、黄芩、川楝子、栀子、青蒿、黄连等

图 8-5　肝与胆用药

（五）肾与膀胱

"肾苦燥，急食辛以润之""肾欲坚，急食苦以坚之。用苦补之，咸泻之"。

（1）治肾之药宜滋腻重浊，吴鞠通曰："治下焦如权，非重不沉。"

（2）肾病多虚寒，宜培其不足。肾阴虚者宜滋阴补肾，肾阳虚者宜补肾壮阳，温补命门之火，肾精虚者宜填精补髓。

（3）肾与膀胱因湿热为患，应清利下焦湿热；肾阳不足，膀胱气化失司，宜温化肾气佐以行水；痰饮水湿内停者宜化痰利湿逐水（图8-6）。

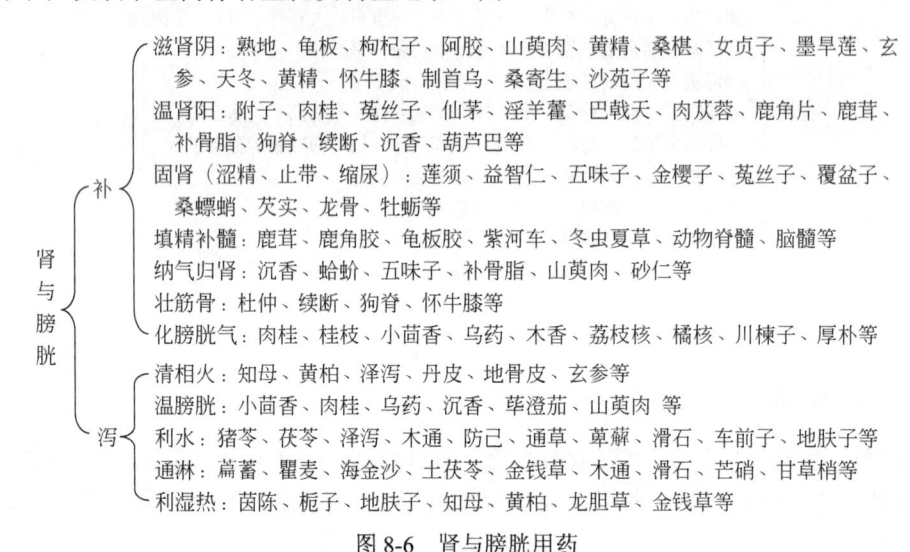

肾与膀胱
- 补
  - 滋肾阴：熟地、龟板、枸杞子、阿胶、山萸肉、黄精、桑椹、女贞子、墨旱莲、玄参、天冬、黄精、怀牛膝、制首乌、桑寄生、沙苑子等
  - 温肾阳：附子、肉桂、菟丝子、仙茅、淫羊藿、巴戟天、肉苁蓉、鹿角片、鹿茸、补骨脂、狗脊、续断、沉香、葫芦巴等
  - 固肾（涩精、止带、缩尿）：莲须、益智仁、五味子、金樱子、菟丝子、覆盆子、桑螵蛸、芡实、龙骨、牡蛎等
  - 填精补髓：鹿茸、鹿角胶、龟板胶、紫河车、冬虫夏草、动物脊髓、脑髓等
  - 纳气归肾：沉香、蛤蚧、五味子、补骨脂、山萸肉、砂仁等
  - 壮筋骨：杜仲、续断、狗脊、怀牛膝等
  - 化膀胱气：肉桂、桂枝、小茴香、乌药、木香、荔枝核、橘核、川楝子、厚朴等
- 泻
  - 清相火：知母、黄柏、泽泻、丹皮、地骨皮、玄参等
  - 温膀胱：小茴香、肉桂、乌药、沉香、荜澄茄、山萸肉 等
  - 利水：猪苓、茯苓、泽泻、木通、防己、通草、萆薢、滑石、车前子、地肤子等
  - 通淋：萹蓄、瞿麦、海金沙、土茯苓、金钱草、木通、滑石、芒硝、甘草梢等
  - 利湿热：茵陈、栀子、地肤子、知母、黄柏、龙胆草、金钱草等

图 8-6 肾与膀胱用药

专题三　论引火归元

引火归元治法肇始于《黄帝内经》"从阴引阳、从阳引阴"的治疗思想。引火归元又名"导龙入海"，此处"火"又名"相火""龙雷之火"或"浮游之火"，"元"则主要是指命门及肾，因肾寓元阴元阳，而二者又为一身阴阳之本。

一、引火归元的理论沿革

引火归元治法，主要是针对"火离真元"病理变化而设。肾为水火之脏，阴阳之宅，藏真阴寓真阳。若肾中阴阳水火失衡，或者阴寒内盛，格阳于外，无根之火浮越，或者阴虚于下，无以敛阳，出现虚阳浮越，这些都成为引火归元治法的理论依据。

有关疾病治则方面，《素问·至真要大论》曰："微者逆之，甚者从之""逆者正治，从者反治，从多从少观其事也""热因热用""偶之不去则反佐以取之，所谓寒热温凉反从其病也"。当疾病发展到危重复杂的阶段，表现出证候与疾病性质不相符甚至出现假象时，往往采用从治法、反治法。引火归元法即渊源于此。或者说，在《黄帝内经》阴阳五行学说、水火论、从治法的基础上孕育并发展出了引火归元法。

《伤寒杂》虽未明确提及引火归元，实则为引火归元学说的形成与发展奠定了坚实的基础。《伤寒论》根据人体感受外邪后的病机演变，在六经辨证中依照病证中出现的阴阳虚实寒热所造成的不同情况进行辨证施治，创制了一系列效方。如少阴篇治疗少阴寒化，阴盛格阳，水寒逼龙雷之火外越的白通加猪胆汁汤；治疗下利清谷、里寒外热的通脉四逆汤证；少阴热化，真阴亏损，心火亢于上、阴血亏于下的少阴病心中烦、不得卧的黄连阿胶汤证；少阴病下利、咽痛、胸满、心烦的猪肤汤；厥阴篇中治疗上热下寒、寒热错杂、消渴、气上撞心的乌梅汤等。后世医家化裁运用张仲景方药治疗火不归元之常见病、多发病、疑难病和危急重证方面积累了丰富的经验。《伤寒论》虽未明言，但在其六经辨证中却能切中病机，足以体现引火归元法。

之后历代医家在此基础上均有发挥，金元时期易水学派倡导引气血水火以归脏腑之元，认为气不归元、水不归元、火不归元均与肾的元阴元阳亏虚密切相关。张景岳首创"引火归元"法，明确提出"引火归元"的概念，并从理论上对其深入阐述："阴阳原同一气，火为水之主，水即火之源，水火不相离矣"；"阴根于阳，阳根于阴，凡病者有不可正治者，当从阳以引阴，从阴以引阳，各求其属而衰之……又如引火归源，纳气归肾，从阴引阳也，此即水中取火，火中取水之义"。《景岳全书》中指出，阳之所以不在其位，不仅因阴寒内盛，逼迫元阳浮游于外，还有肾水不足以敛真阳，使虚火上浮的情况。在论及火不归元的成因时，《景岳全书·虚火论》中载："虚火之病源有二，盖一曰阴虚者能发热，此以真阴亏损，水不制火也；二曰阳虚者亦能发热，此以元阳败竭，火不归元也，此病原之二也。"

汪昂在对肾气丸的解读中谈及"火从肾出，是水中之火，火可以水折，水中之火，不可水折，桂附与火同气而味辛……同气相求，火必下降矣"，提出不以直折火势之法降水中之火。

清代名医陈士铎在其著作《辨证奇闻》里谈及："此火因水亏，火无可藏，上冲咽喉。宜大补肾水，加补火，以引火归藏，上热自愈。"陈氏在其另一部《洞天奥旨》卷十"喉闭蛾疮"中指出："引火汤治阴证双蛾、单蛾喉痹等证……一剂火下归，二剂痊愈……已破、未破俱可用，不必用针、吹药点治之也。"

程钟龄在《医学心悟》中精确概括了引火归元方剂配伍特点"当用辛热杂于壮水药中导之下行，所谓导龙入海引火归元"，意即在大量壮水药物中佐少量辛热的引火归元药以导龙入海。清末郑钦安的《医理真传》里对龙火上冲有论："若虚火上冲等症，明系水盛，水盛一分，龙亦盛一分，水高一尺，龙亦高一尺，是龙之因水盛而游，非龙之不潜而反其常。故经云：阴盛者，阳必衰，即此可悟用药之必扶阳抑阴也。"对浮火证提出温肾纳气、伏火归藏的治法，创立了著名的封髓丹、潜阳丹，其适用范围甚广，用于肾水不足、火不归元所致鼻衄、倒经、舌衄、口疮、舌疮、乳衄、血崩、头痛及卒中前兆、三叉神经痛、红斑狼疮、白塞病、干燥综合征等诸多病证。

从以上分析中可知，"引火归元"主要适用于肾阳衰惫的上热下寒证，肾水亏少，阴不涵阳所致的阴虚火旺证及阴寒内盛，格阳于外的真寒假热证，核心治法为潜火归元、引火归位。阴虚所致的虚火上浮证与戴阳证，"火"、"阳"虽同属"浮游之火"，病机表现都是肾中水火失衡，但前者是元阴亏损，宜"壮水之主，以制阳光"，后者是真阳衰惫，宜"益火之源，以消阴翳"，即针对肾阴不足的阴虚火旺证，于滋肾方药中稍加温热药以引浮火归位，且肾阴得充，阴阳相合，虚阳即无外越之理；而针对真阳虚衰的上热下寒，则需温补肾阳，阳气足则阴霾消，真阳回位。

二、引火归元的临床研究

正常生理状态下，肾水上滋心火，使心火不致过亢，心阳温煦于下，使肾水不致过寒。病理状态下造成火不归元的原因，一般有三类，一是水浅不养龙，真水亏虚，阳无以附，龙火离位上越，上冲于头面；二是阴寒太甚，水寒格火，迫真火浮游，离其本位；三是真元本虚，阴阳不足，阳虚为甚，致肾元亏虚，火不归藏，浮越于上。

欲用引火归元法，首先当辨明"火"性，即辨明火之虚实，还应辨清真阴真阳亏虚的程度，这是正确运用引火归元法的重要前提。引火归元法不适宜于单纯"实火上炎"、"阴虚火旺"和"阳虚阴盛"证。若属"实火上炎"，治当"热则寒之"，再用温热药，势必火上浇油，火势燔灼，加重病情；一般"阴虚火旺"证，治当"滋阴清热"，亦慎用温热药；一般"阳虚阴盛"证，当治以"温阳补气"为主。

运用引火归元法，当重视温热药的剂量大小：肾阳虚甚，损及真阴者，温阳药的剂量可适当增加，但要避免量大伤阴之弊；肾阴虚甚，损及真阳者，温阳药的剂量宜小，切勿盲目效仿大剂量运用温热药而产生流弊。

临床实践中多种虚火浮越、火不归元的症状，如自汗盗汗、头痛、心烦不安、口干咽痛、舌疮、牙龈出血、口腔溃疡、突发性耳鸣耳聋、不寐等，以上属于浮火证者皆可运用引火归元法来治疗。

（一）水浅不潜龙

肾为先天之本，内藏水火，水足则火藏于下，水火即济，阴平阳密。若素体阴虚，真阴耗损于下，相火无以依附，则水中之火失其制约而冲越于上，治法为滋阴降火、引火归元，也就是"壮水之主，以制阳光"，以傅青引火汤为主方化裁治之。清代医家程钟龄在《医学心悟》中提出了此类浮火病证的方剂配伍特点"当用辛热杂于壮水药中导之下行，所谓导龙入海引火归元"，并提出：方中需配有大量的壮水药、伍少量的引火归元药，常加入天冬与麦冬以加强滋肾之力。

（二）水寒不藏龙

命门寄于肾府，内藏相火，肾精充足则命门之火温暖全身，气化正常则肾中之水上济心火，使心火不亢；心火下降与肾中之火相融，使肾水不寒。君火与相火协调统一，水火互济，阴阳平衡。若久病及肾，阳虚火衰，水寒于下，日久阴盛格阳，虚阳上冲，治法当为温阳补肾、引火归元，也就是"益火之源，以消阴翳"，以潜阳丹、封髓丹为主方治之。火神派名医吴佩衡先生，临证治疗阳虚阴寒证时主张抓住温扶阳气这一关键环节，遣方用药时把潜阳丹、封髓丹结合起来使用，使其降虚火、温肾阳的功能同时发挥作用，病人服药后常常效果明显。

（三）本虚不养龙

肾藏真阴而寓真阳，久病引起肾脏的阴阳水火平衡失调而致虚火上浮诸症。肾元亏损，阴阳两虚，无力摄纳相火，火不内守则浮越于上，出现耳鸣耳聋，邪热扰心则出现心烦不寐，影响脾之运化而出现口淡纳差、腹胀腹泻，累及肺肾则喘咳不止，治法上宜补肾助阳，引火归元，以金匮肾气丸为主方治之。

引火归元的其他治法还包括滋阴降火少佐温药。滋阴代表方如钱乙的六味地黄丸、朱丹溪的大补阴丸。由于所用药物基本上皆为阴药，因虑及离火格拒，叶天士又提出："引火归源，因肾水不足，虚火上亢，用滋阴降火之法，少加热药为向导，引之下降，使无拒格之患。"此处少佐温性药物乃引火下行之意。张景岳论述更为中肯："火之标在上，而火之本则在下。且火知就燥，性极畏寒，若使命门阴盛，则元阳畏避，而龙火无藏身之地，故致游散不归，而为烦热格阳等病，凡善治此者，唯从其性，但使阳和之气直入坎中，据其窟宅而招之诱之，则相求同气，而虚阳无不归原矣。"熟谙此理者，当属陈士铎的引火汤、张景岳的镇阴煎、费伯雄的潜龙汤。

郑钦安指出："其中至要者，有阴气上腾而真火不与之上腾者，有阴气上腾而真火即与之上腾者……若上脱之机关已露，其脉浮空，气喘促，尚未见面赤、身热、汗出者，此阴气上腾，而真火尚未与之俱腾也。若见面赤、身热、汗出者，此阴气上腾，而真火亦与之俱腾矣。凡见阴气上腾诸症，不必延至脱时而始用回阳，务见机于早。"郑氏之言，意即扶阳宜早，不可拖延待时。并授以扶阳之法理和方药，"有轻清以扶阳者，大、小建中之类是也；有当温养以扶阳者，甘草干姜汤、理中汤之类是也；有当辛温、辛热以扶阳者，四逆、白通之类是也"。

这里需要明确一点，单纯扶阳，不能称为"引"，关键是配以"引药"。扶阳派引火归元药物首推肉桂，张景岳谓肉桂"与参、附、地黄同用，最降虚火，及治下焦元阳亏乏"，"若下焦虚寒，法当引火归元者，则此为要药，不可误执"。《医方集解·桂附八味丸》注解说："火从肾出，是水中之火也，火可以水折，水中之火不可以水折。桂附与火同气而味辛，能开腠理，致津液，通气道，据其窟宅而招之，同气相求，火必下降矣。"有人对肉桂的功效及用药进行文献研究发现[1]，肉桂引火归元的功用往往是其配伍功效。在剂量使用上，在治疗阳虚火不归元诸症用量最大，可用5g以上；表寒诸症用量最小，3g左右。煎法多为同煎，清朝以后才出现后下及冲服的方法。

温补肾气可配合"温潜法"。在熟地、山药、山茱萸等甘平补阴之味中，少加附子、肉桂、巴戟天、淫羊藿、菟丝子等温阳之品，代表方为肾气丸。若肾气不足导致气虚阳浮，最宜使用温潜法，多适用于小孩与老年。前者先天肾气未充，后者先天肾气已衰，温潜法可补充肾气之不足。祝味菊说："气虚而兴奋特甚者，宜与温潜之药，温以壮其怯，潜以平其逆，引火归元，导龙入海，此皆古之良法，不可因其外形之兴奋，而滥予清滋之药也。"

引火归元可酌加引药下行之品如牛膝、玄参、泽泻、黄柏；或重镇潜阳药，如代赭石、磁石、龟板、龙骨、牡蛎；或酸敛药，如五味子、白芍、山萸肉、乌梅等。牛膝降火，代赭石潜火，五味子敛火。张锡纯对重镇药物的运用可谓炉火纯青，他认为代赭石降逆气而不伤正，通燥结而无开破之弊，"引浮越之相火下行，而胸膈烦热、头目眩晕自除"。但若平素气短胸闷，为防大气下陷，代赭石相应减量。张氏常参赭相配，治疗上盛下虚之证。

磁石善于镇摄浮阳，安定神志。徐大椿的《药性切用》谓其："引肺金之气入肾而补肾益精，镇坠虚热，为阴虚火炎镇坠之专药。"

引火归元之热药宜冷服，反佐凉药。因在上本有浮火，若直接热药服用恐加重局部火热症状，反佐凉药可制约热药之辛散，"暗度陈仓"，使其着力于下。如《伤寒论》中白通加猪胆汁汤，人尿、猪胆汁，不仅是反佐，还起到从阴引阳的作用。

引火归元的治法要重视脾胃升降。中焦乃气机升降之枢纽，气机升降不利，则下焦精气不能上达滋养，上焦阳气壅遏不通。四逆汤全方三味药，其中两味入中焦之干姜、甘草的应用，足见培补中焦的重要性，郑钦安称之为"土厚火自敛"。元气充沛则阴火自然降敛，补中益气汤寓降于升中，亦提示我们引火归元配合调理升降气机的重要性。

目前引火归元法广泛用于内科、外科、五官科和妇科，包括眩晕、视弱、耳聋、牙痛、齿衄、目痛、口疮、口糜、舌疮、痤疮、耳鼻肿痛、狐惑、失眠、发热、消渴、水肿、癃闭、腰痛、血证、咳喘、惊悸等多种病证。

参 考 文 献

[1] 陈群雅. 肉桂功效及临床用药思维的文献研究. 北京：北京中医药大学，2014.